U0152916

癌症
關鍵報告

許達夫醫師
20000例癌症臨床診治的健康知識

許達夫——著

集體推薦

台灣醫界，有您真好

從咳血到診斷癌症，如臨深淵；從消融到服用藥物，如履薄冰。

許醫師能以醫師的智慧，全程陪伴病家接受正統醫療，短期內病況趨穩定。

許醫師視病如親的問診讓病患為之動容。

我們想對許醫師說：「台灣醫界，有您真好！」

——Better（癌友）、徐以暄（癌友）、劉東皋（癌友）、周先俐（病友）、陳志容（病家）、張啟銘（醫師）、黃修睦（病家）、真寧（癌友）、grace（癌友）、李淑姝（癌友）、吳秀美（癌友）、李耀彰（病友）、星蓉（癌友）、Jing（癌友）、李昭利（癌友）、徐榮彬（癌友）、莉莉（病友）、梁Igf（病友）、黃小樂（病友）、Dana（癌友）、林宜春（教友）、Ines（癌友）、小驢（癌友）、李漢生（癌友）、陳寶玉（癌友）、黃駿傑（網友）、忠倫（網友）、starstar（網友）、蔡鴻儒（網友）、莊桂花（病家）、觀想（病家）、陳郁芬（癌友）、David 鄭（癌友）、Amy C（病友）、蘇永村（業者）、Venny Chen（癌友）、許昭鳳（癌友）、Anna（癌友）、Jimmy Liou（網友）、李玲儀（癌友）、謝瓊玉（癌友）、林惠瑩（癌友）、黃耀湘（網友）、陳江芙蓉（癌友）、SW小茹（病友）、張婉芬（病家）、劉育汝（癌友）、Emily（癌友）、胡春蘭（癌友）、汪寧（癌友）、邱旭昇（癌友）、論兒（病友）、侯儀婷（病家）、黃昭榮（病家）、李漢生（癌友）、陳寶玉（癌友）、黃美華（網友）、陳正平（網友）、陳東佑（網友）、Jacquelyn Wu（網友）、香港賈（病友）、Michael 解（網友）、許廷源（醫師）、林淑惠（癌友）、吳清文（病家）、高燕玉（癌友）、鄭武松（網友）、黃聰敏（網友）、陳柏宏（網友）、洪柏松（網友）、Liu Uei-Bang（網友）、王龍心（網友）、余明與（網友）、Ai Mee（網友）、陳惠貞（網友）、Rita Hsu（網友）、李廷璿（網友）、李國耀（網友）、鍾家桂（網友）、張誌銘（網友）、許文文（網友）、林秀昭（網友）、蔡毓驊（網友）、黃淑美（網友）、Kari Chen（網友）、陳曉亭（網友）、蘇仁宗（癌友）、Peterson Long（網友）、陳啟東（網友）、李蓉蓉（網友）、邱議賢（癌友）、Yen Winhome（網友）、Zou Sandy（網友）

自序

自然啟示

所有生命只有兩個目的：1活下去，2傳宗接代。越脆弱的生命為達到這兩個目的，上帝就賦予它越強的複製能力。但是自然是平衡的，科學家發現「A」也一定會有「非A」，「A」與「非A」既競爭也合作，最後會達成「平衡」。生命就在不斷的「不平衡」與「平衡」之間擺盪……這就是自然定律！

癌細胞

癌細胞是正常細胞長期在汙染、缺氧、發炎的不平衡環境中為生存而突變，癌細胞是活生生的生命，處理癌細胞不能趕盡殺絕、同歸於盡，而是要以生命面對生命！

親身體驗

罹癌之後至今超過二十二年，超過兩萬例癌症病人的臨床經驗，超過二十二年親身不間斷的追蹤，目睹五千位的癌症病人健康存活及另五千位死亡，研讀過數千篇癌症論文與專書，透過生物科學統計整理這大數據，讓數據說話。即使被打壓、汙衊，卻能關關難過關關過。

神仙老虎狗

光陰似箭，轉眼間已髮蒼蒼，齒牙動搖，老態龍鍾。回頭一瞧，從神仙到老虎到今日的狗，其過程高低迭起，精彩萬分。雖已步入了人生的最後階段，然生命力依然旺盛，人生七十才開始！

智仁勇

智慧來自天生人性，在面對危機中勇於做出決定，而在脫離險境後更能感恩感謝，以仁慈之心發大願，終生為癌友服務！

＊許醫師自然診所：台中市南屯區向心路90號／電話：04-24753600
手機：0910743919／line：（用手機進入 沒有ID）／微信ID：nsshu1008
網頁：www.nsshu.com
facebook：許達夫或 tafushu 群組：癌症之友／健康之友

目錄

Part I

醫者、智者、仁者、勇者

從自然定律：均衡－平衡－恆定

樂觀觀察看生命：病毒與癌症

越有水分的水果（西瓜、菠蘿、仙人掌），越長在乾燥的環境，生命越短的生物生殖力越強（細菌、病毒）。老鼠活兩年，懷孕一個月，一次五～六胎；人及大象活八十年，懷孕十個月，一～二胎。致死率越高病毒，傳染力越低（十多年的SARS）。這次新冠病毒致死率低（二%）傳染力強，這是一個平衡而自然的定律。

面對所有生命、物質、分子，都需要保持尊重，彼此平衡的態勢，也是做人的道理。如果——

病毒是生命力、生殖力、生命週期都很長很強，一旦疫情爆發，那人類早就滅亡了。還好世界上沒有這種生物？也沒有這種癌細胞。

所有生命都具應變能力，但不會無緣無故突變，而是為生存才突變。寄生在神經、肝臟系統（小兒麻痹、肝炎病毒）環境少變所以很少突變，疫苗就有效。新冠病毒入侵肺部，肺部環境很髒所以會經常突變，因此疫苗也要跟著變。癌細胞遇到放化療來襲，要活下去當然也會突變。肝癌為什麼無藥可治？因為癌細胞躲在肝細胞裡，肝細胞是解毒工廠，所有藥物會遇到癌細胞之前就被解毒了，真所謂最危險的地方也是最安全的地方。

每一次突變都是生命力的耗損，雖因此能應變環境但生命週期也會縮短。所謂才有「一而再，再而衰，衰而竭」的道理。

病毒入侵或罹患癌症都是先有破口——汙染、感染、中毒，導致宿主免疫力下降。

各種變數（變異，variants）先要趨向均衡（equilibrium）——紅墨水一滴滴入清水，沒多久就均衡分布變成紅色水，均衡後，可能有靜態或動態，隨環境改變而改變，而達到平衡（balance）。再滴一點藍墨水，變成紫色水，再加一滴綠色顏料就變成黑色。

在突變當中，會在不平衡與平衡中，最後達到「恆定」（homeostasis）。

人的血壓、體溫、心跳、酸鹼，都是隨身體活動而變動，能達到「恆定」就是健康，失去「恆定」就生病了。面對病毒、癌細胞、三高，只要努力維持「恆定」就天不怕地不怕。如何維持「恆定」呢？

真正內心的感受，倚老賣老

儘管五年前受到體制內醫師們的汙衊打壓，作為一位老醫師臨床工作近五十年，經常收到來自病人的衷心感謝，就心滿意足了。甚或有病人往生後家屬還來信感謝說：「我先生走之前還一直看你的書，心情很平靜，都不再打嗎啡，許醫師很感謝你……」體制內的醫師們及醫盟還寫黑函要求衛生局、衛福部、醫師公會要「全面下架許醫師的書」。他們不知道我的書具有「嗎啡止痛」的功效。

我的母親是位婦產科醫師，行醫六十年，接生過三代：祖母、媽媽與孫女，我也診治過兩代。像髓母細胞瘤好發在小孩，四十年前我在長庚手術過的病人，長大後還回來開兵役診斷書。有些治療，必須至少有三十年以上的臨床經驗的醫師才能體會到，不是「實證醫學」所能包含的。

不斷的接到病家來函感謝，心已足矣！

病家來函

函一

許醫師，我是大腸癌第三期手術已滿五年，記得剛開刀一個月時諮詢許醫師，當時非常恐懼，經您的開導才穩定下來，如今能活著跟許醫師說聲感謝，覺得這條命是撿回來了。感謝許醫師為我指引正確的抗癌方向，希望能再活過無數的五年。

函二

您是位說真話、做實事的良醫，很幸運認識您，迄今均能屹立不搖抗癌成功，我也常以您的觀感、實證為例，為大眾說明自然醫學的重要性。我以您為榮！您能以身教，言教，引導大眾導入正途一起抗癌，不屈不撓，精神令人尊敬。

上帝的使者，遲來的感謝

一九八六年我黯然離開林口長庚醫院，到中部一家區域醫院工作，從醫學中心腦外科大主任，一下子變成地方小醫院小醫師，昔日在醫學中心要什麼有什麼，在小醫院要什麼沒什麼，心情難過可想而知。有一次門診看完之後正要離開，看到門口坐著一位老先生，我以為還有病人未看完，問他掛幾號？他是一位老農夫，彎腰駝背，口齒不清，聽到我問他，很膽怯的小小聲說：「我想找許醫師。」我大聲說：「我就是許醫師，什麼事？」

我的大嗓門嚇到了他，但很快的他臉露出興奮的表情，從破舊的衣褲口袋拿出一疊發黃的報紙包著的東西，老農夫小心翼翼打開，哈，是一些髒兮兮的小額鈔票。此時老農夫開口了：「許醫師，十幾年前我生腦瘤快死了，到醫院被一位許醫師救回了，我恢復健康後，非常感激許醫師，但是自己不識字，不知醫師在哪裡？昨天家人告訴我，當年幫我開刀救我的許醫師，在這家醫院看診。我非常高興，今天一早立刻趕來見您。謝謝您當年救命之恩，這是小小的意思。」說完雙手遞上這些小鈔。

我一時愣在那裡幾秒鐘不知要說什麼，這會兒變成我不會說話了，眼睛一陣濕潤差點落淚。這不就是上帝的使者嗎？在我人生最窩囊的時候，上帝竟然適時給我這份最珍貴的禮物。

有醫德的外科醫師是幫病人「尋找不開刀的理由」

外科醫師的收入來自開刀，如果病人不開刀對外科醫師來說就是「收入的減少」。外科醫師看到病人走進來，是看到「兩萬元進來」，所以外科醫師都在「鼓吹」、「暗示」甚至「誇大」手術是唯一治療。當病人在遲疑時，就「恐嚇」病人：不開刀會惡化到無藥可治，病人再不同意開刀，就「兇臉以對」、「惡言相向」的把病人趕出去。

以下是醫院常見的狀況：

‧中老年人因腰痠背痛去求診，接受腰部ＣＴ或MRI檢查，就會馬上被告知是腰椎滑脫，要自費手術打骨釘……事實上病人只是肌腱炎。

‧一位雙腳麻木行動不良的老婦人看醫學中心骨科主任，第一時間就被診斷為膝關節退化，病人被迫花了幾十萬接受雙膝蓋人工關節，術後惡化被我診斷為胸脊髓腫瘤。

‧一位中年人體檢發現攝護腺癌指數PSA高，被告知是癌症立即接受昂貴的達文西機器手術，術後導致尿失禁及性無能。沒有症狀的攝護腺癌應先藥物治療或放療，甚至可以不需要治療，只需要繼續追蹤。

‧一位球友偶發手麻兩個月，經頸椎MRI檢查，被告知有頸椎第五節椎間盤突出要手術置換鈦合金人工椎間盤（一節二十五萬），我告知減少頸椎活動即可（減少低頭或戴頸圈等）。

‧直腸癌放化療即使腫瘤已經消失，還是被要求做人工造口，事實上目前國際標準（SOP）早就指出可以暫不開刀，採用等待觀察（WW, watch and wait）。二十二年前我就是拒絕手術而活下來。

‧一位知名的肚皮舞舞者罹患乳癌三公分，因接近乳頭要全切除，她拒絕，經我安排接受簡單的冷凍治療，如今活過五年。

・一位大腸息肉被診斷為有癌變，接受右半大腸切除，病例報告顯示無癌細胞，白切了，但診斷書還是寫上大腸癌。

・一位卵巢瘤被誤診為癌症，接受全部子宮輸卵管卵巢切除，讓病人終身不孕，後來引起醫療糾紛，醫師被判賠八十萬。事實上在做這種巨大的根除手術除要詳細告知病人外，更需要在術中做冷凍病理切片證實是癌症，再評估是否做根除手術。

・一位年近四十的歸國女博士好不容易懷孕到醫院產檢，意外被發現甲狀腺癌，醫師要在全麻下做頸部根除手術，因麻藥可能傷及胎兒而被要求先墮胎。無症狀的甲狀腺癌是可以不治療或等生產後再治療或在局部麻醉下做局部切除。

太多病例了，說不完。如果每位外科醫師都很仔細問診，安排適當檢查、檢驗，詳細評估，台灣外科手術可以減少一半以上。健保費不僅不需要漲價還可以退費。

德不孤，必有鄰

一位自稱來自香港國際自然醫學院長邀請我參加在北京召開的國際大會，我當時不明就裡答應前往，在現場竟然給我穿上豪華的超級博士服在台上授博士證書給所謂的「自然醫學博士」，讓我受寵若驚但也讓我莫名其妙？在晚宴時，與同桌一群博士生詳談，讓我感到受辱。這些所謂博士生都是一群「健康業者」、「直銷業者」、「江湖術士」，有來自海峽三地、東南亞、印度……真慘，他們得到「學位」可以回去大勢宣傳。

從那次經驗之後我完全與這群自稱「自然醫學」、「能量醫學」、「整合營養」人士，斷絕關係不相往來了。人要有所為有所不為，不能唯利是圖，更不能頂著「假博士」招搖過市。在台灣這類人士從事另類療法非常之多。要知道學問、知識、科學、學說，之多、之廣、之深，窮其畢生也學不完，所以我不在於其內容，但求其態度、精神、理念、用心之真實，是否腳踏實地，是否真材實料，是否科學實證，是否實事求是。如果發現，他們誇大不實，吹牛虛假，甚至說謊欺騙，那絕對是永遠拒絕往來。

現在我一方面被衛生當局追殺及遭正統西醫暗算，一方面又拒絕與「假博士」、「假道學」人士同流合汙，形同「孤家寡人」。但德不孤必有鄰，真材實料不怕被埋沒的。

身為醫師，應有所為有所不為

「明醫」變成「名醫」？

過去我常常接受電視節目的邀請，從國民大會、57同學會、新聞挖挖哇、新聞報導等，後來我全部拒絕了，因為都是「隨便講隨便答，大家嘻嘻哈哈草草結束，讓我有『浪費時間』之感」。只有方念華的101高峰會人物專訪，在一小時內讓我充分說明，而方念華也做足了功課，所以值得回味。

現在看到一群年輕醫師參加一些電視媒體娛樂節目，我覺得對他們是一種潛在的傷害，因為這些節目純粹是娛樂，久而久之會養成一種輕佻、玩笑、不踏實的態度。

還有一群醫師常常上電視媒體廣告，還製作立牌放在街頭巷尾，為廠商代言，我也堅持不做。雖然有錢賺，但是久而久之也會把醫師變成明星，於是「明醫」變成「名醫」?!

醫師是一個很神聖的行業，每天面對愁眉苦臉、身心受創的病人，他們滿懷希望而來，把內心的秘密無條件掏出來，甚至脫衣解褲任你觸摸，這是對醫師何等的信任，這種「特權」代表著崇高的榮耀。

相對地，醫師也要以無比敬畏之心，「視病如親」的態度，仔細聆聽、專心且專業的發揮應有的醫術。身為一位臨床工作四十五年的腦神經外科醫師，在手術前要「明明白白」為病家做出詳細的解說治療計畫及預後分析，一進開刀房我就是「上帝的替身」，以「上帝之手」在「上帝的傑作」——人體，進行最完美的修護。

我是「許達夫」，有人認為我是天生的「許大夫」，沒錯，我很慶幸能選擇「醫師」這個行業，尤其是「腦神經外科」。在醫學院三年級解剖課，我是在「大體老師」裡埋頭苦幹，把每一條神經分離出清清楚楚；在六年級臨床醫學，是讀到「忘寢廢食」；在住院醫師值班時，更是在開刀房忙到晝夜不分，三日不見陽光。

如今老了，雖然經驗多了，但是看到年輕醫師的不敬業，醫院看診人山人海，平均每位病人問診不到三分鐘，誤診誤醫一籮筐，醫美診所比理髮廳還多，這種種不可理喻的現象，正日益嚴重，讓我憂心忡忡。

手機二十四小時開放的重要性

曾被衛生局認定是違法，因為免費招攬客戶。

昨日追蹤一位病人，已經兩下肢癱瘓，令人遺憾……

兩年前病人罹患直腸癌來看診後接受手術，兩年來一切平安，沒想到一個月前背痛以為是閃到腰，接受復健無效。兩星期前發現下肢水腫以及無力，掛急診經過檢查說是腰椎盤突出，轉神經科門診做了MRI才證實頸椎、胸椎有癌轉移。神外醫師建議手術（開頸椎），但警告手術後可能四肢癱瘓，病家一聽很擔心就拒絕手術。

在電話中詢問病情，到急診時病人意識清楚，下肢無力，但上肢正常，有背痛，顯然是胸椎轉移壓迫脊髓導致下肢無力，這是緊急脊髓壓迫症（acute spinal cord compression），要緊急手術減壓，否則等癱瘓後就沒救了。我問病家當時為什麼沒立即聯絡我？病家說那時是半夜，不敢打擾我。

從我四十年前在醫院當任總醫師時，經常看到由於家屬或菜鳥醫師及護士的誤判（把昏迷當成睡覺）導致病情惡化而死亡，為避免誤診誤醫再度發生，我的手機二十四小時開放，要求家屬、醫生護士，遇有任何病情改變，務必立即聯絡我。

這位病人很不幸被醫院誤診，把胸椎誤診為頸椎壓迫，又過分恐嚇病人，延誤病情導致下肢癱瘓……

每天用電話追問病人，經常看到「誤診誤醫」，心裡直在淌血，但是很無奈，悲劇不斷的發生。

各位有關醫療問題，可以儘速聯絡我。二十四小時開放！衛生局請勿將我的苦心用心當成「招攬病人」或「醫療廣告」。

老醫師的優勢

什麼是老？六十？七十？八十？我二〇二四年四月後滿七十五足歲，雖然腦筋清楚，四肢健全，行動自如，經植牙後可以啃甘蔗，天天好眠；但是一外出就會有人讓路讓位，被人稱呼老先生，可以買敬老票，高鐵坐商務艙……確實是老人了。萬一有天路倒送醫，報紙會說：某七十老翁……。周邊朋友開始有人走了，醫學院同班同學已走了二十幾位（全班一百位）。李敖大師說過要活到一〇六歲比蔣夫人多一歲，但事與願違，罹患腦瘤過世，一代宗師令人婉惜，我從小就是他的粉絲。

老有很多缺點，但也有很多優點，斯斯有兩種，老人也有兩種：

・快樂老人：不用忙著上班賺錢，孩子長大不須掛心，時間自我應用，要靜要動隨心所欲，看書旅遊唱歌跳舞運動攝影，任你挑，生死看開。死後像李敖大師，死後三天結束，不添任何麻煩。讚！

・痛苦老人：身體不適、不會開車不會電腦、走不出去，擔心家人、喪偶之痛，更擔心有人爭產、失眠，甚至尿失禁，沒有朋友，凡事無趣，整天不知所措，甚至憂鬱。悲！

李敖大師住進加護被護士導尿後，叫兒子李勘過來說：「現在全醫院護士都知道李敖雞雞很小……」李勘回應：「不只全醫院，全世界都知道爸你的雞雞很小……」有其父必有其子。臨死不改其志，始終如一。

我不僅是老人更是老醫師，具有四十五年臨床經驗。我的網站（www.nsshu.com）已經三十年以上，每一個字都是我自己打上去（錯字很多），所有病例都是我自己治療過的病例，有十歲腦瘤病人（髓母細胞瘤，medulloblastoma）經我開刀後已活過十年，來要我開兵役證明（http://www.nsshu.com/front/bin/cglist.phtml？Category=346279），有巨大膠質瘤被台北各大醫學中心認定不能手術，來就醫後我成功將腦瘤完全根除，現在病人已經是大學畢業（http:/ /www.nsshu.com/front/bin/ptlist.phtml？Category=346281）。有九十歲的老先生罹患三叉神經痛三十年，被我手術（腦神經血管減壓術）成功不僅痛完全消失，連高血壓也好了。

（http:/ /www.nsshu.com/front/bin/cglist.phtml？Category=238807）。

想起我母親一位開業五十年的婦產科醫師，有一家人三代（從祖母、母親、兒子）都是我母親接生的。這就是老醫師的臨床經驗。

我走過的橋比這批年輕醫師吃的鹽多。雖然歲月不留人，人老了，體力差了，但人生經驗多了，可以倚老賣老了。

良醫與庸醫之別

一位企業講師，男性六十六歲，來往兩岸，事業龐大，四年前曾因腰痠背痛被醫師要求腰椎手術，來求診時我發現只是肌腱炎不需要手術，他回去很認真做平甩功，如今活得健康快樂。但是兩年前開始覺得有點累，兩手指痲木感，動作不靈活，思路漸慢，以為是工作勞累，加上有攝護腺肥大引起的解尿問題，長期服藥（女性荷爾蒙），到醫院心臟科檢查有高血壓，於是開始長期服用降壓劑。症狀沒有改善，慢慢惡化中……

在二〇一八年元月開始有頭痛，到春節時劇痛極度不舒服，到醫院掛急診腦部ＣＴ顯示是左頂葉腦膜瘤有五公分大，一個月後接受腦部手術，順利出院到第三星期突感思路遲鈍、右手不靈活，再度住院檢查是腦水腫。醫師給以類固醇，症狀改善，十天後出院開始下肢水腫、失眠、皮膚奇癢，醫師竟然解釋為個人基因問題，只給以皮膚科塗藥，家屬緊張來求診。

經詳細問診與檢查術前術後其所有CT、MRI，的確是左頂葉腦膜瘤，手術後完全被切除。但十天後引起腦水腫，經類固醇治療改善，目前只是藥物之副作用（皮癢、失眠、水腫）。求診時詳細神經學檢查左頂葉功能都正常，如算數（100－7＝），左右區別、讀寫能力等，我很明確的告訴病人腦基本功能沒有被破壞，不幸中的大幸。腦功能的復原很慢尤其是老年人常常需要幾個月，我請病人放心，好好養病一定會復原的。

病人走進來時一臉憔悴，需人攙扶，一聽會復原，馬上眼睛一亮，精神十足。醫師看診必須明察秋毫，詳細了解全盤病史與治療細節，等完全清楚後就需要明明白白給以解釋與指導，切忌模模糊糊，不清不楚，隨便搪塞幾句，讓病人空緊張與擔心。會好就要明確說會好，不會好就要提供治療或補助方案。

現在醫療環境，分科過細隔行如隔山，心臟科只會診斷心臟病，把所有症狀都解釋為心臟病；外科只想開刀，把簡單的肌腱炎解釋為椎間盤突出。一個門診看幾十位到幾百位，病人常須等上幾小時看診只有三分鐘，昔日的問、聞、聽、切、觸等檢查基本動作都省略了。結果大醫院人山人海，八成在拿藥，把醫院當成藥房，醫病不醫人，誤診誤醫一大堆。到醫院看病要自求多福！

想起二十二年前罹癌後到梅門練功，李鳳山師父對我開示：「要做明醫，不要做名醫，明明白白的醫師」。

手乾淨了，心也乾淨了

提醒各位名醫，在享受黃袍加身與利益掛帥之時，別忘了「醫師」的尊嚴。行醫四十五年，拿過多少廠商、藥商回扣？醫學會的報名費、差旅費、忘年會獎品獎金，皆由他們包辦，醫院與醫師拿人錢財手就短了，不僅失去尊嚴，「視病如親」、「醫德與誓詞」早就拋到九霄雲外去了，難怪有數不清的誤診誤醫。多少冤枉甚至枉死的可憐病人，醫院有多少冤魂？

記得當實習醫師時，一次晨會總醫師下令從今天開始禁用A藥全部改成B藥，當時我傻呼呼問為什麼？第二天就看到A藥商急急忙忙提著大包小包進入老總辦公室。之後老總又下命令開始用A藥，原來如此。

又有一次到某國家級醫學中心參加病例討論會、看到一例小兒腦瘤被擱置一星期未被處理，我也傻乎乎問：為什麼等這麼久？該教授說：「家屬尚未表示……」

當上主任後，走路有風、一查房前呼後擁，好不威風。沒想到回到辦公室口袋摸出一個五千元紅包，當場傻眼？我立即託人退回，但家屬拒收，幾天後病人死亡，家屬糾眾包圍院長室大罵：醫師收紅包草菅人命，足足鬧了半年，我有理說不清。這半年被人指指點點，如喪家之犬，遮遮掩掩走後門上班。

事後我寫了一篇短文〈收受五千元有感：手乾淨了，心也乾淨了〉，被某大報刊登，也被某醫學中心公布在功名錄看板。

幾年後當醫療副院長時，醫院要買近億元的核磁共振，我負責評估各家功能，在辦完各家說明會後，日本廠家笑嘻嘻地卑躬屈膝走進來，送我日本精品，臨走前暗示我一五％；美國廠家進來握手後、直說售後服務保證三年，其代理商也暗示我價格好商量；德國廠家進來攜帶一大堆認證文獻、合約，沒得商量的說：不二價。我評估後做好報告直送院長室，一億元的一五％，有多少？嚇死人！還好我分文不取，站得住腳。

職務越高，權力越大，誘惑越大，絕對權力絕對腐敗，古有明訓。很慶幸，自己個性耿直、黑白分明，許強之子！抬頭挺胸，理直氣壯，醫界的打壓，何懼之有！一位老前輩給我一個終生建言：「無論你擔任什麼高官高職，永遠不要忘記你是醫師，醫師有受人尊重的品格、醫術、責任及醫德。」

罹癌之後，笑傲生死

面對它、接受它、處理它、放下它

面對兩萬癌症病人，看到他們愁眉苦臉、談癌變色，問起病情、發病經過，幾乎生病前都有一段時間生活在壓力之中。家庭、親子、夫妻、財產、工作、個性、環境、職場、權力、地位……。壓力是萬病之源，罹癌之後壓力更大，如何解決？說起來簡單，做起來如登天之難。講別人容易，自己去做不可能。

聖嚴師父簡單一句話：「面對它、接受它、處理它、放下它。」又言：「山不轉路轉，路不轉人轉，人不轉心轉。」

我告訴病人面對癌症，首要之務是放下壓力。如何「放下」，只有兩個方法：「切割」與「包容」。兩者擇一或交互使用，能做到則可以輕鬆抗癌，做不到就痛苦不堪。

我罹癌之後第二天就立下遺囑：這不是「放棄」而是「放下」。但是能「真正」做到者少之又少。大多數病人是隨著治療痛苦，病情惡化，雪上加霜、火上加油、愁上加愁……直到最後一秒。雖然所有人都會死亡，但死亡有多種：有重如泰山，輕如鴻毛，有死不瞑目，有幽魂不散，有含恨而終；死後更有「妻離子散」、「子女爭產」、「對簿公堂」、「反目成仇」。我立下遺囑後，一生輕鬆，所謂「無欲則剛」，後事早已解決，死後捐贈大體，然後火化樹葬，塵歸塵，土歸土。一路是否好走，天堂或地獄，無所謂。

忠於內在的自己

網路一堆營養專家、醫師、養生達人在教導營養、健康、養生。

目前的醫學研究及國際論文有關營養的研究報導有很多陷阱：

1 研究時間太短，幾星期與幾年是不一樣。

2 對象限制，老年與小孩不一樣。

3 各國各民族飲食習慣。日本人、美國人、義大利人、愛斯基摩人更不一樣。

4 無法研究體內五千種酵素。所有食物進入人體是千變萬化。

5人體是動態瞬時在變化，更會自動學習。目前研究偏向於靜態。

6常常只能以動物做實驗，無法用於人體。

7研究變數太少，變數越多越無法有結果，解釋便流於假說。譬如研究糖尿病飲食改善加上氣功會如何呢？

8過於微觀而可能忘了「宏觀」。

所以「新陳代謝」不等於「糖類」，不等於「糖尿病」，不等於「胰島素阻抗」，不等於健康，更不等於壽命。所有研究目標是讓人類少生病且能延年益壽，但生命是什麼？太複雜，在看了幾百篇醫學論文後存疑越多，因為可能昨是今非。科學研究是發現一個「A」後，一定會出現一個「非A」，沒完沒了……。

一般人生活起居、食衣住行、思維判斷都受到外界的影響，而且醫學研究、醫師看診也大半只看到外在。二十二年前我罹癌之後，追隨李鳳山師父練功三年學到一點：

在靜坐時，會傾聽到很多內在的聲音，如呼吸、心跳、出汗、思維、五官感受、腸胃蠕動、皮膚冷熱、毛孔收放、肌肉關節的活動……。很驚訝人體在靜止狀態中竟然還如此忙碌，靜坐後會有回歸到小孩的純真、無邪純潔可愛的情境。常常靜坐後，不僅身體能放鬆，身心平衡，並能達到「忘我」甚至「天人合一」的境界，也才能體會到「放下」的真諦。

常言說：「江山易改，本性難移」，但是常常靜坐後，待人處世、個性情緒會跟著改變。過去的自以為是、堅持己見、重視權益、好於辯論、據理力爭、求好心切、好高騖遠……都一一舒緩。這些改變久而久之也會「形於色」，讓自己變成可親、祥和、笑口常開、平易近人，甚至有菩薩臉的出現。當靜坐改變身心之後，在重新面對世俗的一切，凡事就會忠於內在的感受，想吃什麼？想做什麼？想去哪裡？就非常順暢，沒有壓力與負擔，一切順其自然。

時間過得真快，罹癌之後已過了二十二年，如今健健康康、平平安安的活下來。感恩，無限的感恩。

一次看診，終身服務

日前接到一通來自英國的電話，讓我感到非常的驚奇。

這是一位鼻咽癌的媽媽幾年前來看診，當時她已經接受放化療病情穩定，因擔心復發來看診，在詳細問診中，了解她前夫過世後再嫁給一位老外，與前夫有一位孩子，異國婚姻問題多多。這位老外職業不安定需要到各國去出差，又因為壓力大晚上要求她一起去 Pub 玩樂到深夜……。我跟她老外先生說：「壓力是萬病之源，希望你們能夠溝通……」老外說我沒辦法，除非離婚……當然不能離婚（切割）那只好包容，我建議她要發揮中國婦女「逆來順受」的能耐，要保護自己跟孩子，盡量不要引起家庭糾紛。

以後幾年有過追蹤知道他們已經輾轉遷到英國定居下來，這次突然接到她的電話讓我又驚又喜。電話打來主要是說她大便流血大腸鏡檢查正常，她的小孩頸部有一點小小腫瘤幾個月沒有改變，是否會是癌症。我清楚告訴她應該不是，可以繼續追蹤。

她又說兒子已經讀醫學院第三年，但因長期家庭不睦患有「社交恐慌症」，人際關係不好。她自己經常失眠要服用安眠藥，先生目前因疫情失業，兩人在家相處時間多，常有衝突甚至被施暴。

我給她的建議：

- 真正做到內在與外表的包容：不要引起家庭爭吵鬥嘴，「逆來順受」是上策，但是內心不能存有絲毫壓力，要完全接受。
- 盡量給自己留下一個自我的空間，譬如可以外出運動、上網或是簡單的工作，義工甚至最好上課進修。
- 隨時關心兒子，避免他從「社交恐慌症」轉變成「憂鬱症或躁鬱症」。
- 完全放下先生的不理性行為，非不得已只好「切割」，找回自我：如回台灣重新出發。

一次看診，終身服務！能獲得病家的完全信賴，是我這位老醫師的榮幸。

最誠摯的感恩，美麗善終令我難忘

最近以電話訪問十幾位十年前來看診的大腸癌病人，他們都已經是七十五歲以上，甚至有一位高齡九十歲。接到我的來電，都很親切的回應說身體與生活都很健康，他們還記得我這位十年前看診的醫師，同時也反問候我：「醫師，你也好嗎？」

聽到他們如此高齡，罹癌十年以上，身體精神都很好，真令人欣慰。

走筆至此，使我想起十年前的一位曾是國中老師的老先生罹癌，當時已經擴散，我照顧他又活了兩年，最後因肺部轉移呼吸困難住院，我建議作氣切用呼吸器幫助他呼吸。有一天病情惡化，他三個女兒及三個女婿（都是老師）及老夫人隨侍在旁，因病情已無法挽回，我也留在病床邊。

突然老先生動手勢要寫字（氣切無法說話），他顛顛抖抖在一張白紙寫下以下幾個字：「你們要感謝許醫師，我先走了，謝謝大家。」

幾分鐘後就在所有親友前往生，親友們沒有流下一滴淚，反而禱告說：「爸爸，一路好走，我們全家都會想你。」

一副美麗的「善終」，令我非親非故的人卻流下眼淚。

牽一髮而動全身！從自然醫學看正統西醫

人體細胞約有六十或一百兆，共有兩百七十種不同功能的細胞，功能不同卻息息相關，充分合作，且忠心耿耿。身體出狀況，立即全體一致，前仆後繼，毫無怨言，以敢死隊自殺式進行全天候陸海空聯合作戰；且以光速來信息傳遞，從作戰迎敵，殲滅來軍，清理戰場，組織修護，最後功能復原，可說是一氣呵成。

別人觸摸你一根頭髮，你馬上知道，解小便全身抖一下，遇熱水馬上縮手，傷口流血馬上凝固，天冷時毛孔緊縮，浸泡溫泉全身舒暢，戀愛時像暈船，離婚時像沉船。

這是「上帝」的傑作，完美無缺。

當然依然有瑕疵，所以天底下沒有相同的人。而人體需要營養、睡眠與運動，人心也有七情六慾、喜怒哀樂，在人體「大同小異」中就創造如此美妙又複雜的「人生」與「人間」。

自然醫學尊重「人體」、「人間」、「人生」；正統西醫破壞「人體」、「人間」、「人生」。

正統西醫強項在急重症救急，所用策略雖具科學但仍不完美：

(1)以靜態處理動態：目前所有西醫的檢測從血、尿、影像、病理都是看靜態，都只能代表「那一瞬間」的資訊，而人是「動態」。

(2)以局部處理全部：任何檢驗檢查甚至開刀化療放療，都是人體局部資訊無法代表全人體。

(3)以全部處理局部：有藥就有病，若沒有用藥，醫師變成毫無用處。任何藥物或疫苗一進入人體，就產生整個人體的反應，即使是標靶藥物雖有標靶為目標但也會引起全身反應。

(4)以破壞處理破壞：不論是外傷、腫瘤、病毒入侵，都是一種破壞。正統西醫面對這些破壞，用手術、化療、放療（也是一種破壞），用破壞治療破壞，常常是造成病情的惡化。

(5)以微觀處理宏觀：西醫強調以科學為基礎，從人體系統、器官、組織、細胞、蛋白質到DNA，越研究越微小。西醫看診經常是「醫病不醫人」，治療癌症只重視癌指數，只要發現一個小小淋巴浸潤，就如臨大敵，進行「趕盡殺絕」、「誅九族」的恐怖治療，完全無視人體的宏觀，生命力的無限潛能。

「醫病不醫人」到「醫病也醫人」

自己決定才是真正決定

醫學院讀了七年，專科醫師訓練六年，主治醫師兩年，國外深造又兩年，等到能獨當一面時已經年過四十，看看高中同學早已是大公司的大老闆或是大教授。儘管研讀受訓如此之久，身為醫師穿起白袍後，當遇到各種疑難雜症時常常捉襟見肘不知所措，尤其面對愁眉苦臉或緊張兮兮的病人與家屬要求速戰速決藥到病除，但偏偏診斷不出來。

一位神色緊張的媽媽帶剛上大學的獨生子來求診，病人是位大學新生，他主訴從小就覺得左太陽穴有壓力抽動，但不是痛，通常在緊張、壓力時會發生，有一兩次不舒服到送急診，也曾在半夜抽到醒過來，他自己上網查可能是三叉神經痛。

經詳細神經學檢查發現一切正常，但觀察他坐立不安，喜歡斜頸，少直視看人，個性緊張，勉強診斷出輕度「不隨意運動」，當說明詳情，他的媽媽很失望：「原本以為可以治好，沒想到連診斷都作不出來……」看他們一臉抱怨，我進一步說明：

1輕度的不隨意運動可以經自我訓練而減輕，我建議他去加入梅門氣功。

2這是良性疾病，不會惡化。

3目前西醫只能給予鎮靜劑、止痛劑等，最好不要長期服用。

4不要去尋求另類療法如養生達人、能量醫學、中醫。

5專心學業或找出自己的興趣，轉移目標，自然而然會減輕症狀。

面對疑難雜症時可用排除法（rule out）：

1須立即處理嗎？這病是急症嗎？是重病嗎？需要手術嗎？

2可能惡化嗎？是持續進行嗎？

3會干擾到起居日常生活工作嗎？

4能服藥減輕症狀嗎？

5能自我控制嗎？

每天看診已經超過四十五年，面對各種愁眉苦臉的病人，都抱著視病如親的精神，希望能為病人解決痛苦。年輕時常常一心想立即治療，不管病人的感受，就會過猶不及，還自以為如此才是醫師的態度，這是「醫病不醫人」。

年紀漸長，社會經驗越豐富，考慮越多。尤其自己罹癌後，既是醫師也是病人，面對病人除詳細問診、完整的理學檢查、詳閱病人檢查檢驗報告及影像外，更加上詢問病人日常起居、飲食、壓力、工作、睡眠、排便甚至體質等及周邊環境與家屬關係。

在大醫院一診幾十到幾百人，看診不到三分鐘，急就章，只給藥，這是非常不負責的「醫病不醫人」，甚至病也醫不到，誤診連連。

面對各種疑難雜症，要以醫學科學態度仔細分析，更要考慮病人與家屬的感受，我常常以假如是我得病，要如何如何……。即使面對應該積極治療的疾病，我只能盡力告知不要逃避，如果病人拒絕或有另類想法，我只能扼腕與感嘆，畢竟生命是他的，自己決定才是真正決定。

專家言論的重要性、真與假

伯格（Eric Berg）是一位名嘴網紅，根本不是醫師，只是一位整脊復健師，他完全沒有臨床經驗，只憑讀一些論文就大放厥詞。而誇大是名嘴的特徵，他大談維他命D是非常重要一天要補充數千單位。維他命D固然是必需，但有如此神奇嗎？最近國衛院研究指出老年人長期補充維他命D，發生失智症或阿茲海默症機會反而增加。

醫師是要面對緊張恐懼的病人，不是論文紙上談兵，更不是老鼠，醫師所言都是臨床經驗，這是真正的「臨床實證」。我一向主張「專家言論」。

1醫師可以講疾病、診斷、治療，但不適合講製藥或實驗（除非他親自參與）。

2藥師只能賣藥、製藥，不適合談診斷。

3博士只能談其研究，不能講臨床。

有一位郭博士研發一種保肝聖品，來向我推銷，我要求臨床實證，他拿不出來，以後就沒有來往。沒想到網路出現他的宣傳，原來他自組公司，利用傳銷手段大量推銷他的神奇保肝聖品，他的網站、視訊，都在講療效，請不少人出來見證。

我一看就知道他走偏了，因為他撈過界又誇大不實。結果：

1臨床上無法證實他聖品的療效，銷路逐漸萎縮。

2得罪醫界。

3得罪學界，只好被迫離職。

4最後結局是：豬八戒照鏡裡外不是人。

真正的「臨床實證」重點：

1在「臨床」：也就是以「病人」為對象為中心。

2在「實證」：以研究精神與態度，實事求是，長期追蹤，科學分析，對錯分明，嚴禁誇大、不實、造假、抄襲。

不少醫師參加電視媒體節目，做名嘴、網紅、名醫，久而久之忘了「醫師」應腳踏實地、認真負責、行醫救人、醫術醫德、醫學倫理，相反出現「輕佻、浮躁、自大」，最後失去醫師本質而成為真正的名嘴。這些醫師因為名利雙收，不知其害，將來一定自食其果。

越有學問的人是越謙虛，所言都是自己的親身經驗、研究所得，即使引用他人資料也都會說明出處來源。我寫過五本癌症專書，再開設網站、健康之友、臉書文章，都是我個人歷經四十多年的臨床經驗，每一個字都是親自書寫（常有錯字，歡迎更正）。我常不時重讀舊文，遇有不當、不實、錯誤，立即更正或刪除，畢竟學問可能是「昨是今非」，這是為人的基本原則。

智慧、知識、常識，醫師們你們懂嗎？

「智慧」來自天生，文盲也可以有智慧，有智慧必定是先知，能看得遠，知得深，想得廣，可以活化知識，可以學以致用，可以事半功倍。「知識」來自後天，只要苦讀，人人可得，有知識者有專業，但是隔行如隔山，且日新月異，昨是今非，必須隨時更新。「常識」來自人性，只要有初淺的人生經驗，無論男女老幼人人皆有。不少醫師受過高等教育，都是醫學專家，但是常常有豐富「知識」卻忘了「常識」，更難有智慧。

・醫師是不懂得「健康」：醫師讀了七年書，接受四～六年專科醫師訓練，閱讀過幾百篇國際論文，卻從來沒有一位教授、醫學會、論文、訓練，在教「健康」，所學到的無論是手術、藥物、放療……都是以破壞身體的方式來達到療效。僅依「常識」判斷，就知道不合理，但這卻是所有正統西醫的所謂「實證醫學」甚至是SOP。

・一位癌友來信：僅僅兩公分的乳癌二期做出全切、化療八次、標靶打十三個月、放療三十三次，也服用Tamoxifen十年，十年中子宮刮除過兩次。病人以一般「常識」問我：「還要繼續治療嗎？」這是由高度專業的「知識」做出來的標準SOP，我以「常識」回答：「當然不需要。」

・我罹患直腸癌三期，接受放化療腫瘤消失而拒絕手術及大化療，醫師以「專業知識」警告我「活不過三年」。我以「常識」回應既然腫瘤看不到了，為什麼還要手術？結果我活到今天二十二年了。

・既然我可以活下來，就表示「醫學知識」有不足甚至錯誤。的確最新論文已經提出「腫瘤消失後可以不需要手術」的論點，而二十二年前我就僅以「普通常識」做出正確決定。一群「醫學中心」的「吳醫師們」還以「實證醫學」這種專業知識的擁護者來攻擊、汙衊、醜化我，衛生主管更隨之起舞把我送進醫懲會、地檢署、法院。

・二十二年前我就以「常識」做出正確決定，醫界應該把我視為「國寶」來研究我活下來的「知識」，卻反倒把我視為「江湖郎中」、「庸醫」、「惡醫」。醫懲會裡一位律師委員竟然形容本人是「這是宗教神棍，必須重罰」，幸虧最高法院還我正義。醫師們寫出來的論文都是挑選合乎他們「知識」的病例，所做出來的結論甚至定出標準SOP，依「常識」判斷，這種具備高度偏見的「知識」能相信嗎？

在充滿「醫學專業知識」中，在絕大醫師主張「實證醫學」中，在被警告不手術就活不過三年」中，我寫下遺囑，斷然拒絕。這不只是「常識」而是要有「智慧」。在診治過兩萬癌症病人中，看過不少有「常識」又有「智慧」的病人，在關鍵時刻做出正確的決定，他們同我一樣活得健康快樂。

但是絕大部分病人卻在醫師以「專業知識」的威脅利誘中，不僅沒有「知識」判斷，更在慌亂中失去「常識」，結果是不斷治療不斷惡化。「常識」人人有之，要獲得「知識」也不困難，但要有「智慧」就少之又少。期盼所有網友、癌友除了基本常識外，就醫時要做實功課，具備基本「知識」，不要被醫師任意擺布；更希望冷靜、超脫、放下，喚醒深藏於內心的「智慧」，有智慧就會發揮「無窮大」的生命力。

生命是自己的，自己決定，決定了就不要後悔

二〇一八年四月三十日正當社會台大卡管事件鬧得沸沸揚揚之時，一位家屬攜帶病人資料前來看診，我問病人為什麼沒來？家屬說已經臥床無法行動了，神智還清楚但是腹脹腹痛在打嗎啡，由居家護士在協助。家屬以手機影像給我看病人狀況，確實已經在癌末了。

病人是一位塑膠廠員工於四年前（二〇一四年四月）第一次來求診，主訴無痛血尿已有四個月，腹腔ＣＴ顯示右腎有一個三公分腫瘤，我建議她應立即手術切除腫瘤。因腫瘤不大，極可能腎臟可以保留，而腎臟手術目前來說不論是傳統手術或內視鏡手術都很安全。病人問如果不手術呢？我強烈的說明，腎癌除立即手術外放化療效果很差，一旦擴散預後令人堪憂，病人面無表情的回去。

每一年我診所都會打電話追蹤關心病人狀況，一年後（二〇一五）電訪中病人說腫瘤有

變大，但身體還好，我問她有做何治療嗎？她說生活改變好多，工作暫停，開始做原X點治療也做斷食治療，甚至買了一些紅外線機器（六萬元）治療，廠商告訴她效果會很好，可以不需要西醫治療。

二〇一六年病人說身體有點虛，某直銷人員告訴她是好轉反應，但血尿依然存在；二〇一七年開始惡化；二〇一八年初回醫院檢查，腫瘤變成十五公分佔滿整個腹腔，開始食慾不振，體重急速下降，僅靠居家護士點滴補充。家屬攜帶CT來就診，我了解病況已經是癌末末期，生命最後兩個月，家屬說有辦法延長生命嗎？我說除非再住院接受腫瘤引流及TPN（營養液注射），家屬回答：病人絕不接受西醫治療！

生命是自己的，別人很難插手，腦筋想什麼結果就是什麼，如果知識、資訊不正確，道聽塗說，加上逃避心態，結果就是一個生命被毀了。每年鍥而不捨的追蹤，善心建議，敵不過那些「原X點」、「斷食」、「紅外線能量儀？」、「直銷」……。

的確，看到這些原本有救的、希望無窮的病人，因錯誤選擇而致惡化、死亡，實令人扼腕。無奈「命」是註定的，活多久老天在決定，「運」可以自己選擇，自己決定自己接受。（腹腔CT二〇一四年腎癌只有三公分；二〇一八年腫瘤超過十五公分。）

要健康就要身、心、靈的平衡

網路有太多健康資訊，健康達人、養生達人、直銷產品等，在電視媒體的廣告十之八九都是在推廣健康產品，而有誰對健康下過定義嗎？你問醫師什麼是健康？醫師會怎麼回答？醫師在醫學院讀了七年書，沒有一本書在討論健康，更沒有哪位教授在開健康的課程？

什麼是健康？

我的健康定義是：身、心、靈的動態平衡。

「身」體有高矮胖瘦，要營養、排泄、運動，生病時會疼痛、暈眩、痠麻。「心」理有喜怒哀樂、七情六欲。唯物主義者認為有身體才有心理活動，身體不舒服，整天就會沒精神。

唯心主義者認為有心才有行動，所謂心想事成。

「靈」呢？靈是看不到摸不到，但感受的到。生前與死後，我們都不知道，但影響最大。宗教信仰常常在講鬼神、談前世、談往生、談未來。我父親許強教授一九五〇年因被汙衊爲共諜被老蔣槍斃，我一九四九年生，當時只有一歲，什麼都不知道，但是往後到現在，我父親的「靈」卻透過他的學生、親友、文章、人權人士隨時在提醒我為許強的兒子。

「靈」可以跳脫現實、可以昇華、甚至神化，「靈」沒有開始也沒有結束。「靈」的力量超出人的界線與感受，是無所不在無所不能。宗教信仰就是因為人的脆弱與無知，而以超脫的「神靈」來讓信徒昇華。人需要信仰但千萬不要迷信而走火入魔。

人是動態的，分分秒秒都在改變，幾千萬細胞生生死死，而醫學檢驗與檢查都是靜態的，用靜態的觀點來評估動態的身體狀況，實在是太草率了。因此醫學進步神速但仍然是幼稚的。因為是動態，所以人隨時隨地都在不平衡與平衡中擺盪。吃錯了拉肚子是不平衡，休息幾天恢復了是平衡；生氣是不平衡、氣消了是平衡。發生不平衡後不要緊，儘快恢復平衡就越能健康。

如何恢復平衡呢？那學問就可大了。所以要健康就要身、心、靈的平衡。

無聲勝有聲、無感勝有感

如果將人體的所有血管接成一條線，估計成人的血管總長度約為九萬六千公里，可以繞行地球兩周半。主動脈血流的平均速度約為二二cm／s，約〇．八公里／小時，但是它無聲無感。

每天人體內有幾千億細胞在死亡與再生，但是它無聲無感。

人體腸胃約長八公尺，每天處理數不清的食物、細菌、毒素，分解、吸收、排泄，但是它常常無聲無感。人體每分鐘心跳七十二下，呼吸十六次，一天算來心跳十萬零三千六百八十次，呼吸兩萬三千零四十次，但是它無聲無感。

人腦幾千億腦細胞，為進行「胡思亂想」、「勾心鬥角」，時時刻刻（即使在睡眠時）也在進行光速般的運算與傳輸，但是它無聲無感。所有醫學書都載明「無症狀的出血、腫瘤」可能是癌症。連癌細胞都無聲無感。但，當你有聲有感時，就要小心。

1 吃太飽、太辣、太快，造成胃脹、腹脹、便秘時。

2 生氣、煩擾、恐懼、緊張，造成頭痛、頭暈、僵硬時。

3 過分運動、工作、熬夜、低頭族，造成頸硬、肩痛，腰痠、膝腫時。

4 當你菸酒過度、把西藥當飯吃，造成心跳加快、手腳無力、體力不繼時。

5當你過敏、外傷、手術，放化療造成身體不適時。

想要體檢、養生，維持健康，就要盡速。把有聲變成無聲，把有感變成無感。如何做到？大家都知道，卻大家都做不到。所以醫院永遠門庭若市，養生廣告如雷灌耳，健康食品滿坑滿谷。

快樂的鴕鳥

記得二〇〇四年在我罹癌之後第二年，到醫院做一次腹部超音波檢查，醫師告訴我在膀胱後面有兩個淋巴腺大起來，高度懷疑是直腸癌復發建議我化療。當時我已經跟梅門李鳳山師父跑遍全台灣，推廣甩手功，在公園、學校、禮堂等等公開場合上台見證。每次見證都說得理直氣壯，那時候是我身體與精神最旺盛的時候，沒想到醫院一個簡單的超音波檢查與醫師的一句話，差點讓我前功盡棄。

二十二年前當我拒絕手術時，醫師預測我活不過三年：第一年逃過去，第二年復發，第三年死亡。我想醫師預言很準，第二年復發了，難道我生命只剩一年嗎？絕大多數病人在醫師的恐嚇之下，不僅乖乖地回到醫院接受治療，同時更是自我否認過去所做的種種努力。而我呢？卻跑到公園去練氣功，當時下著毛毛雨，公園只有我一個人，我的心情盪到谷底，拚命練功，練到完全聽不到任何聲音，到了一個空的世界裡。突然間我豁然開朗：什麼是空？我知道了。空即是色色即是空，當眼睛一睜開，我不再害怕不再遲疑，信心十足，生命重新出發。而且我發誓除非我有症狀，我絕不再回醫院做任何檢查。

每次癌症病人來求診時，常常告訴我回醫院檢查又復發了，要不要接受化療呢？我不會替任何病人做任何決定，我只是把我的故事與心路歷程告訴他們。病人自己要做出自己的決定，因為自己決定才是真正的決定。

如果病人是優柔寡斷，不敢做決定，又承受來自醫師及家人的威脅，那只好回醫院接受破壞性的治療。最糟糕是不敢不去治療卻又害怕治療，病人常常會說：「我不想去，但是……」矛盾是讓病人病情惡化的重大原因。

如果有勇氣不去治療，我就建議不要再去接受定期檢查。不少病人不去治療又要定期檢查，一旦發現癌指數提高或淋巴腫大，又被嚇到再回醫院治療，治療後尤其是化療，常常導致病人發生很多併發症，又讓病人害怕想逃離醫院，就在這種矛盾中，病情惡化了。我常建議病人既然不去治療就不要再做追蹤檢查，寧願做個快樂的病人。

我也經常告訴病人：「二十二年來，我沒做任何追蹤檢查，也許我的腫瘤比你多比你大，我沒有檢查我不知道，不知道就很快樂；而你到醫院檢查，報告還沒出來時就整天愁眉苦臉，擔心這個擔心那個，吃不下也睡不著，身體反而惡化。」

當發現一個癌指數提高或淋巴腫大，醫師就強烈要求病人要接受破壞性的化療。化療是傷害全身的毒藥，併發症一籮筐，病人常常化療後就惡化到回不來，這些痛苦常常被醫師忽略。因為醫師只是醫病不醫人，只管追殺癌細胞要將癌細胞殺光光，即使傷害到病人也要叫病人忍受，甚至認為即使導致病人死亡，醫師也還振振有詞說：「還好有化療，病人才能多活幾個月。」要知道「過分治療」是導致癌症死亡的重大原因之一。

到二〇一八年我統計了一千三百六十六位乳癌病人追蹤十年的資料，有七百九十三位模範病人完全接受正統西醫的治療，結果依然有四〇%復發轉移及三二・一%死亡。反觀有兩百零一位病人勇敢做出僅做局部乳癌切除，拒絕後續的放化療及抗荷爾蒙，十年追蹤結果只有九%的死亡。另外我也看到不少病人是癌症末期，在做適度局部治療後，聆聽我抗癌雞尾酒療法及閱讀我的四本書後，勇敢做出決心，不再接受破壞性的治療而立下遺囑，生死看開，遠離汙染，生命重新開始。

一萬兩千例癌症病人中有近兩千位大腸直腸癌病人，在接受放化療後腫瘤消失而再接受人工造口手術治療及術後化療，結果有四〇%死亡；相反有五十四位直腸癌病人與我一樣，在放化療後腫瘤消失拒絕手術，目前有兩人復發轉移回醫院接受化療後死亡，死亡率只有三・

七%（五十四分之一）。

十二年來追蹤一萬兩千位癌症病人，已經有明顯的大數據強烈的告訴我，醫院治療要適可而止，努力做好身、心、靈的修練才是重點。

二十二年罹癌的回憶——輕鬆愉快

二〇〇二年時，我出現血便；二〇二四年時，輕鬆活過二十二年。

儘管醫學進步神速，從標靶藥物、免疫藥物療法（PD-1抑制劑）、免疫細胞療法，到手術技術也突飛猛進，從內視鏡微創手術、消融治療到達文西機械手術。但是台灣地區有五十萬癌症病人，每年死亡超過五萬人，三十年來依然是死亡第一位。為什麼？

二十二年前罹癌之初，我寫下第一篇文章：「輕鬆抗癌」，道出我住院生病到腫瘤消失，決定不手術，而與梅門弟兄在師父率領下巡迴全台灣推廣甩手氣功。當時有人持反對意見：「癌症是很痛苦怎可以說：輕鬆？而自然醫學主張與癌共存，怎可以說：抗癌？」

事隔二十二年後，診治過兩萬癌症病人及閱讀幾百篇國際論文後，再回頭看我的罹癌抗癌過程真的是：「輕鬆」。

治癌之所以痛苦又失敗主要來自三大原因：

1病人逃避：出現症狀或已知癌症卻不敢就醫，自己延誤病情。

2西醫過分治療：西醫治療在前兩年可見明顯療效，但一～二年後副作用、併發症、抗藥性出現，癌症趁勢復發導致病情惡化，所以癌症死亡都在三～五年後。

3極惡性的癌症：如胰臟癌、膽道癌、黑色素癌，不僅無藥可醫，發現時常已經擴散。

如果病人警覺性高，不逃避，立即治療，且把握「西醫治療適可而止」，並力行「整合療法」，輕鬆抗癌是有可能。

最近一位台商十年前罹患扁桃腺癌，經局部手術切除後不再接受放化療，健康活了十年後發現頸部淋巴轉移，經我建議又只做局部腫瘤切除，如今真是輕鬆過關。約有五十四位與我一樣直腸癌只接受放化療後拒絕手術，如今也輕鬆而健康活過十年。

一位肚皮舞者罹患乳癌，只接受冷凍治療，輕鬆活了四年；一位退休老師罹患鼻咽癌，立即接受放化療腫瘤消失，力行整合療法服用科學中藥，也輕鬆活過十年；一位主婦罹患乳癌手術後未接受放化療活了三年，之後骨頭轉移立即接受放療及整合療法，也活過五年；一位老農夫罹肺癌只接受冷凍治療，繼續回田裡幹活，把癌症丟到一邊，活過五年。太多「輕鬆」的病例說不完。

每天看到在醫院接受痛苦而無效的治癌三大療法，真想伸出援手，但是醫院醫師對我的打壓與汙衊，加上病人的恐懼無知，而我人微言輕，再多的心意與用心，還是愛莫能助，嘆氣啊！

醫師與神父的查房，天地之別

過去在醫院當科主任及醫療副院長，每天到醫院查房，後面總跟著一群——

1總醫師：負責全科及全病房的醫療治療及醫師的行政工作。
2住院醫師：負責病房病人所有醫療工作，接受總醫師指揮。
3實習醫師：負責接送病人、書寫病歷、協助住院醫師。
4護理長：掌管全病房護理人事、排班行政、護理醫療工作。
5護理師：負責十~十五位病人所有護理工作。

每次查房，主任總是板著臉孔，不苟言笑，一副大人物樣，走路有風，一開口就是指揮命令，甚至罵人。病人總是苦瓜臉、愁眉苦臉。家屬親朋看到主任來查房，好像看到媽祖出巡，耶穌降臨。有滿腔疑問但卻如耗子遇到兇貓，不敢多問，又低聲下氣。

二十二年前在一家教會醫院擔任醫療副院長時，常常看看一位長得像彌勒佛的外籍神父來查房，一臉笑容，很有禮貌，他台語流利，顯然在台灣多年。看他到病房去，每個病人對他都笑嘻嘻的，互相打招呼。

這位神父讓我深思：為什麼醫師查房大家都面無表情或是愁眉苦臉，而神父查房卻是眉開眼笑？神父不是醫師，就可以讓病人開心，而身為資深的名醫卻只會讓病人痛苦？

有一位惡性腦瘤病人，已經末期呈現昏睡狀，家屬都趕來看最後一眼。有次神父帶領幾位教友圍在床邊為這位病人唱聖歌禱告，病人竟然醒過來，當然神父離去時又陷入昏迷。宗教的力量實在很大，不可忽視。

從那時開始，我也改變了，每次查房總是邀請——

1心理師：輔導病人及家屬心理問題。

2社工師：協助病人及家屬經濟、家庭、就業的問題。

3宗教組：依病人宗教不同，由教會或佛教人士來借助宗教力量，協助病人及家屬心靈寄託。

許醫師的生與死

有網友問：

許醫師，您經歷過約五千人的死亡，對死一定參透了。可是我們一般人只有經歷家人的死亡，除了害怕還是害怕。可以談談您的經歷嗎？

經歷自己罹癌之後第二天就寫下遺囑，再經過這麼多死亡病人有很多體會與感受：

1 人生在世只有兩點是公平的：生與死，無論你是誰都一樣要經歷。

2 大家不是怕死而是放不下：家庭、財物、工作、理想、地位。

3 個性決定一切：膽小、無助、內向、情緒化者，很難能下定決心。

4 決定生死來自自己的內心感受與決定，別人很難替代。

5 在接受恐怖的治療後，太多病人受不了身心痛苦而自我放棄而不是放下。

6 罹癌之初越早懂得面對死亡病情越穩定。

7 面對死亡後，就會更珍惜生命。子曰：「不知生焉知死。」我反過來說：「不知死焉知生。」

8 當生死看開後，在最後關頭，就會心平氣和，坦然接受。

9 當病人懂得放下接受死亡後，家屬更能接受失去心愛的人而節哀，很少有糾紛如爭產等，因為已經安排好了。

10 死有很多種，不能接受者會「含恨而終」、「幽魂不散」，接受者會「得到善終」。

Part 2

認識癌症

生命的目的與突變

面對癌症，只能生命對付生命！

生命是什麼？無論何種生命只有兩個意義：1活下去，2傳宗接代。

癌細胞也是活生生的生命，它要活下去就會放出生長因子（growth factor），讓周邊血管增生送來營養。想用標靶藥物來殺癌細胞，癌細胞就改變標靶接受體（位在細胞膜上的胜肽）。標靶藥物不到一年半載就沒效，想用根除手術來大規模切除，癌幹細胞卻在手術前已經悄悄轉移出去。

癌細胞就像是自家的孩子，與母體同一來源，因為同質性太高，任何要殺癌細胞的治療方法也同時殺母體，最後是兩敗俱傷。癌症是慢性病，癌細胞突變要經年累月，就像孩子變壞不是一天造成，而是長久在錯誤汙染環境所養成，所有責任都是為人父母、老師與社會的責任。

既然是慢性病讓我們有足夠時間來預防，但是人自作孽不可活，不斷汙染環境，罹癌機會越來越多，想要預防相當困難。一旦罹癌也不用擔心，因為癌細胞永遠在你體內逃不掉，而人體組織嚴密、構造完整，只要保持均衡營養及免疫力，與癌共存是極為可能。

與癌共存不是拒絕正統西醫治療，而是我所主張的「西醫治療適可而止」。如何適可而止？就要個案處理。可惜西醫只看到癌症死亡率高，就覺得應該治療越多越好（the more the better），他們絕對不相信與癌可以共存，唯有趕盡殺絕才是正道，結果越治療死亡率越高。

中醫說得好：「祛邪扶正」。祛邪最好是接受適可而止的西醫治療（我二十二年前接受放化療腫瘤消失後，拒絕進一步手術及化療）；「扶正」就要靠中藥與自己努力的改變（許醫師整合療法）。

癌細胞是活生生的生命，是母體的一部分，為要活下去及傳宗接代，會千變萬化。它能偷母體的營養，偽裝逃避，躲過免疫細胞的追殺；但是只要母體營養好免疫力高，即使殺不死癌細胞也不會讓癌細胞為非作歹，到處亂竄。

面對癌症，強烈建議：

1 永遠保持均衡營養、運動、好眠及感恩感謝。

2 西醫治療要適可而止。

癌幹細胞（Cancer stem cell, CSC）

癌症幹細胞（CSC）是腫瘤內的一小部分細胞，具有自我更新、分化和轉移能力。許多細胞膜表面蛋白標記（cluster of differentiation, CD），例如CD44、CD24和CD133，通常用於鑑定CSC。細胞裡有RNA，是負責從DNA接受生命遺傳信息來製造蛋白，蛋白質是負責執行新陳代謝。科學研究RNA中有一段是microRNA（miRNA*）是不具有遺傳因子而微小的RNA粒子，但具有調控細胞分裂或成長，由miRNA信息通路和Wnt / β -catenin、Notch和Hedgehog組成的調控網絡可控制CSC特性。CSC對常規化療和放療有抵抗力，並且很可能是癌症轉移的起源。新型抗癌藥物都是以CSC為重要靶標。

CSC的第一個現代證據是在一九九四年進行的一項人類急性髓細胞白血病研究（Lapidot等人，一九九四年），在實驗鼠血癌細胞上發現有表面標誌物表達（CD34 + / CD38-）。二

* miRNA：microRNA（miRNA）是一類非編碼小RNA，單鍊長度約為20 nt。miRNA通過與靶基因互補相互作用調節靶向信使RNA的穩定性或轉錄效率。已經從哺乳動物中鑑定或預測了超過一千種miRNA。一個miRNA可以有靶向數百個基因。人類基因的約三分之一的表達受到多種miRNA的調控。已證明miRNA可以調節廣泛的生物生理過程，包括胚胎發育、細胞週期、細胞增殖、腫瘤的發生和發展，癌症轉移，自我更新以及幹細胞的分化。

○○三年，在乳腺癌和腦癌中發現了人類CSC，隨後的報告確定了多種腫瘤中的CSC，包括結腸癌、胰腺癌、肺癌、前列腺癌、黑素瘤和成膠質細胞瘤。

關於CSC的起源，有幾種不同的理論。一種理論認為CSC來自正常的幹細胞，當遇到特殊的基因突變或環境改變時，就突變成CSC。另一種理論指出它們來自正常的體細胞，這些體細胞通過基因或異型性改變獲得幹細胞特徵和致癌性。譬如具有CD44+和CD24-標記的乳腺癌細胞可能對化療有抗性，因此導致癌症復發及較差的預後。

癌細胞原本也是正常細胞因基因突變而轉變的，突變不是一天促成而是要經年累月。科學家發現人體很多組織藏有幹細胞，平常靜悄悄，一旦組織有破壞幹細胞就活躍起來修護組織。癌細胞裡也有癌幹細胞，它的功能：

1 負責癌細胞分裂：不是所有癌細胞都會分裂，真正主要負責分裂的是癌幹細胞。

2 負責轉移：所有正常細胞都是盡忠職守，不會擅離職守且彼此有嚴密的互保機制，癌幹細胞要轉移必須分泌很多酵素溶解周遭的組織架構及麻痺殺手細胞（如PD-1結合T細胞的PD-L1而使T細胞失去追殺功能）。

3 對抗放化療：受到放化療攻擊，癌幹細胞會突變對放化療產生抗藥性而使其失效。

所有正常細胞都有固定的壽命，像紅血球活一百二十天、白血球二十一天。細胞的壽終正寢來自兩個方向：1「自殺」，細胞內有個管家P53基因，當細胞異常時就會主動破壞細胞而死亡；2「他殺」：細胞突變時會放出異常信息讓殺手細胞偵測到而被消滅。癌幹細胞本身P53基因突變失去自殺功能，又能麻痺殺手細胞而不被他殺，所以癌幹細胞永遠不死。

但是癌幹細胞要生存下去也必須有環境配合：

1當環境惡化時，正常細胞運作不良或殺手細胞因為體內有慢性發炎而自顧不暇之時，癌細胞就有機可趁。

2西醫治癌用三寶手術、放化療來追殺癌症時同時也破壞正常細胞與惡化環境，癌幹細胞就趁此機會逃脫、轉移與加速分裂。

3西醫治癌很重視分期，早期預後良好末期就惡化，但是不少早期的病人治療不久就變成末期，為什麼？因為癌幹細胞早就到處流竄。像病人血便被診斷為早期直腸癌，事實上血便早就表示癌幹細胞已經進入血液全身走透透了。可以說所有癌症都是第四期。

因此，治療癌症——

1不能一味趕盡殺絕而兩敗俱傷。

2西醫治療要適可而止，所謂「根除」大手術，手術越大破壞越多，不僅傷害身體，更刺激且活化癌幹細胞。

3 治療要有效必須針對癌幹細胞：有一肺癌病例，CT顯示十公分巨大腫瘤，正子掃描卻顯示三公分熱區（癌幹細胞），西醫認為腫瘤太大只能化療，我卻針對癌幹細胞安排冷凍治療。

4 要做到「祛邪扶正」：扶正就是要把人體環境正常化，減少癌幹細胞活躍的機會。

5 「與癌共存」：癌幹細胞具有不死功能，永遠在人體內無法殺光光，所以增強自身免疫力，來與癌共存就永不落敗。

6 「善待與感化癌幹細胞」：癌幹細胞突變來自體內環境惡化，因此罹癌之後除了不要「談癌變色」更要「深度自省」、「徹底覺悟」、「改過自新」，甚至要立下遺囑，無後顧之憂，生命重新出發。

面對癌症，正確認知很重要，請大家告訴大家。

Anoikis 離群索居

這是計畫性細胞死亡（programmed cell death）的一種形式，會發生在細胞與周圍細胞外基質分離時。由於細胞之間以及細胞與周邊基質之間的通訊提供了生長或存活的重要信息，因此細胞通常會緊靠它們所屬的組織。當細胞與周邊基質脫離時即所謂離群索居，一般細胞就會自動凋亡或被吞噬。但是癌幹細胞會釋出很多酵素或化學物質破壞細胞間基質，然後脫離並侵入其他器官。

Fris和Francis的研究在一九九四年創造了Anoikis這個詞。Anoikis的意思是「失巢凋亡」（……沒有家的狀態）來描述對缺乏細胞、基質相互緊密作用的細胞所引起的凋亡反應。這個詞顯然是一個新詞構造，由三個希臘語詞素黏合在一起組成：ἀν（無），oik（房子）和字尾ις。

癌細胞如何跳脫Anoikis存活的機制仍然未知。在鱗狀細胞癌中，研究人員發現可以通過激活生長因子（HGF）及細胞外信號受體激酶（ERK）和PI3K，來誘導產生Anoikis的抗性。使用新型的高量篩選測定，Mawji等學者發表茴香黴素可以使轉移性上皮癌細胞產生對Anoikis的敏感而凋亡，以減少血液循環中的癌細胞。目前有關這方面研究也越來越多。

Dormancy 冬眠

休眠普遍存在於包括細菌、酵母、昆蟲和哺乳動物在內的生物中，如青蛙或北極熊等會有冬眠，此作為應對環境惡化的生存策略。

臨床上面對癌症治療亦復如此，在癌症手術切除後卻在數年後又復發，似乎癌細胞有休眠的生存機制。在休眠狀態下，活躍的癌細胞賴以生存和生長的致癌途徑會被暫時抑制。由於腫瘤休眠可能是對各種癌症療法產生抵抗力的機制之一，因此在未來的治療策略中應考慮把休眠的癌細胞作為標靶。

臨床所見，雌激素受體（ER）陽性的乳腺癌容易在晚期復發。一項臨床研究是評估：tomoxifen（泰莫昔芬）持續十年的治療比只用五年者降低了復發率與死亡率。這些結果表明ER陽性癌細胞可能處於休眠狀態並存活五年以上，因此，需要延長治療時間。其他癌症中也有長期潛伏期的報導。在攝護腺癌病例中會發現，癌指數PSA增加而腫瘤未明顯復發，實際上真正復發平均是在八年後。因此，在這種晚期復發的情況下，癌細胞可能早在手術之前已擴散但不發作，也就是說癌細胞已經休眠多年了。

腫瘤的休眠可以通過三種不同的機制來實現：

血管源性休眠

為了增殖，癌細胞會消耗大量能源資源，因此癌症生長伴隨著新血管網絡的產生。血管生成受控於血管生成的調節因子和抗血管生成因子，血管生成轉換之時，癌細胞增殖與死亡之間的平衡稱為血管生成性休眠。

免疫介導的休眠

長期以來，免疫監控認為是抑制癌症的發展和生長。免疫系統不僅在避免早期癌症的發生也在腫瘤休眠中發揮功能。研究發現 CD8 + T細胞參與了維持轉移部位的腫瘤休眠，因而CD8 + 抗體會抑制免疫系統導致促進癌轉移。研究也發現癌細胞已經早早擴散，一方面暫時處於休眠狀態，二方面也能藉機避免免疫監控，等適當時機（病人體弱之時）再度復發轉移。

細胞休眠

癌細胞休眠時具有三個特徵：1最小增殖，2最低死亡，3可逆性。癌症轉移部位的微環境起著至關重要的作用。例如，在缺氧區域可以看到癌症的休眠，休眠中的癌細胞可能對化療和放療具有抵抗力。

休眠的臨床觀察：

細胞微環境

癌細胞轉移當中，因為微環境的不適應，癌細胞會死亡或進入休眠狀態。Aguirre-Ghiso等報導細胞外基質是重要的微環境因子也是細胞休眠的分子開關。

在實驗室將破骨前細胞與攝護腺癌細胞共培養時，攝護腺癌細胞可能處於休眠狀態，骨髓癌細胞附著於骨生成細胞會後進入休眠狀態。

缺氧的微環境

癌細胞的無厘頭增殖和紊亂的血管生成使癌微環境缺氧，缺氧會喚醒癌細胞及對抗化療。癌細胞在高度缺氧的環境下為生存會自動減少增殖和細胞凋亡。當用抑制血管生成的藥物（癌思停，avastin）時會引起組織缺氧導致癌細胞出現侵襲性，以致增加癌症復發的可能。而癌思停卻是目前醫院常用的血管抑制劑。

研究發現在微環境缺氧情況下，癌細胞對葡萄糖分解與消耗急劇增加，但因微環境葡萄糖供應有限，癌細胞要自救只好呈現休眠狀態。當然如果持續耗氧能源耗損下癌細胞會死亡，從臨床上可以看到巨大癌組織常常有中間壞死現象。壞死是病理學確診診斷癌症的條件之一，在惡化的微環境下正常細胞活性被抑制，相反對癌細胞存活反被激活。

致癌基因

從研究基因多變性時發現，原發與轉移的癌細胞基因的改變幾乎是一模一樣，顯示所有癌細胞無論轉移何處都是來自同一源頭。這些結果顯示只要抑制誘導致癌基因（如MYC）會誘導癌細胞呈現休眠而達到抑癌。又如來自非小細胞肺癌患者的表皮生長因子受體（EGFR）突變可能在缺氧條件下會呈休眠狀態。

內質網（endoplasmic reticulum）壓力

如上所述，某些細胞只有在某些條件下才能有休眠條件，例如缺氧。另一個可能是內質網壓力。內質網是細胞內的一個構造，裡面充分蛋白質酵素進行複雜的化學反應而後產生能量，在快速分裂的癌細胞中，需要內質網酵素來產生大量的能源合成。在缺氧條件下培養的癌細胞中，蛋白質酵素被向下調控，而造成細胞壓力，使得癌細胞為了生存，只好呈現休眠狀態。

自噬能力（autophagy）

自噬（autophagy）一詞源自希臘語 auto，意思是「自我」和「phagein」，就是「吃掉」。因此，自噬意味著「自我進食」。在一九六〇年代中期，科學家克里斯蒂安・德・杜夫（Christian de Duve）先觀察到細胞可以將自身無用有害的內容物包裹形成袋狀囊泡，這些囊泡被運輸到特殊細胞室，內含有消化蛋白質、碳水化合物和脂質的酶。這個專門的隔間是稱為「溶酶體」（lysosome）主要作為降解囊泡，而囊泡被命名為自噬體。在一九六〇年代大隅良典（Yoshinori Ohsumi）使用麵包酵母來識別自噬，因而發現自噬的基本機制與過程：在多種壓力下包括細胞器損傷、異常蛋白質的存在和營養缺乏，細胞為了生存而啟動了自噬功能，如果嚴重到細胞無法生存就會導致凋亡。二〇一六年大隅良典因而獲得諾貝爾獎。

自噬在受損細胞器和變質蛋白質的降解中起主要作用，可以維持細胞的穩定，自噬功能受到自噬基因的調控，而癌細胞是基因突變而形成，會充分利用自噬功能。致癌基因經由激活 mTOR、PI3K 和 AKT 等信息傳遞因子，抑制自噬和促進癌症形成；相反，抑癌因子亦可由 mTOR 和 AMPK 傳遞路徑，來調節誘導自噬來抑制癌細胞。

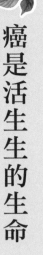

癌是活生生的生命

癌微環境（cancer Microenvironment, TME）

癌實體是一個器官（organ）不只是組織。組織只有一群細胞的組合，功能有限且需要仰賴其他組織才能生存，而器官是有完整的新陳代謝、血液循環、維生系統，可以獨立生存，所以說「癌是活生生的生命」絕不是瞎說。

深切了解「癌微環境」後，這讓我想起就像人的社會一樣有好人壞人，有公安有軍警，平常相安無事，一有暴動警察會出動鎮壓。而警察也是黑白兩道，有線民、暗樁（外泌體），壞人會送紅包買通警察而過關。當警界執行「掃黑專案」時，所有壞人都會暫時休眠。現在台灣每天有數不清的犯罪（車禍、吸毒、意外、搶劫），因為只有編制八萬名警察不夠用，如果有五十萬名警察，全天候在各個角落站崗巡邏，所有壞人都會消聲匿跡。所以面對癌症是要「生命對付生命」，無論如何治療，提升自身免疫功能與癌共存，是絕對可能。正統西醫的 SOP 趕盡殺絕、兩敗俱傷，務必適可而止。

癌組織內各種細胞分泌各種因子進入細胞外基質。癌細胞以刺激宿主組織內分子、免疫細胞及產生各種物理變化來支持癌細胞的生長和進展。一個新興的 TME 是一個複雜且不斷發展的實體，TME 因不同癌細胞而不同。在癌症增長早期，癌症與周邊微環境之間進行一種動態的和互惠的關係來支持癌細胞的存活、局部侵襲和轉移。為克服缺氧和酸性微環境，TME 會以促進血管生成的方式來恢復氧氣和營養供應並清除代謝廢物。在 TME 裡藉由被各種後天和先天免疫細胞滲透以執行促癌和抗癌的功能。

有關於癌微環境的研究引發治癌標靶療法正在擴大中，二〇一八年科學家發現癌幹細胞會分泌 PD-L1 結合 T 殺手細胞的 PD-1 使其失去功能而逃脫，因此而發展出很昂貴的 PD-L1 抑制劑，曾被醫界宣稱是癌症第四療法。但經過幾年臨床實證，已知其只適用在少數的黑色素瘤，因為現在發現細胞間的這種互動非常複雜及頻繁，而台灣醫師還在鼓勵甚至鼓吹這種療效有限而昂貴（幾十萬）的治療。我個人至少經歷過十幾位癌友花大錢接受這種治療但都在半年內死亡。

TME 中有很多免疫細胞與癌細胞是亦敵亦友，根據研究這些免疫細胞既可以抑制腫瘤也可以刺激癌細胞生長。免疫細胞分為兩大類：適應性免疫細胞和先天免疫細胞。適應性免疫會被特定抗原激活，同時利用免疫記憶來評估威脅並加強免疫反應，如T細胞、B細胞和自然殺手（NK）細胞。先天免疫是一種非特異性免疫防禦機制，在幾個小時內發揮作用來中和外來的抗原。先天免疫反應的細胞包括巨噬細胞、中性粒細胞和樹突狀細胞。

免疫大軍，黑白兩道

在癌微環境中含有各種免疫及組織細胞，其功能令人驚訝。

T細胞

依功能T細胞分成幾種，各自發展出自己的細胞受體（CD）來識別特異性抗原。毒殺T細胞（CD8+）對抗癌細胞上的抗原並與之接合進行癌細胞的破壞，並利用分泌干擾素γ來抑制血管增生。CD4+ T細胞分化成各種亞型，如幫手（Th-1）T細胞利用分泌介素-2（IL-2）和IFN-γ來支持CD8+細胞。調節性T細胞（Tregs）通常發揮抑制炎症和控制自身免疫反應，可抑制抗癌免疫反應而促進癌症增生與擴展，如分泌介白素IL-2來調控NK

細胞的平衡和功能。此外，Tregs 細胞分泌生長因子直接支持癌細胞的生存，並間接透過與基質和纖維細胞相互作用產生 TME 內的免疫反應。

B 細胞

B細胞是特化的免疫細胞負責抗體產生，抗原呈遞和分泌細胞因子。通常B細胞集中在腫瘤邊緣並且常見於靠近 TME 的淋巴結，B細胞雖有抗癌作用但也可以藉由分泌介白素包括 IL-10 和 TGF-β 來抑制巨噬細胞、中性粒細胞和毒性T細胞而促癌作用。

NK 自然殺手細胞

NK細胞通常會隨血流巡邏，尋找癌細胞。在功能上，NK細胞可以分為兩類，1直接參與癌細胞的追殺，2分泌炎症細胞因子。NK細胞是高度有效殺死血流中的癌細胞及阻止癌細胞轉移，但較少有效殺死在微環境的癌細胞。

巨噬細胞（Macrophages）

巨噬細胞是先天免疫系統的關鍵成分，透過病原體吞噬作用和抗原呈遞來調節免疫反應。

此外，巨噬細胞對傷口癒合和組織修復至關重要。巨噬細胞來源於單核細胞，可以歸類為1炎症性M1巨噬細胞，主司吞噬病原細胞或免疫抑制；2 M2巨噬細胞，參與傷口癒合。雖然兩類巨噬細胞都可以出現在癌組織裡，但是癌微環境主要是透過缺氧和細胞因子（如IL-4）的分泌促進M2細胞。大量巨噬細胞浸潤在許多類型的癌症中代表預後不良，例如乳腺癌、肺癌和胃癌。還有巨噬細胞也被發現能分泌血管內皮生長因子（VEGF）來誘導新血管形成。

中性粒細胞（Neutrophils）

中性粒細胞佔七〇%的循環中白血球，提供對抗許多病原體的第一道防線。在TME裡中性粒細胞可以作用於抑制或促進腫瘤生長，取決於癌症類型和其階段的擴展。當腫瘤開始生長，中性粒細胞被招募到癌微環境裡，透過釋放炎症細胞因子和活性氧自由基促進癌細胞凋亡。在癌組織發展後期，中性粒細胞卻透過修改細胞外基質，釋放VEGF和生產基質金屬蛋白酶（MMP）-9刺激血管生成促進癌細胞生長和入侵。

樹突細胞（Dendritic cells, DC）

DC樹突狀細胞發揮關鍵作用在免疫系統中作為抗原呈遞細胞，他們認識並捕獲抗原並將其呈遞給淋巴結的T細胞。樹突細胞彌補了適應性和先天免疫兩者之間的差距，啟動病原體特異性T細胞的回應。在癌微環境中樹突細胞作用於增強對抗癌細胞的免疫反應或提升免疫耐受度，但癌微環境中樹突狀細胞卻可以被選擇來支持腫瘤的擴展。

基質細胞（Stromal cells）

癌細胞會募集來自附近的組織基質細胞來促進癌組織形成，基質細胞是構成癌微環境的重要組成部分，會因為不同癌細胞而不同，包括血管內皮細胞、纖維細胞、脂肪細胞和衛星細胞。一旦被招募到癌微環境後，基質細胞分泌許多因子影響血管生成、增殖、侵襲和轉移。

內皮細胞（Endothelial cells）

血管內皮是單層細胞主要功能在協調血管的形成，不僅能從周邊血管分出血液外，它還提供水和營養，維持新陳代謝平衡，攜帶免疫細胞並參與新血管的形成。內皮細胞也會促進癌細胞遷移、侵襲和轉移，他們具有高度可塑性。轉移是一個多步驟的過程，癌細胞必須首先逃離癌源發處並進入血管系統，此稱為內滲（Intravasation）。在內滲時，癌細胞會黏附於內皮細胞，這相互作用改變了內皮的屏障，允許癌細胞在兩個內皮細胞之間遷移。此外，癌微環境所形成的新生血管通常是不成熟且缺乏適當的細胞間連接，使癌細胞能夠有機可滲去橫跨血管系統。

癌-纖維細胞（Cancer-associated fibroblast, CAF）

CAF是基質的主要成分並促進癌細胞與微環境之間的串擾。雖然這些細胞通常來自組織纖維細胞，它們可以起源不同，產生於如脂肪細胞、內皮細胞、星狀細胞和骨髓來源的間質幹細胞。受傷時，存在於組織的纖維細胞可以可逆地被誘導形成肌纖維母細胞，主動參與傷口癒合，癌組織曾因此被稱為「永遠不會癒合的傷口」。CAF積聚在癌微環境內往往顯示著預後不良。儘管有這種關聯，CAF已經證實既促進又抑制腫瘤發生。而一些癌症如乳腺癌和肺癌中有緻密的纖維組織有助於改善預後和總生存率。

在癌微環境中，CAF會產生大部分細胞外因子，包括生長因子、細胞因子和細胞外質因子。CAF在癌微環境有四種主要方式：腫瘤增殖和轉移、新血管生成、細胞外基質重塑和免疫抑制。當上皮細胞失去細胞間緊密黏連時癌細胞就會獲得遷移和侵襲機會。CAF會分泌TGF-β來調節控制上皮間質轉化和血管生成進而控制癌細胞轉移。

脂肪細胞（Adipocytes）

脂肪細胞是體內的特化細胞，調節能量平衡與儲存多餘的能量如脂肪。脂肪細胞透過分泌代謝物、酶、激素、生長因子和細胞因子等發揮其對癌微環境的影響。在微環境中，脂肪細胞會與癌細胞產生相互關係以支持腫瘤發展。乳腺組織含有大量白脂肪，因此在微環境中脂肪細胞是乳癌的關鍵角色。乳癌細胞可以刺激脂肪細胞進行脂肪分解成脂肪酸以作為癌細胞的能量來源，促進細胞膜形成、脂質活性分子和外泌體。瘦素（leptin）是一種由脂肪細胞分泌的重要激素可直接促進乳癌細胞增殖，並間接地激活巨噬細胞。超過四〇%的癌症患者是超重，所以肥胖是一種致癌的風險因素，包括乳癌、胰腺癌和卵巢癌。白脂肪組織是一種內分泌器官，可以透過分泌信息來促進乳癌細胞轉移到肝和肺。

細胞外質（Extracellular matrix）

由膠原蛋白、纖維蛋白、彈性蛋白和層黏連蛋白，組成微環境的細胞外質。細胞外質不僅提供細胞物理支架，也發揮促進癌細胞的傳播。實體瘤含有大量的細胞外質約佔癌組織質量的六〇%。大量膠原蛋白加上大量纖維細胞會導致結締組織增生，這與預後不良有密切相關。細胞外質是細胞因子和生長因子的儲存庫，會釋放血管生成因子，如VEGF、FGF、

PDGF、TGF-β。

加速惡化（hyperprogressor）

PD-1/PD-L1 免役療法有效嗎？醫師有聽過「快速惡化」的病例嗎？

一位罹患肺癌的女士給我印象深刻。有天她來電諮商，問頭痛嚴重如何是好？詳問之下我大膽說：腦壓增加高度懷疑是腦瘤引起，應儘速到醫院檢查。結果不幸發現是肺癌轉移腦部。在看完她傳給我的腦部 MRI 影像，我立即建議她到醫院做腦部放療。一個月後她來台中看診，幾乎沒有任何症狀，腦部轉移經放療後已經消失，醫師建議她立即接受標靶治療。

這位女士是一位公司負責人，受過高等教育，談吐優雅氣質不凡，只是工作壓力極大，有失眠問題，缺乏運動。經我詳細解說「癌症整合療法」後自信滿滿地回去。

再往後的三個月她接受標靶治療及最新的 PD-1/PD-L1 免疫療法。一次她的朋友來電說：越治療越惡化，現在呼吸困難需要氧氣。我抽空到醫院探望，知道她花了上百萬的免疫治療，卻惡化了，醫師現在要加上化療。癌症已經擴散了，預後非常不好，我知道她來日無多了。這是一個典型的免疫療法後的「快速惡化」病例。

二〇一八年諾貝爾醫學獎頒給美國詹姆斯・艾利森（James Allison）及日本本庶佑（Tasuku Honjo）教授，他們發現癌細胞會釋出一種 PD-L1 的蛋白質與T細胞的 PD-1 結合，可以麻痺免疫細胞免被追殺。這重大發現導致藥廠拚命研發出抑制 PD-L1 藥物，的確掀起醫界治癌「手術放療化療」外的第四療法：「免疫療法」。這幾年全球醫界如獲至寶大量使用這種治療，癌症病人以為活命有望，沒想到不出幾年，不僅大失所望，療效有限，很多病人是「賠了夫人又折兵」，花幾百萬而依然惡化。

根據最近國際論文的報導，單獨使用這種免疫療法成效不好，必須與化療或標靶治療同時使用。即使同時使用也僅僅讓病人多活幾個月而已，更甚者最近更發現少數病人在接受這種療法後不到三個月癌症迅速惡化（hyperprogression）。原因不明，可能跟病人體內一種 MDM2 蛋白有關。

細胞中有致癌（oncogene）基因如 Ras，也有抑癌基因如 P53，而 MDM2 蛋白質卻可以抑制 P53 而讓癌細胞生長，所以 PD-1 抑制劑無效。

這兩年來我在臨床上也診治過十幾位癌症病人使用這種 PD-L1 免疫療法，沒有一人可以存活下來！這種療法在台灣收費約在一年一百萬。最嚴重的是一位球友校長夫人罹患乳癌花了近五百萬，卻活不過五年。

儘管醫學再進步，癌症治療依然是瞎子摸象。面對癌症要用「生命面對生命」。

惰性癌（inert cancer）

所謂惰性癌有兩個條件：1病人完全沒有症狀，2腫瘤在任何檢查超過四百天沒有改變。目前國際醫界的看法是惰性癌可以暫時不需治療，只要觀察與等待（watchful waiting）。但是在台灣醫界面對癌症即使是惰性癌，也採積極治療，而且是要趕盡殺絕，結果是兩敗俱傷。這種過分治療在台灣是每天上演，比比皆是，因此醫院充滿不需要的手術、住院、化療及放療。每家醫院都是門庭若市，人山人海。醫院越多，治療越多，癌症病人越多，死亡率越高，這代表什麼？大家仔細想一想？

一位越南台商，六十歲，三年前血便被診斷為直腸癌來求診，他的癌症位在肛門上十公分可以手術，我建議手術。病人非常相信我很快就去手術，手術順利。但術後醫師建議他化療，我詳閱其病理報告沒有淋巴轉移，即建議他暫不化療但要力行整合療法。三年來他來回台灣越南，努力於工作，生活壓力改善不少，可惜還沒有戒菸。

他每半年自費做正子掃描，一年前發現頸椎第一節有顯影，只有〇．五公分，沒有任何症狀。他曾經是馬拉松選手，生病後還每天跑三公里，來複診時我建議他繼續觀察但務必戒菸。一年後的今天他又再做一次正子掃描顯影依在，醫師強烈建議他放化療，並警告他如果不治療可能惡化，到時頸椎被破壞極可能四肢癱瘓。他很緊張的回診問我如何決定？要放療嗎？

我仔細比較兩年來三次正子掃描，發覺腫瘤完全沒有改變，依然只有〇．五公分，而病人完全沒有症狀（如頸部僵硬疼痛）。如果這是癌症（也許只是發炎而已）這是標準的惰性癌，暫不需要治療，但是病人已經被醫生恐嚇式警告，深感恐懼，所以我還是在當天轉介到放射腫瘤科安排放療（三〇〇〇 Gy、十二次）。

臨床惰性癌有以下幾種：1七十歲以上的攝護腺癌，2乳房原位癌，3甲狀腺癌，4無症狀的淋巴腺癌轉移，5一公分以下的早期肺癌。

惰性癌需要定期追蹤，一般我建議每半年做一次正子掃描，但是醫師在健保限制下，只能做 CT、MRI 等，這會造成很多誤診誤醫。因為這些檢查只能發現解剖上的改變（位置、大小等），不像正子掃描可以診斷細胞的活性。有時 CT 看到腫瘤依在，但正子掃描沒有顯影表示這是沒有活性的腫瘤（細胞已死亡），不需擔心也不需要積極治療。可惜目前台灣醫師不接受這樣的見解。

癌症新陳代謝（cancer metabolism）

正常細胞的代謝過程，在有氧之下會透過檸檬酸循環完全燃燒，每氧化一分子葡萄糖可以生成三十八個 ATP 能量分子，但在無氧狀況下則只能進行糖解不完全然燃燒產生兩個 ATP。瓦爾堡（Warburg）在一九三〇年代提出的理論，認為癌細胞的生長快速無暇完全燃燒，僅使用糖解作用取代一般正常細胞的有氧循環，而即使在有氧之下癌細胞還是進行糖解，這種癌細胞糖解作用取代有氧循環的現象，就稱作瓦氏效應。

癌細胞的特點是在沒有生長信息的刺激下依然可以自給自足，能夠逃避細胞凋亡，持續的血管生成，不受控制的增殖、侵襲和轉移。細胞能量來自粒線體，粒線體 DNA 突變影響到癌細胞的生物能量變化。癌細胞迅速分裂急需大量能量只能進行糖解作用，於是有是否能藉由導引癌細胞恢復正常有氧循環，切斷癌細胞的能量供應來阻止癌細胞生長的相關研究，所以粒線體以及調控有氧循環與糖解作用間的過程也一直是癌症研究的重要問題。幾種癌症研究已經提出了針對癌細胞代謝和粒線體的療法，譬如糖酵解抑製劑（glycolytic inhibitors）就是作為癌症代謝靶向劑的經典例子。

粒線體是細胞的動力源並作為主要能源。粒線體由兩層膜組成，將它與細胞質分開。內外粒線體膜將粒線體分成兩個隔室——膜間空間和內部隔室。所有檸檬酸循環酵素駐留在粒線體基質中，而呼吸鏈和ATP合成酶，ATP酶存在於內膜上。除了作為細胞的主要能源，粒線體還參與程序性細胞凋亡、活性氧的產生和鈣穩定的維持。粒線體在細胞存活和死亡中發揮重要作用，任何形式的失調都會導致疾病。粒線體功能障礙也涉及神經退行性疾病和神經肌肉疾病、糖尿病、肥胖症、遺傳性粒線體疾病以及最重要的癌症。

除了有氧糖解，癌細胞也利用麩醯胺酸分解（glutaminolysis）攝取來補充營養。癌細胞的整個代謝特徵受到各種信息傳遞如c-Myc的調控，c-Myc的表達能調控細胞對麩醯胺酸的攝取。癌細胞的新陳代謝變化補充了癌細胞的需求，用於增生、能量需求和微環境的適應性反應。

在正常細胞中，葡萄糖參與細胞能量產生，通過糖解及其完全分解代謝，通過檸檬酸（TCA）循環和氧化磷酸化（OXPHOS）。除了葡萄糖，麩醯胺酸（glutamine）也是需要供給TCA循環。細胞分裂中所需要的脂質、氨基酸、核苷酸都是由檸檬酸循環中間代謝物所提供。為了防止異常細胞增殖，這些途徑受到嚴格調控。然而，癌細胞克服了這些控制，特別是通過致癌基因（PTEN、MYC）的激活或腫瘤抑制因子的失控（P53）。

與正常細胞相比，大多數癌細胞主要通過高速率的乳酸糖解產生能量，即使在有氧的情況下亦是透過粒線體氧化進行丙酮酸（pyruvate）的代謝產生能量。癌細胞的糖解率，即使在有氧的存在下仍高於正常組織達兩百倍。這一觀察結果導致正子掃描（PET）利用檢測葡萄糖攝取和乳酸產生來偵測癌細胞的活性。

由於錯誤的認知，以為癌細胞喜歡糖，所以一大堆養生、營養大師專家大勢提倡「生酮」少糖飲食，錯認為糖是致癌物，以為少糖可以餓死癌細胞，而忘了葡萄糖是細胞最基本的能量來源。更甚者竟然有醫師要求病人不可食用含糖高的水果如釋迦、鳳梨。

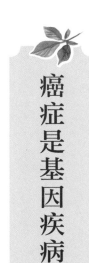

癌症是基因疾病

致癌基因（Oncogene）

致癌基因（Oncogene）是一類能使正常細胞轉化為癌細胞的基因。一般而言，癌基因是功能出現異常的原癌基因（Proto-oncogene）。原癌基因一般與細胞的增殖生長相關，功能正常的原癌基因並不會導致癌症。當原癌基因發生片段丟失、點突變、複製等突變後，就可能轉化為癌基因。

一般醫學研究者認為癌症是由病毒感染引起，一九一七年，德國細胞學家Theodor Boveri）提出癌症是由染色體的不正確重組造成的。一九六九年，美國國立衛生研究院的兩名研究人員羅伯特．休伯納與喬治．托達羅發現病毒基因組中的一類異常基因造成了癌細胞的異常增殖，他們將這類基因命名為「癌基因」。二十世紀八〇年代，癌基因理論得到了進一步發展，研究人員發現癌基因是由正常細胞中的一類，稱為「原癌基因」的基因經突變轉化而來。

原癌基因轉變為致癌基因主要有兩種機制。其一是原癌基因由基因重複或染色體的重排，使原癌基因編碼的蛋白超過了正常水平引發癌變；其二是原癌基因片段上蛋白質功能出現異常的突變，使原癌基因功能異常，進而引發癌變。

除了由原癌基因突變產生的癌基因外，部分源於病毒的基因也可能引發癌症。能誘發雞患上結腸癌的勞氏肉瘤病毒 src 基因即為一例。不過，這些病毒基因組中的癌基因最初是宿主細胞的基因，在演化過程中，病毒將這些基因納入了自己的基因組中而產生癌變。

在癌基因突變時，人體生理也會產生「抑癌」基因來糾正、排除、修復突變的癌基因、人類第一個被發現的抑癌基因是 Rb1 基因（一九八四年），其他如 APC、P16 及 P53，而 P53 是研究最多的抑癌基因。人體生理變化萬千，無時無刻接觸外來的病毒及毒物入侵，幾乎人人隨時隨地有可能基因突變，這其間當然會有致癌基因的出現。只要人體維持正常生理功能及免疫力，癌變並不簡單。

外泌體（Exosome）

一九八一年，EG Trams 在體外培養的綿羊網織紅細胞上清液中發現了這微小囊泡，而在一九八七年由 Johnstone 命名為外泌體。外泌體最初被認為是用於清除細胞的廢物體，隨著不斷研究，逐漸發現它們對細胞間通訊很重要，並參與抗原呈遞、細胞分化、生長、腫瘤的免疫反應、腫瘤細胞的遷移和侵襲。

外泌體是細胞衍生的奈米囊泡由脂質雙層膜所包圍，平均直徑為三〇至一五〇 nm，在形成多泡體與細胞表面融合後釋放。它們可以運輸核酸、蛋白質和脂質以進行細胞間通訊並激活靶細胞中的信號通路。它們幾乎存在於所有體液中，包括血液、汗液、眼淚、尿液、唾液、母乳、腹水和腦脊液。外泌體是新發現的細胞間通訊系統的一部分，攜帶和傳遞調節細胞生理狀態的信號分子，與各種疾病的發生和發展密切相關。

在癌症中，外泌體可能透過調節免疫反應、阻斷上皮間質轉化和促進血管生成來參與癌症的生長和轉移，它們還參與了對化療藥物抗藥性的發展。液態活檢中的外泌體可用作非侵入性生物標誌物，用於癌症的早期檢測和診斷。由於其有水與油的兩親結構，外泌體可用於癌症治療的天然藥物的遞送載體。

外泌體攜帶來自不同組織和器官細胞的各種類型的大分子。成分主包括蛋白質、核酸和脂質。常見的蛋白質包括與膜轉運相關的蛋白質、膜聯蛋白、MVB 蛋白質、腫瘤蛋白、跨膜蛋白以及熱休克蛋白。外泌體中包含各種核酸，例如微小 RNA（miRNA）和 mRNA，這是最先被鑑定的兩種類型。這些 RNA 具有基因表達調節的功能，可用作潛在的生物標誌物。外泌體中的脂質成分包括鞘磷脂、磷脂醯絲氨酸、磷脂醯肌醇、磷脂酸、神經醯胺和膽固醇。

外泌體成分是異質組合，來自同一類型細胞的外泌體含有相似的蛋白質、核酸和脂質。但最近的研究表明，外泌體內容不僅取決於細胞類型，還取決於細胞的來源。從乳腺癌細胞及其外泌體的蛋白質組學分析表明，上皮細胞和間質樣細胞分泌的外泌體含有不同的蛋白質和核酸。癌細胞和非癌細胞分泌的外泌體中所含的膽固醇和磷脂也不同。

目前研究外泌體還在初期，可能的臨床應用於：1 各種藥物的載體，2 生物指標（biomarker），3 抗癌新治療（阻斷信息傳遞）。

然而市面上已經有一些不肖業者拿注射「外泌體」來欺騙大眾賺取高昂利潤，這是非常不人道的。

癌症惡病質（Cachexia）

惡病質是消瘦的代名詞，即俗語所說「皮包骨」。惡病質是一種極端耗竭狀態，根據國際文獻中有多種不一致的惡病質定義。二〇一一年的國際共識指出這是一種多因素綜合症，其特徵是肌肉與脂肪的大量損失，以常規營養支持並不能完全逆轉。其原因包括化療毒性、癌症手術併發症，以及大範圍腸手術造成短腸症和精神異常的厭食症。

癌症惡病質是癌症病人因為病情惡化，或治療後導致極度食慾不振和新陳代謝變化（包括能量耗損、過度代謝和炎症），以致最後體重急速下降。惡病質較容易發生在胃腸系統如胰臟癌、食道癌、胃癌、肝癌和腸癌及全身轉移之癌症。惡病質約佔所有癌症死亡人數的一半。惡病質一旦發生，幾乎是不可逆，因為是全身病變，包含微環境缺氧、發炎、免疫喪失、內分泌失調、循環不良、中樞神經衰退。在組織層面可見到蛋白水解、自噬和脂解。惡病質影響患者的生活品質，身心靈都受到傷害。迄今為止，尚無有效的醫學措施可以逆轉惡病質，也沒有有效的藥物療法。充足的營養注射支持（所謂TPN）雖然是惡病質治療的主要手段，但只能維持幾個月的療效。惡病質造成嚴重體重急速下降、心力衰竭、肝腎衰竭，以致最後死亡。

用於癌症治療的幾種藥物（例如索拉非尼 Sorafenib、類固醇等）對骨骼肌有特定的分解代謝作用。這些治療讓患者的肌肉喪失能量耗損，極可能造成食慾不振以致誘發惡病質之發生。

科學研究中發現癌細胞會分泌直接在組織中引起蛋白質分解的分子，包括促炎性細胞因子、熱休克蛋白 70（HSP70）、轉化生長因子 -β（TGFβ）或腎上腺髓質素（作用於脂肪組織）。炎性介質包括 IL-6（是骨骼肌的關鍵調節劑）、IL-1、腫瘤壞死因子（TNF），會通過細胞表面受體發出信號激活轉錄傳遞，從而強化蛋白酶和自噬的作用。

癌惡病質的標準在美國國家癌症研究所的通用標準是：體重的總減輕程度定義如下：小於五％是○級；五~一○％是一級；一○~二○％是二級；大於二○％是三級。另一個觀點是 **Blackburn** 等人認為在六個月內損失大於一○％將被認為是嚴重的。在癌症可以控制以及營養整合療法之下，早期的癌惡病質可以是可逆的。

癌症治療期間發生嚴重的副作用，例如腹瀉、口腔黏膜炎、噁心和嘔吐，會引發的嚴重營養不良，必須盡早做好營養評估。我積極提供整合療法就是在防止及降低治療的副作用，以達到所謂的「祛邪扶正」。

在癌末患者無法正常進食時，如果只是化療所引起應立即中止化療，必要時可以做胃或腸造口來餵食；如果是癌症腹腔轉移造成胃腸功能已經無法維持，則須考慮全靜脈營養療法（total parenteral nutrition, TPN）。但是 TPN 僅可以維持二～三個月。

久病不癒除了會造成情緒低落與極大壓力，又會因厭食導致惡病質。

一位大陸高官罹患直腸癌接受一連串正統西醫治療外，更遠赴美國接受最新免疫療法，仍然遏止不了癌症蔓延。她曾來台中求診，經我的開導後終止痛苦而無效的治療，之後平靜活過三年。有天來函說：「我已盡力了，累了，感謝大家及許醫師的關懷」。她在感恩感謝中離世。

記得幾年前去病房探視一位卵巢癌末期病人，她已經住院半年一直在接受化療，體重只剩二十公斤，詳談之後就出院。某日接獲她來電說；「我在公園做日光浴，好溫暖。」半年後她終因惡病質而往生。

我的四姊是一位高挑的鋼琴美女，在我二〇〇三年罹癌之後第二年，她竟然不幸罹患膽道癌已擴散無法手術。四姊夫是醫學中心神經科主任，在無法選擇下接受無效的化療。半年後我去病房探視，讓我嚇一跳，四姊瘦成皮包骨簡直是一具骷髏，但她神智尚清楚，我緊握她的手安慰她，一個月後她走了……。

看過數不清的癌症病人被正統西醫所謂治癌三大法寶，在過分治療、醫病不醫人的錯誤政策下，痛苦而折磨到不成人樣，心中之痛，無法形容！

未來的治癌發展：液態切片、溶瘤病毒

液態活檢（liquid biopsy）

「液體活檢」作為一種新的診斷概念於二〇一〇年引入，用於分析癌症患者血液中的循環腫瘤細胞（CTC），現在已擴展到循環腫瘤衍生因子的分析，包含腫瘤細胞DNA（ctDNA）、無細胞DNA（cf DNA）、細胞外囊泡（EV）、無細胞microRNA（cfmiRNA）、mRNA、長鏈非編碼RNA、小RNA、循環無細胞蛋白和腫瘤誘導的血小板（TEP）。液體活檢是取病人周邊血液樣本，也包括腦脊液、尿液、痰液、腹水和理論上任何其他體液的取樣。

在過去的十年中，已經開發了多種方法來檢測癌症患者周邊血中的CTC和ctDNA，在晚期疾病患者中很容易獲得可靠的病理切片，診斷不困難；但早期癌症或深部癌症取得切片有其困難，而患者的CTC和ctDNA濃度通常也非常低。目前大多數檢測到的CTC是單個

分離細胞，檢測依賴於上皮標記物，這種上皮細胞表面蛋白的表達對於具有轉移能力的CTC至關重要。大多數已發表的研究都是針對癌症和黑色素瘤患者進行的，儘管存在血腦屏障，但在原發性腦腫瘤（膠質母細胞瘤）患者的外周血中也檢測到CTC。

CTC和ctDNA分析可以獲得有關癌症早期和晚期預後的獨立信息，目前已被納入二〇一八年AJCC（美國癌症聯合委員會）分類。隨著有關CTC預後的證據越來越多，科學家和臨床醫生開始研究CTC的臨床效用。

液體活檢的另一個關鍵應用是確定患者轉移細胞的治療靶點或耐藥機制，目前研究能轉移都是癌幹細胞，這不同於一般癌細胞。此外，在癌症治療之前、之中和之後監測CTC和ctDNA，可能為癌症患者的臨床管控提供獨特的信息，並可能作為對癌症治療反應的替代標誌物。CTC上PD-L1檢查點的表達可作為潛在的預測標記。此外，CTC中雄激素受體變體的表達可以預測前列腺癌對抗雄激素治療的耐藥性，而雌激素受體基因（ESR1）的突變提供了乳腺癌對激素治療耐藥性的信息。

可以顯見到未來，液態活檢將提供癌症的早期診斷、病情評估、治療效果、復發轉移、預後機率等等信息。

最新抗癌武器，以毒攻毒：溶瘤病毒（oncolytic virus）

病毒是目前已知最微小的生命體，它只具有DNA或RNA及外圍的蛋白質，本身無法製造營養來維持生命，而必須寄生在其他生物的細胞內，然後發出命令指揮細胞製造營養給其使用。一九二八年英國細菌學家亞歷山大．弗萊明在檢查細菌培養皿時發現，黴菌可以殺死葡萄球菌因而發現黴菌裡的「青黴素」（penicillin），從此醫學界開始使用抗生素來對抗細菌傳染病，得到這一百年來輝煌的療效，幾乎所有細菌感染都可以被醫治。然而細菌傳染式微後卻導致病毒的猖狂，目前並沒有對抗病毒的藥物，只能使用疫苗來預防。

一九〇四年Dock報告一位血癌病人在流感之後白血球竟然自動從三六七〇七〇降到七五〇〇。一九四〇年代科學家又發現減毒病毒原作為疫苗之用竟然可以在動物的腫瘤裡生長。Pack教授首先使用減毒病毒用在黑色素瘤而得到病情的緩解，之後又發現在一群淋巴癌病例上發生病毒肝炎。

從一九五〇年之後因為病毒培養技術的發展，更多實驗發現病毒的確可以在腫瘤內生長及產生溶瘤現象。到一九九〇年代Martuza首度培養單純皰疹病毒（herpes simplex virus）治療腦部膠質瘤。目前已經有九種DNA或RNA病毒在臨床作溶瘤試驗，其中一種T-VEC（減毒單純皰疹病毒）經過基因改造工程是目前唯一得到美國 FDA 認可，可以用在黑色素瘤及頭頸部腫瘤的治療。病人每兩星期接受直接將病毒注射到腫瘤內，結果發現有二六％明顯的療效。如果加上免疫檢查點抑制劑（immune checkpoint inhibitors PD-L1 抑制劑）療效可以提高到三九％。溶瘤病毒是屬於免疫治療之一種，隨著科學的進步將來會趨於更成熟，我們拭目以待。

所有生命都有兩個目的：1活下去，2傳宗接代，同時生命為達到兩個目的，會隨著環境改變而改變。「生命自會走出自己的一條活路」，是至理名言。

當病毒進入一個生命體，正要找尋適當的寄生對象時，發現癌細胞如此活耀，不僅營養好又可以到處亂竄，於是立即進入癌細胞吸收其滋潤與精華，最後殺死癌細胞；同時讓癌細胞釋出一些蛋白質作為抗原，接著引起免疫細胞產生抗體，藉這抗原抗體反應，殺死更多癌細胞，因而達到「治癌」。生命之間真是相行相剋，是敵亦友，彼此為活下去，最後都是「和平相處」。

如何評估你的免疫力

癌症治療的「隔山打牛」

人體免疫系統非常完整也非常複雜，當有外物入侵（細菌、病毒）或身體發炎（過敏、代謝異常、中毒、自體免疫、外傷、手術、藥物、環境）就會啟動免疫大軍。

免疫大軍有先天免疫如NK細胞，後天免疫如T細胞，有負責偵查、傳遞信息的樹突B細胞，有吞噬細胞，有噬鹼性、嗜酸性的中性淋巴球，還有組織細胞如間質細胞、幹細胞、纖維、彈性細胞，負責組織修護、功能復原。

這麼多種細胞各有各的任務，平常各自為政，一旦有狀況發生就立即團結一致，竭力工作。面對細菌病毒即使有生命危險也是一馬當先，前仆後繼，視死如歸。

除細胞外還有由細胞面對微環境改變所分泌的細胞素、介白素、趨化素、外泌體及一大堆的化學分子如干擾素、SOD、缺氧因子、生長因子。

目前醫學是無法真正檢測人體免疫系統，只有簡單的檢驗血液裡NK細胞的毒殺能力，而NK細胞只佔免疫細胞的一五%而已。因此要了解自己免疫力的高低、好壞、強弱，只能以下列方式自我評估。

1生活起居正常、無壓力笑口常開、均衡飲食、常喝抗氧化氫水、嚴禁菸酒、遠離汙染、勤運動曬太陽、好眠精神好、排便正常。

2有感冒、過敏、外傷，容易復原，少有後遺症。

3有糖尿病、三高等內科疾病，除接受醫院治療外，更懂得自我療癒，少服用中西藥。

4不隨便服用養生產品，除非有接受代謝功能、重金屬、內分泌、蛋白質檢驗後，再缺什麼補什麼。

5有任何症狀，務必到醫院接受檢查、檢驗，得到正確診斷後，尋求第二意見，三思而後考慮治療方式。

罹癌併發轉移，在接受主要癌腫瘤放療後，臨床上偶爾會發現少數病例其他轉移部位的癌症也跟著消失，這種狀況稱為「遠端效應」（abscopal effect）。其機轉可能是放療後引起微環境的改變，免疫系統被激活。目前的研究發現放療會導致癌細胞釋出抗原，經樹突B細胞呈現給T細胞而產生抗體，T細胞運行到全身使其他部位癌組織發生「抗原抗體中和」而致癌細胞凋亡。

欲得到這種療效，先前條件是要有正常的免疫系統，但是可惜目前西醫治療經常是兩敗俱傷，病人免疫系統也會被破壞殆盡。所以在此許醫師再度呼籲所有癌症病人在治療時務必：

1力行雞尾酒整合療法。

2維持五個「能」：能吃、能動、能睡、能思、能活。

許醫師強烈的建議，當在治療期間發生「失能」，務必主動暫停治療。

癌症不需手術，最新癌症治療新理念

cCR是clinical complete recovery，臨床完全緩解，亦即治療後各項影像檢查或癌症指數檢驗都正常。

pCR是pathological complete recovery，病理完全緩解，亦即治療後經切片證實找不到癌細胞。

臨床上因為醫療科技突飛猛進，很多治療都已經是個人化、精準化，包含標靶化療及放療（如 BNCT 硼中子放療），不僅傷害降到最低而且療效提高，不少癌症治療後腫瘤消失了。那還需要進一步破壞性的根除手術嗎？

因此有兩個考慮：

1 cCR 不等於 pCR，治療後影像檢查及檢驗沒有發現癌症並不表示切片後沒有癌細胞。

2 即使切片證實沒有癌細胞已達到 pCR 的程度，但是切片只能代表局部並無法代表其他淋巴或遠端轉移，那是否可以免除手術呢？

基於以上兩個疑點，目前正統西醫還是主張根除手術的必要。

著名的美國德州 MD Anderson 癌症中心的研究，在二〇〇〇年左右對一萬一千六百九十五名乳癌患者進行的大規模分析顯示，表皮生長因子受體 2（HER2）陰性、雌激素受體（ER）陽性的患者的 pCR 僅為八・三%，而 HER2 陽性的患者的 pCR 上升至一八・七%，三陰性（TN）患者為三二・一%，HER2 陽性、ER 陰性患者為三八・九%。進入二十一世紀後，目前 pCR 更已經提升到六〇%，尤其是三陰性及 Her 陽性的病人，因此有越來越多的癌症中心在治療 SOP 上增加了一個選擇：Watchful waiting（WW，觀察與等待）。

當病人接受初步的放化療之後要安排：

1 切片證實沒有癌細胞（pCR）。

2 詳細的正子掃描（PET、CT）或 MRI，確定全身沒有任何轉移或復發。

能達到此標準者就可以觀察與等待。

二十二年前我罹患直腸癌第三期放化療之後，腫瘤消失，切片證實沒有癌細胞（pCR），當時醫師仍然要求手術，我拒絕，醫師說我活不過三年，如今我卻健康快樂活到今天。

台灣目前有五十萬人罹癌！八成在醫院治療，絕大部分接受根除手術。但二十二年來我診治過將近兩萬位癌症病人，單單直腸癌就有五十五位與我一樣拒絕手術而存活下來，其他癌症也陸續看到這類病人，包括乳癌、食道癌、肛門癌、喉癌、前列腺癌、子宮頸癌、肺癌等在放化療（CCRT）得到 pCR 後，不再進行手術切除或不進行全身治療，這樣的觀念已經可以被接受。

WW 原則已經是國際公認，但是台灣醫師依然不採納，因為不手術代表醫師收入大量減少。

許醫師在此特別呼籲：

1 罹癌之後不要慌慌張張、六神無主，更不要談癌變色、一臉死相，在面對可怕的西醫治療前務必三思而後行，尋求第二意見。

2在治療之後務必要求再做一次檢查或切片（最好是正子掃描PET、CT）以確定治療效果。
3如果達到cCR或更好pCR時，即可以主動暫停後續的治療。
4定期檢查（建議每半年做一次正子掃描）。
5力行雞尾酒癌症整合療法。

標靶藥另一種併發症，醫師知道嗎？

一位五十五歲在夜市擺攤賣衣服的婦女，兩年前開始有胸悶、呼吸不順，到醫院檢查發現左胸積水，經抽水做細胞分析發現有肺腺癌細胞，於是開始標靶治療。連續兩年治療效果不錯，直到半年前又開始呼吸困難，積水增加，醫師認為出現抗藥性，於是換成第二代標靶藥，但是效果不僅不佳竟然積水反倒增加。上個月親自來求診，我安排正子掃描。

正子掃描顯示肺部幾乎沒有癌症顯影，有幾個微小淋巴疑似感染，只有左腋下有一顆亮度高疑似癌組織。這表示病人的肺癌非常輕，但是為什麼積水反而增加呢？

一般認為癌組織分裂、新陳代謝快速，產生很多代謝水無法有效進入血液排出而逆流進入胸腔導致積水，也因此讓病人呼吸困難。癌細胞越多越強，分裂越快，自然產生更多的積水。但是正子掃描顯示病人幾乎沒有癌組織顯影，但積水依然出現，可見積水根本不是癌細胞所造成而是標靶藥的副作用。

要知道標靶藥雖有標靶，副作用較一般化療少，但依然是毒藥一種，可以破壞正常組織，引起局部組織發炎。「發炎」會啟動周邊組織動員，清除壞死細胞，血管充血、循環增加、分泌細胞素、介白素、趨化素，在這一連串的反應中，自行產生大量積水。

醫師的判斷是既然是積水未消，表示癌細胞還在就必須繼續服用標靶藥。我卻唱反調。因為正子掃描顯示癌細胞很少很少，積水是來自標靶藥的副作用，應立即停止標靶藥，大量一次抽完積水，然後力行雞尾酒整合療法，半年後再做一次正子掃描。

正子掃描不是目前一般醫師的常規檢查，所以醫師根本不重視且沒有經驗甚至不會看，這導致誤診誤醫一籮筐。病人像溫水煮青蛙，繼續治療繼續惡化，直到死亡。許醫師再一次強烈呼籲：西醫治療要適可而止，要力行雞尾酒整合療法。

Part 3

面對癌症西醫的診斷與治療

正統西醫治療

檢查、切片、分期

正統西醫癌症處置SOP是先得到切片病理診斷，依不同癌症設計不同治療步驟（手術、化療或放療），然後定期門診追蹤，一旦復發轉移後就只剩下化療。

(1) 確定診斷：透過各種檢查（癌指數、影像、切片、病理分析）來確定癌細胞種類，不同癌症其惡性度、治療、預後都不同，同時要分期，從零期、原位癌到淋巴轉移最後是遠端轉移的四期。最通用的是TNM系統，T是腫瘤（tumor）依腫瘤大小從T0-T4等，N是淋巴（lymph node）根據淋巴位置及多寡分稱N0-N2等，M是轉移（metatstasis），凡是有其他器官或遠端轉移皆屬之。

(2) 傳統治療三大法寶：一般癌症治療還是以手術為主，除非深部、腫瘤過大、已有轉移等會

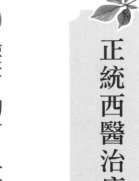

先選擇放化療，等腫瘤縮小後再手術。一旦發現有浸潤或淋巴轉移就一定要做術後放化療。放療是具有局部效果，只要醫師覺得手術不足以全部殲滅癌組織，或術後病理報告有浸潤等等就會被安排放療。化療是全身治療，雖具有明顯療效但也造成嚴重的後遺症及併發症。

(3) 免疫療法：有兩種，一種是所謂檢查點 PD-1 抑制劑療法及免疫細胞療法，容後說明。

(4) 最近研究趨勢：蛋白質除構成體質如細胞膜、各種胞器，其他如酵素、輔酶也是，幾乎所有生理機能、新陳代謝、能量產生、排毒、信息傳遞非蛋白質不可。而目前蛋白質技術已經非常成熟且在臨床上廣為應用，很多細胞膜上蛋白質標誌、信息傳遞、幹細胞分離可以輕易被偵測分析。藉此科技臨床上已經可以進行針對癌幹細胞的「擒賊先擒王」治療，合成信息傳遞抑制劑、細胞分裂酶的抑制劑，更甚者是基因工程治療。

醫學、醫療、醫院、醫師、健保的盲點

有人說吾人目前只懂得五％的人體卻要勉強治療其餘的九五％，那不是緣木求魚嗎？的確科技越進步越覺得上帝造人的奧妙。因此臨床醫療上雖可以治療不少疾病，但是由於

醫學知識的不足，面對可怕的癌症，醫師常常是束手無策。看看這三年來一個肉眼看不見COVID-19病毒，就讓全世界科學家疲於奔命，死亡超過千萬。在台灣醫院越多設備越先進，病人卻越多，而醫師常常標榜「實證醫學」，而骨子裡卻是利益掛帥，背後受廠商的利誘控制，誤診誤醫一大堆。名醫教授經常自豪發表國際論文，但所用數據卻是以偏概全，甚至接受廠商委託做出假數據假論文。

台灣健保是世界少有的優良制度，滿意度高達七成，但是健保費已經從當年的四千億增加到現在的八千億，年年攀升。健保規定的繁複不合理，審查制度的苛刻，藥價的過度打壓，醫師所得報酬奇低，導致很多不必要的住院、手術、檢查、給藥。而醫院資料造假，比比皆是，自費巧立名目更是非常普遍；雖有健保但是一旦住院，不花上幾萬甚至幾十萬是出不了院。

不可否認的在健保制度之下，台灣人的確得到很多的醫療保健，許多生命被挽救，而旅居海外的台灣人也經常回台灣接受治療，從簡單的拔牙到住院手術或癌症治療。但是醫學的浩瀚、醫療的危險、健保的缺失，太多的浪費與弊端，值得我們深思與檢討。

對另類治療的打壓排斥不留餘力

如果正統西醫真能治療所有疾病，其他如中醫、自然療法、能量治療等等另類療法就不可能存在！而事實上正統西醫的強項在急重症，舉凡外傷、骨折、休克、洗腎、出血、心絞痛、器官移植、感染等，西醫都可以給以立即有效的治療。其他如單一且很清楚病因的疾病治療也非常有效，如半臉痙攣、三叉神經痛、良性腫瘤、生產、痔瘡、疝氣、椎間盤突出、潰瘍、膿瘍、燒傷等等。但是對病因複雜又不情楚的疾病（應該稱之為症候群）如三高、糖尿病、過敏、氣喘、癌症，最多只是控制或暫時有效。在醫院所見到的人山人海，幾乎都是這些慢性症候群需要長期拿藥的病人。大家都知道藥就是毒，尤其是西藥，長期服用不僅會發生抗藥性而使療效降低，更會發生副作用及後遺症。既然西醫治不好會發生這些併發症，逼得很多病人尋求另類療法。

而另類療法錯綜複雜，常常是根據師徒傳承、個人獨見、祖傳秘方，雖確有療效，但無法像正統西醫科學研究的嚴謹，也無法提出雙盲試驗的臨床實證，因此被正統西醫所排斥甚至打壓。然而當病人罹癌面對生死存亡而西醫又治不好之際，當然一定會另謀良方。有句名言：「袪邪扶正」，西醫只能藉由癌症三大療法暫時讓癌症趨緩達到袪邪，但卻讓病人承受嚴重的後遺症而讓病情惡化，此時「扶正」就非常重要。因此我在輔導癌症病人時，除分析了解其病情及治療外，更重要的是提供扶正良方，所以我所力創的「雞尾酒整合療法」其重點就是採用科學中藥及身心修練之建議。

低劑量肺部斷層掃描（LDCT）發現早期肺癌一定要手術嗎？

正統西醫利用LDCT可以發現早期肺癌，不少人因而接受微創手術，像陳文茜、柯太太陳醫師、高金素梅等；但也有二〇～三〇％是良性，甚至是惰性癌則不需治療。所以要注意幾個原則：

1 一公分以下無症狀者，可以繼續追蹤一年後再檢查，有變大時可以考慮手術。

2 無變化時繼續追蹤，一年以上沒變化則是惰性癌或是良性，不需要治療。

3 一公分以上手術前可以加做正子掃描。有顯影時高度懷疑是惡性，如果沒有顯影屬良性可以繼續追蹤。目前正子掃描解析度是只在一公分以上才偵測得到，但可以協助醫師百分百確定腫瘤大小、位置、數量，以免在手術中掛一漏萬。

4 正子掃描不是西醫的標準SOP，一般要自費（約三萬五千～四萬元），強烈建議在手術前務必請醫師安排。

由於肺癌死亡率高，一旦被懷疑幾乎是談癌變色，醫師與病人都會急著手術，導致不少無謂的手術浪費。即便如此，醫師與病人都還認為「幸好是良性」，如果沒有併發症或後遺症則可以接受，如果發生氣胸或沾黏，影響日後呼吸急促困難，行動受限則划不來。務必尋求第二意見。

早期肺癌篩查可以有效降低死亡率，但是除了檢測侵襲性腫瘤外，篩查還將檢測惰性腫瘤，這些腫瘤不會引起臨床症狀。但是過度篩查診斷也顯示出潛在危害，因為它們招致與癌症治療相關的額外費用，與帶給病人焦慮和提升發病率的假象。美國肺篩查試驗（NLST）的隨機試驗數據中，五萬三千四百五十二名高危肺癌患者進行了低劑量斷層掃描（LDCT）和胸部X片（CXR）篩查，追蹤六．四年，評估肺癌中是否過度診斷。LDCT篩查發現的任何肺癌被過度診斷的可能性為一八．五%，非小細胞肺癌的過度診斷可能性為二二．五%，而支氣管肺泡肺癌為七八．九%，LDCT檢測到的超過一八%的肺癌是惰性腫瘤，在評估LDCT篩查肺癌時應考慮過度診斷的可能性。

PET正子掃描

所有癌症病人我都建議要做正子掃描，尤其在治療前。

面對癌症一般醫院大多是安排超音波、電腦掃描CT、核磁共振MRI、骨掃瞄，這些檢查有其缺點：1大多是局部檢查，如腦部、胸部、腹腔、骨頭等；2只能從大小、位置、形狀、顯影來判斷，無法判斷腫瘤細胞的活性。譬如看到一支筆，只能知道它是原子筆或鉛筆，而不知道它是紅色或黑色，或還有墨水嗎？

醫師根據這些檢查作出癌症的診斷及其級別，常常是誤診一堆，尤其是乳房超音波，有報告誤診率超過五〇％。我見過太多手術切除十～二十個淋巴結沒有感染，但是有感染的淋巴結卻沒有被切除；也有判斷癌症未轉移，就進行根除大手術；或事實上正子掃描早就顯現出肝臟轉移。這種掛一漏萬的嚴重疏失，是屢見不鮮，因此導致太多併發症與後遺症，甚至使病情惡化危及病人生命。

正子掃描是用帶有放射線的氟加上葡萄糖作顯影劑，由於所有細胞都會吃葡糖糖，所以正子掃描具有兩個重要的優點：1從頭到腳全身掃描一次完成；2從吃葡萄糖所顯現出的亮度，只要大於一公分的癌組織都可被偵測出來，並且可以判斷出其活性。

由於健保規定正子掃描只能用在有轉移的病例，且不得於其他檢查如 CT、MRI 同時使用，否則將列入重複檢查而被核刪，所以正子掃描不是目前西醫的常規檢查。而很多醫師根本看不懂正子掃描，有不少病人自費做正子掃描再提供給醫師參考，竟遭來醫師一陣臭罵。因為原本要進行根除手術大賺一筆，卻因為正子顯現有轉移而不得不放棄，醫師白白失去一次大手術少賺幾萬元手術費。

正子掃描何等重要，提供以下兩位淋巴癌病人的故事——

一位罹患淋巴癌（mantle cell lymphoma）六十五歲男性，因頸部摸到腫瘤到醫院切片證實，當時正子掃描顯示全身淋巴都有侵犯，但顯影輕微表示惡性度不高而內臟都正常，我建議觀察。醫師強烈要求化療，病人勇敢拒絕，努力力行我的整合療法。五年後來回診時精神抖擻一副健康模樣，我恭喜他的努力有成，建議他一年只需做一次正子掃描即可。正子掃描看出癌細胞活性很弱，惡性度低可以與癌共存。

一位中年工廠老闆娘，肺癌轉腦部經醫院放化療後腫瘤縮小，來求診時安排正子掃描顯現有亮度，建議繼續治療。一年半後，正子掃描顯示亮點消失，顯現癌組織不活動或已經纖維化而病人也沒有明顯症狀，我建議暫停化療。但是醫師卻持相反看法：單從 CT 顯現出癌症只是縮小而已，醫師認為標靶藥已經出現抗藥性，必須恢復傳統化療。雖然我強力勸阻，但她不敢不服從只好接受化療。兩年後死於癌症復發及化療副作用。

網路上瘋傳一位名嘴醫師，警告大家：正子掃描輻射性大又會致癌不可做！這簡直是天大的笑話，連放射線學會都出來說這是假消息！所有檢查都有輻射性但劑量小不足以傷害病人。正子掃描是全身掃描輻射性的確較大但是放射氟半衰期幾小時而已，只要檢查後多喝水，幾天輻射性就消失根本無須擔心。

我輔導癌症病人，一律建議做正子掃描，最多每半年一次來判斷全身癌細胞擴散及其活性，其他 CT、MRI 全免。目前正子掃描自費一次約四萬元，如果醫師不願安排，那只好放棄健保到各大醫院健檢中心以自費身分要求安排檢查。

治療與化療、放療

檢查點免疫療法（PD-1/PD-L1）

所有癌症的特徵都是異常細胞的失控增殖，並具有擴散與轉移的能力。有許多治療方法可用於癌症治療，包括手術、放射治療和其他策略，包括用於攝護腺癌的激素治療以及用於白血病的骨髓移植。然而，晚期癌症仍然非常難以治療，並且迫切需要新的治療策略。

在二十世紀初，出現了一個概念，即免疫系統的激活可能是攻擊腫瘤細胞的一種策略。免疫系統的基本特徵是能夠將「自我」與「非自我」區分開來，從而可以攻擊和消除入侵的細菌、病毒和其他危險。T細胞是一種白血球，是免疫防禦中的關鍵角色，研究顯示T細胞具有與非自我結構的受體結合，這種相互作用觸發了免疫系統參與防禦。但是還需要其他蛋白質作為T細胞促進劑來觸發全面的免疫反應。

在治癌研究中，發現癌細胞可以逃脫免疫細胞的追殺，是在於癌細胞能放出一些蛋白質，結合免疫細胞膜上的相對蛋白質而麻醉免疫細胞使之失去功能。在一九九〇年代，James P. Allison 研究了T細胞膜表面蛋白 CTLA-4，他觀察到 CTLA-4 充當T細胞煞車制動器，並開發出可以與 CTLA-4 結合以阻斷其功能的抗體。CTLA-4 阻斷能解除T細胞煞車制動並恢復免疫力攻擊癌細胞。一九九二年日本科學家 Tasuku Honjo 發現了 PD-1，PD-1 是在T細胞表面表達的另一種蛋白質，PD-1 與 CTLA-4 有相似作用，但其作用機理不同。這兩科學家得到二〇一八年諾貝爾生理學醫學獎。

在初步研究顯示出 CTLA-4 和 PD-1 抑制劑（保疾伏，Nivolumab/Opdivo）的作用後，這種治療方法通常稱為「免疫檢查點療法」，從根本上改變了某些晚期癌症患者的治療效果。在包括肺癌、腎癌、淋巴瘤和黑素瘤在內的多種癌症中均觀察到部分療效。臨床研究顯示，CTLA-4 和 PD-1 的與化療或標靶治療聯合使用能更加有效，最明顯的是在黑色素瘤患者。

過去十年免疫檢查點療法非常盛行，甚至被認為是第四療法，然而經過幾年臨床觀察，其療效相當有限，僅限於黑色素瘤或少數肺癌。因為科學研究發現所謂檢查點非常之多，只阻斷了其中一點是無濟於事。我經歷過十幾位病人接受這種療法都是以失敗收場，病人是賠了生命又花大筆費用。

免疫細胞療法（CIK cell / CAR-T）

過去二十二年在實驗室已經可以分離、培養、複製、增值人體細胞免疫細胞，在培養液中加入細胞素（cytokine）、介白素（interlukin I /II）及干擾素-γ、單株抗體等可以激活各種免疫細胞。利用此技術從病人周邊血在二~三星期中可以培養出高達一百億免疫細胞，而且可以隨臨床研究所需指定不同細胞，如T細胞、NK細胞、B細胞、樹突細胞等。甚至可以搭配各種如T-NK、T-B細胞或T-D細胞。這種細胞素誘導的殺傷細胞（Cytokine-induced killer cells, CIK）的確可以瞬間大大提升病人的免疫能力。

二〇〇六年開始我與日本醫師合作引進CIK法，由於費用高昂，只有少數病人使用過，且只有短暫治療，以致療效不佳。其中一位六十歲肺癌女病人，在右下肺有三公分腫瘤，她拒絕手術而接受三次化療後又造成食慾不振、周邊神經炎、失眠、甲溝炎等症狀，導致她不敢回醫院。由於她經濟能力良好，接受CIK免疫細胞療法前後長達八年，病情穩定，肺癌一直維持原狀（惰性癌）。

另一位肝癌病人年過七十，接受過手術及栓塞多次仍然復發，醫師最後只能給標靶化療，但副作用令他受不了，他自知來日不長，來求診時表示希望接受CIK治療，讓他能到大陸青海探望剛新婚的女兒。在隨後兩年他不僅活得健康而且多次進出大陸旅遊並看到他的外孫誕生。顯見CIK免疫細胞療法確實有其療效。但可惜是CIK細胞靶向性不強，無法躲過癌症的免疫抑制、預後效果有限，如與CAR-T聯合使用有更好的效果。

嵌合抗原受體T細胞（Chimeric antigen receptor T cell CAR T cells）是一種經基因改造的自體T細胞，它可以令T細胞中和某種特定的蛋白質。這種受體名曰「嵌合」，是因爲它結合了原T細胞的活化功能和新的癌細胞抗原識別功能於一體，類似具標靶功能的T細胞。

當T細胞被分離出體外之後，它會被基因改造成可以表達出一種特別的嵌合抗體以瞄準癌細胞表面的抗原。嵌合抗原受體T細胞改造成只能夠攻擊癌細胞表面抗原，不會攻擊健康細胞的表面抗原，讓療法更爲安全。

CAR-T療法存在一定的副作用，包括細胞因子釋放症候群和神經毒性；可能累及血液及淋巴系統、心血管系統等，臨床表現形式多種多樣。由CAT-T技術所研發出的免疫療法正在大幅度進展之中，期望不久的未來能有所突破。

細胞減滅術與腹腔熱灌注化療

Cytoreductive surgery（CRS）and Hypethermic intraperitoneal chemotherapy（HIPEC）多用於腹膜轉移。細胞減滅術（CRS）是一種外科手術主要應用在癌症已擴散到腹腔內（腹膜癌）的病人，為減少腹腔內癌組織所設計的療法。它不僅切除肉眼所見的癌組織更將大網膜切除，常用於治療卵巢癌及其他腹部惡性腫瘤。CRS 通常與腹腔熱灌注化療（HIPEC）結合使用，這是在手術中同時放入引流管，術後繼續經管灌注化療藥物做全腹腔的治療。對於某些癌症它可以顯著延長預期壽命並降低癌症復發率。

它的主要開發者是蘇加貝克（Paul H Sugarbaker），是華盛頓癌症研究所的美國外科醫生，他因開發此種治療而聞名，這種治療也稱為 Sugarbaker 手術。

在過去的二~三十年中，對於腹腔轉移的四期癌症幾乎是束手無策，只有大化療一途，預後非常不理想，病人往往不到一年就往生。現在利用腫瘤細胞減滅術和腹膜內高溫化療（CRS/HIPEC）治療腹膜癌變得越來越普遍。的確病人生存率可以提高而發病率和死亡率相應降低，依國際論文報告五年存活率可以高達七~八〇%，對卵巢癌或大腸癌腹腔轉移也可以將生存率從五%提升到三〇%。

儘管有這些改進，CRS/HIPEC 仍對患者的術後生活品質（QOL）產生不少影響。有國際論文統計多達五百九十八名病人，出現了以下幾種趨勢：病人需要在術後半年才能恢復正常生活，但體力、社交活動卻明顯下降，而情緒的抑鬱、胃腸道症狀和全身症狀仍或多或少存在。

由於病人都有腹腔轉移症狀且是第四期，預後通常都不理想，只有卵巢癌與原發型腹膜癌，可以獲得明顯的症狀緩解、減少復發及延長生存。所幸這種重大複雜的治療方式所產生副作用機率並不高。

冷凍及奈米刀消融（cryo or nanoknife ablation）

人類早在三千五百年前就開始使用冷凍治療，直到一九四〇發現液態氮用於臨床，治療皮膚病灶，一九六〇探針發明之後開始內臟的治療，目前已經被廣泛用於各種實體癌。最初是用一根探針在 CT 及超音波導引下插入實體癌，再降低溫度到攝氏零下四十度來破壞癌組織。而奈米刀消融治療是用兩根微小探針接上高壓電，插入腫瘤破壞癌細胞膜而達到治療效果。奈米刀治療在二〇一二年得到美國 FDA 的認可，目前已至少上百個醫院在使用中。

當腫瘤位在大血管或膽管、胰管、輸尿管、尿道等易受損管道結構旁，傳統的冷凍消融可能造成神經功能損傷如癱瘓、性功能喪失等情況；而奈米刀有不損及血管和神經的優點，目前已逐漸取代冷凍療法。

在肝臟、膽道、腎臟、胰臟、攝護腺、乳房、子宮及甲狀腺腫瘤在國外早被使用，台灣醫界目前僅有少數醫學中心初步引進，不僅病例少經驗不足，且只能用在微小腫瘤。我曾經嘗試與醫學中心合作轉介幾位病人，但是不僅拖延過久，而且只要腫瘤超過三公分就不敢接受；又因為是高額自費，醫師之間竟因利益衝突而不合作甚至互告。因此我被迫只好轉介病人到大陸一家從事消融手術的專科醫院，至今已經超過十五位，都非常順利完成。當然消融治療只是可以在無痛苦且安全之下，瞬間將腫瘤縮小，可以減少病人接受長期痛苦而副作用很大的化療，但並未表示癌症已經痊癒，因此病人依然要力行雞尾酒整合療法。

有一位乳癌病人是肚皮舞者，醫師建議全乳切除，她拒絕而採用冷凍消融，術後又拒作抗荷爾蒙及放化療，目前已經超過五年經常在做義工及做公益表演。另一位六十六歲婦人來求診時，乳癌將近十五公分大且皮破肉綻一身惡臭，醫院安排化療她只打了三針就受不了，經安排冷凍治療前後三次並同時做局部動脈化療，歷經兩年腫瘤完全消失。她力行雞尾酒整合療法至今也超過四年，健康樂觀常在乳癌群組裡現身說法。

硼中子捕獲治療 BNCT 及質子放療（proton therapy）第五療法？

北榮是台灣唯一的 BNCT 治療中心，BNCT 是一種標靶放射治療，原則是讓含硼藥物注入癌症病人後，因它只被癌細胞所攝取，接著讓病人暴露在低能中子下，利用硼容易與中子產生核反應之特性，放出殺傷力強但範圍短且密集之阿法粒子，達到殺死癌細胞、卻不造成周圍組織損傷。BNCT 治療有兩個非常必要的要件：含硼藥物和中子源。雖說 BNCT 理論上是一種理想的治療，但因為熱中子的穿透有限，以此較深部腫瘤治療效果較好，而不同患者腫瘤對於含硼藥物吸收亦有不同，會影響其治療效果。

長庚醫院系統有別於榮總系統率先引進昂貴的質子放射治療。質子能量強又高且較 X 光更集中，在特定深度下釋出大量的能量，而在穿越的路徑上只釋放出較少能量，並在腫瘤之外附近的組織完全沒有輻射量，除能精準打擊癌細胞外，亦降低正常組織輻射劑量及副作用，已逐漸成為某些腫瘤之有效且較佳的放射療法。例如顱底腫瘤、眼窩、肝癌、早期肺癌等治療，大大降低副作用之發生。但它畢竟還是一種放療，只能提供一種治癌之選擇，一旦復發就派不上場。

在上海於二〇一五年就成立質子治療中心，而國際上日本率先使用 BNCT 治療，台灣是緊接之後。二〇二〇年中國自主研發的 BNCT 在中國科學院高能物理研究所東莞分部誕生，二〇二三年開始臨床使用。

西醫治癌的盲點

十項盲點

西醫的進步與發展，的確令人刮目相看，但是對癌症治療卻少有進展，而台灣醫療雖深受好評，尤其是實施健保之後，廣大庶民深受其利，民眾滿意度高達七〇％。但是癌症依然是十大死因之首，目前台灣至少有五十萬人罹癌，每年死於癌症已超過五萬人。原因何在？

我個人是正統西醫，接受過完整訓練，臨床行醫超過四十五年，二十二年前罹癌之後，在接受放化療腫瘤消失後拒絕手術，醫師預測我活不過三年，而如今卻能走出一條活路，健康快樂過了二十二年。這期間診治過近兩萬罹癌症，也追蹤癌症病人將近十五年，廣讀幾百篇國際論文，深知癌症不是絕症是可以治癒的。但為什麼死亡率年年增高？癌症的死因歸納起來，最主要有兩個：1病人的逃避與無知，錯誤的認知及談癌變色的壓力，不知如何做好身心改變與修練，導致延誤病情。2過分的西醫治療。

以下列舉十項錯誤的西醫治療：

(1)醫病不醫人：只重視癌症指數、影像檢查、看診三分鐘、解釋馬虎、頭痛醫頭腳痛醫腳，完全不重視病人身心受創的感受。

(2)看到影子就開槍：由於癌症往往越治療死亡率卻越高，醫師錯認為應該給予更毒更多更新的治療。看到一個淋巴疑似感染；癌指數增高，就立即提高；延長治療，最可議的是乳癌抗荷爾蒙治療從五年延長到十年，終有一天會終身服用。

(3)不完善的檢查：為防止病人遲疑不決或落跑，只做局部檢查就立即治療，導致很多誤診誤醫（我建議每位就診病人，治療前儘可能自費做全身的正子掃描）。

(4)不正確的根除手術：除了因為檢查馬虎所引起的錯誤治療外，更疏忽了癌症的早期擴散及顯微轉移，竟進行大範圍的根除手術，造成嚴重的後遺症；而相反的腦癌因為只會原地擴散應該做根除手術，卻僅做部分切除，把殘餘腫瘤誤認為復發，導致一連串無效的術後放化療。

(5)錯誤的預防性化療：曾幾何時，醫師竟然不分青紅皂白，把高毒性的化療當成預防措施，讓病人承受不必要的痛苦。

(6)過分的放療：放療常作為術後補助治療，就算腫瘤已經切除卻還給予大範圍放療，無視於放療的副作用、後遺症的發生是持續很多年甚至終身。

(7) 無效的免疫療法：最夯的所謂檢查點免疫療法（PD-1 抑制劑），目前只證實少數的黑色素瘤或肺癌有效，但是因為高價又自費，有利可圖，醫師還是不斷的建議使用，讓病人浪費大筆金錢又病情惡化。

(8) 毫無醫療團隊：各大醫院都在宣傳「醫療團隊」，事實上因為利益衝突，各自為政，不僅不團結更是互相攻訐，除非是 VIP 或特殊病例，才可能勉強合作。記得一位病人有骨轉移產生劇痛應該立即放療，但是血液腫瘤科（主司化療）竟然不給他會診放射腫瘤科（主司放療），要知道化療對腦及骨轉移療效不佳，這位病人經我轉介去放療兩星期後就解除他的劇痛。

(9) 利益掛帥：社會變遷、疫情肆虐、通膨壓力，各行各業都在追求利潤，加上健保給付太低，而台灣醫師工作都是7-11，收入又大幅縮水，當然絕對是利益掛帥，醫德良心早已不重要，醫師誓言更是忘了一乾二淨。

(10) 毫不認錯：做錯事要認錯甚至公開道歉，那是要有極高的道德勇氣，一旦發生醫療糾紛，醫院及醫師馬上會搬出「醫療準則」、「實證醫學」兩塊神主牌來搪塞。

許醫師再一次慎重的呼籲：

癌症病人務必做好——

1 切忌談癌變色、慌慌張張或無知逃避、道聽塗說、病急亂投醫、兵荒馬亂，導致賠了夫人又折兵。

2 到醫院就醫，務必做好功課、多尋求意見、治療前三思而後行，我也一再提醒癌症變化萬千，有問題務必與我連絡。

醫院與醫師的報告何其重要！務必要申請影印一份！

任何人到醫院做任何檢查、檢驗、治療、手術，都有報告，這報告屬於病人與醫院所共有，法律規定醫院要保留病歷十年。病人或法定代理人持證件可以到醫院申請屬於自己的病歷，醫院不得拒絕。

申請流程是直接到服務台申請就可以，但是不少醫院為了「內幕」不方便曝光，常常規定要經過醫師門診才可以申請（要繳掛號費、診療費、等候門診時間）或拖延時日，尤其遇有糾紛時，更是藉口一堆（找不到、歸錯檔、醫師不在）以便爭取時間「修改」或「造假」；甚至發生刑事犯罪時，檢察官親自到現場查扣病歷，常由醫院公關出面打哈哈緩頰，拖延時間。

病歷很大本，從門診、急診、住院，除非是涉及醫糾或刑事，不需要申請整本病歷。而從電子病歷開始後，這種電子化作業出現一籮筐問題：幾乎所有報告都可以抄錄、剪貼、複製、修改，結果報告千篇一律，甚至性別弄錯、左右顛倒。現在的病歷幾乎沒有顯現出醫師、護理、治療、手術、檢查、檢驗的特性或特色。

雖然如此，三種報告依然很重要，務必申請一份：

(1)影像檔光碟及其報告：就醫時會接受不少檢查（超音波、CT、MRI、骨掃描、正子掃描），醫院會燒成光碟（將來會在健保卡連線插卡後加入密碼在電腦上可以自行看到），這些檢查是診斷的重要依據。

(2)手術紀錄及報告：每次手術（從門診小手術到開腦大手術）都有一份醫師在手術完成後當場手寫繪圖的紀錄，事後會有一份較完整的報告，詳細說明手術方法、麻醉、過程、切下組織、所見的病灶、輸血。

(3)病理報告：手術後所有檢體，小至幾毫米小針切片到截肢，從積水到膿液到固體，取下的異物（蟲蟲、骨釘、填充物、矽膠）通通要送病理科。病理醫師要從收到檢體做出 a 外觀（Gross）：描述種類、大小、形狀、顏色、黏稠；b 鏡觀（micro）：在顯微鏡下觀看何種組織、細胞、細菌、浸潤、嚴重度；c電子顯微鏡下：看到病毒、細胞膜、細胞壁、粒線體；d IHC免疫組織化學：抗原、抗體、接受體。

拿到資料後，因為都是英文且有很多專業醫學名詞及術語，有病人很認真查字典、google、上網，想去了解內容，但是還是一知半解，甚至自我解釋而誤判病情。這些專業專門的報告很難翻成中文，要求醫院提供中文版也只是摘要而已。到大陸看診病歷都是中文，病人雖然看懂中文，但要了解其中含意及臨床應用，就出現困難。

有了資料後，好處多多：

1可以請教其他專家醫師，尋求第二、第三意見。

2可以保留作為病情變化中前後比較。

3作為保險理賠、醫療糾紛、法院證物、法醫鑑定的依據。

很多病人就醫，吃什麼藥，做什麼檢查，開什麼刀，都不知道，只知道身體多一道刀疤，也只相信醫師的解釋。而現在醫師一診看幾十百人，很難開口詳加說明。即使住院後也只是在手術前多說幾句，病人是糊里糊塗進去，糊里糊塗出來。如果是活著走出來，還真幸運，如果被送進……那真是「死的不明不白」。

雖然人生苦短，難得糊塗也不錯，但是，被人亂醫，導致一死了之還算痛快，如果被搞成「不成人樣」、「痛苦一生」那真是冤枉。

醫院陷阱太多了，大家就醫時務必事先做好功課，事先申請資料，事先尋求第二意見；事後也要繼續申請資料，了解治療詳情，以防萬一。醫院人山人海，就醫時為自己，切記，不要再糊塗了。

到醫院申請資料，是如此困難嗎？

不少病人來電醫療諮詢，我一向要求病家要回醫院申請重要資料，如切片報告、手術紀錄、影像光碟、病歷摘要、特殊檢查……，卻造成很多困擾：

1 病家不了解這些資料，到醫院如何申請？

2 面對醫師不敢開口，尤其醫師幾句話：「要這些資料幹什麼？」「有懷疑嗎？」就嚇得半死不敢得罪，因為生命是被醫師掌控，要死要活任人宰割。

事實上法律規定醫院資料要保留十年，病家可以申請自己的任何資料，醫院醫師不得拒絕！（有醫院更差勁，竟然說醫師離職無法提供。要知道資料是醫院與病人所共有不屬於醫師的）。

即使我叫病家以申請保險為由向醫師說明，也被打槍：「叫你的保險員親自來」、「叫保險公司來公文」、「原文他們看不懂，診斷書就可以了」。殊不知，不看原始資料，如何了解真正醫療過程？太多貓膩藏在裡面，一定要看原始報告。

有醫院怕資料外洩或醫療糾紛，規定要掛號到醫師診間才能開立，導致為了一份簡單的文件要繳幾百元掛號費、要等醫師的門診（很難掛號）、當面受到醫師的冷眼相識。

三十年前我在嘉義一家醫院當任醫療副院長就規定病家來申請資料，直接到服務台辦理即可（除非有醫療糾紛）。曾經獲得來評鑑的委員一致讚賞。

健保現在也開放病人可上網查詢就醫資料，但只限制健保資料，健保醫院診所還沒達到全方面、完整全套的服務。

從病家原始資料可發現：

1不要輕易相信醫師的解釋，醫師是最會說謊的（有善意與惡意）。

2診斷、檢驗、檢查、用藥、手術，是否恰當、不足、過度，甚至誤診誤醫。

3醫師的醫療程度、醫院的管理是否完善？是否上軌道？是否合理？

4完整的資料可以還原及充分了解病程變化、治療效果、預後評估。

5日後保險、再度就醫時「以備不時之需」（有病人十年後癌症復發）。

再一次提醒大家到醫院就醫，務必申請重要原始資料報告，不懂可以求教其他醫師或第二意見。自己要做好功課，千萬不要就醫後不知道診斷結果？為什麼開刀？被切除哪些組織？免得賠了夫人又折兵。

Medical Guidelines（醫學準則）與實證醫學，是不可動搖的神主牌嗎？

所謂「實證醫學」及「醫療準則」是所有醫師在執行醫療工作時的兩個神主牌！任何人違反，就會被視為「無醫德」、「庸醫」、「惡醫」。

所謂「實證醫學」事實上只是讀一些國際論文或尋找「前例可循」作為行醫的依據而已，的確醫師必須經常熟讀國際論文來增加見聞及提升能力，這是絕對正確的。

所謂「醫學準則」是經過國際學者、專家，開過無數次醫學會，討論再討論所得出來的共識決，作為所有醫師行醫的依據，但也只是準則而不是定律。有同行不斷的質疑我經常在舉發醫界的是非、內幕、不當等，是「醫界的叛徒與敗類」。說人不是，道人短處，揭發不法，批評同行，的確是擋人財路，令人討厭。

醫療是高風險的行業，發生意外在所難免，我行醫超過四十五年，當然也發生過醫療失誤。一旦面臨醫療糾紛，大家都在說謊逃避，都還振振有詞說：這是依據「醫療準則」、「實證醫學」，所以醫療沒有過失。但是我雖不殺伯仁伯仁因我而死。

要知道，醫學、醫術、醫材、醫檢、生醫，進步神速，昨是今非，實證醫學及醫學準則，當然也會日新月新，經常在修改。醫師要時時保有「與時俱進」、「隨時更新」之態度，不可「墨守成規」、「蕭規曹隨」。更不能「居心不良」、「利益薰心」，而為了「收入」、「名聲」、「升等」，昧著良心做出不應該的治療、手術、化療、放療，要知道醫師一個錯誤的決定可以危及無辜病人的病情甚至死亡。

以下幾例：

1 一個一公分以下的黏膜下胃腫瘤，可以做局部或黏膜下切除，卻做了三分之二胃切除，導致術後病人食慾不振、營養不良。

2 一個無症狀年輕女性被意外發現早期的微小卵巢癌，原可以做局部切除，卻做了腹腔根除手術（切除子宮、兩側卵巢、輸卵管、周邊淋巴），導致術後病人解尿困難需要導尿。最嚴重是「終身不孕」。

3 一個中年男性，體檢在右升結腸發現一個一公分以下的腺瘤，原可以局部切除，卻做了右半大腸切除術，術後病理報告證實是良性，卻在診斷書上寫上大腸癌。

以我為例：

二○○二年底血便被診斷出直腸癌三期，當時全台灣醫師都主張儘速除切做人工肛門加上化療，我幸運到和信醫院，當時國際間準則早已變更為先放化療，等腫瘤縮小再手術，儘量保留肛門。而我放化療後再做一次大腸鏡及切片檢查，證實腫瘤已經消失，二十二年前的當時準則是要做暫時性人工肛門，然後接受完整化療，半年後再二次手術接回肛門，我認為既然找不到癌細胞就沒有理由手術，我拒絕了。醫師警告我：「不手術，活不過三年！」

如今我健健康康活過二十二年！而國際間的準則也早已更改為：「化放療之後腫瘤有四○%會消失，可以觀察與等待（watchful waiting ,WW）。」

儘管「實證醫學」、「醫學準則」已經更

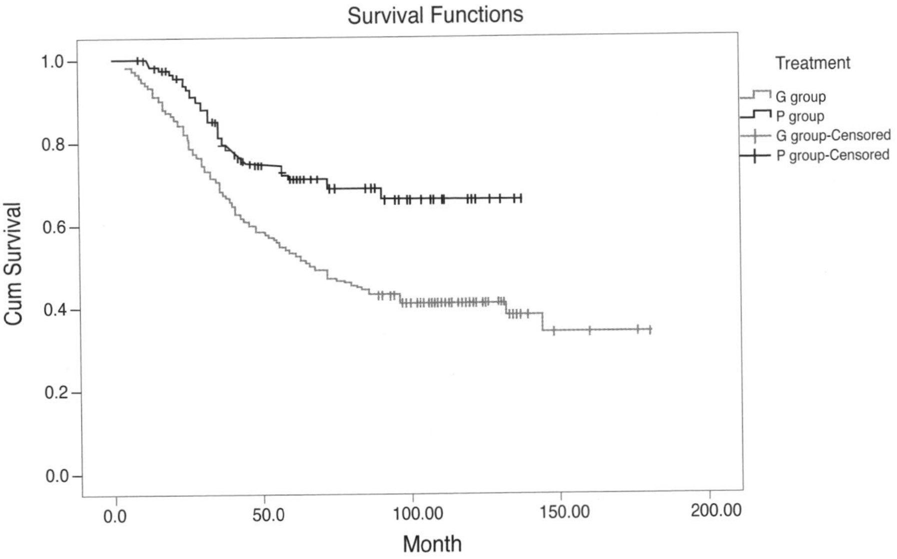

改，目前台灣醫師對直腸癌雖接受先放化療，原本三個月內應該再做一次腸鏡及檢查，如果腫瘤已消失可以觀察與等待。我二十二年來至少診治過近兩千例直腸癌，除了約有五十位與我一樣勇敢拒絕手術而活下來之外，其他都是放化療後再接受二次手術及化療，沒有一位病人被安排做治療後腸鏡及切片，醫師僅僅用手經肛門觸摸即說：腫瘤未消失必須手術（事實上是組織水腫而不是腫瘤依在）。追蹤這兩千例直腸癌至少十五年死亡率高達七〇％。

直腸癌生存曲線（如圖），上粗線是未手術組，十年後還有七〇％的存活，下細線是接受西醫準則手術組，只有四〇％存活。

給全國放療科醫師中肯的建議

放療是正統西醫治癌三大法寶（手術、化療、放療）之一，一般是用在無法手術或手術後作為補助療法。一般病人到醫院就醫是看不到放療科醫師，都是被其他醫師轉診過去的。

科技的進步神速，放療儀器從第一代到現在第五代，所謂伽馬刀、電腦刀、芮速刀、IMRT，到最新的質子放射、重粒子治療。無論何種儀器，都是利用放射源高能量，集中射入癌組織加以破壞。利用癌細胞分裂最脆弱的時候殺死癌細胞，正常細胞少分裂傷害較少。

每次放療前，醫師必須仔細訂出治療計畫：從影像（CT為主要定位依據）畫出癌組織的大小位置計算出放射量，再規劃出射源方向，盡量避免傷害到周邊正常組織，尤其是神經、血管，敏感部位如眼球等。目前儀器可以準確瞄準人體任何部位到一mm。

但是傷害難免造成，因為：

1 任何放射源都必須經過皮膚，正常組織到癌症所在，所經過之處就可以傷害正常組織。

2 正統醫師目前都認為癌症要趕盡殺絕，所以所設計的照射範圍都遠大於癌症大小。範圍越大破壞越多。

3 當癌組織位在深部內臟，傷害更大。如肺部照射後會引起肺部發炎及纖維化，導致病人呼吸困難、咳嗽。如腦部放療也會造成不少肢體障礙，尤其是老年人常常一次放療就陷入神智不清嚴重的後遺症。

4 放療引起正常組織的破壞：導致組織發炎、積水、水腫及日後的纖維化。所造成的後遺症常在幾個月後發生，並可能持續幾年甚至永遠的傷害。

5 最嚴重的是醫師的疏忽、計畫錯誤，如癌組織位置看錯、劑量過強，導致不可挽回的後遺症。由於這些症狀不是如手術會立即發生，而是幾個星期後才會發生，所以當病人發生後遺症時，常給醫師說謊以及藉口的機會，甚至否認治療引起。

一位即將接任中學校長的資深教育學者，四年前開始左側單邊耳鳴，經醫院檢查出內耳腫瘤（被疑似血管瘤），醫師認為手術困難，乃安排放療，放療後病人不僅耳鳴更嚴重，而且出現聽力喪失，右半肢體無力僵硬、頭痛、眩暈……

來求診時，比較放療前後MRI，發現腫瘤繼續變大（醫師說謊說有縮小），擴大到顱內小腦表面，更不是血管瘤，較可能是顱底脊索瘤，且發生小腦的水腫，醫師只給予類固醇、止暈、止痛劑治療。

過去二十年來兩萬例癌症診治的經驗，看到太多放療後的病人發生後遺症等不幸的惡化，在此特別給全國放療科醫師強烈的建議：

1 治療前盡可能得到病理診斷，越惡性細胞療效越好，良性腫瘤療效差。

2 最好做正子掃描，如發現腫瘤中有強烈顯影的熱區，這是「癌幹細胞」之所在，也是放療最佳治療區。

3 遇到重要部位（腦部、肺部、胃腸），放療區域儘量縮小，甚至只規劃癌組織的中央區即可，切忌擴大範圍對癌症趕盡殺絕。

4 要視放療如手術治療計畫要重複多次仔細考慮及複查，以免因錯誤而傷及病人，導致不可恢復的症狀如這位病例。

Part 4

罹癌後的改變

罹癌後的面面觀

癌症飲食觀

癌症病人要吃什麼？如何吃？有何禁忌？

一旦罹癌之後，真是談癌變色，吃這個也怕，吃那個也怕。書局堆積如山的癌症飲食書，看也看不完，一大堆建議，到底要遵循哪一個？哪一種是正確的？

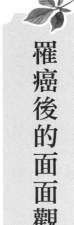

生酮飲食？一六八？水煮菜、菜煮水？吃素？吃紅肉？禁吃雞肉？只吃兩隻腿的？吃生機飲食？不沾咖啡？不吃含糖食物？不吃山藥？不吃蜂王乳？五行五色？中藥進補？維他命D、C？白藜蘆醇？山竹果？

二十二年前罹癌之後，追隨李鳳山師父勤練梅門氣功三年、吃素三年，之後因為演講、旅遊、聚餐，出門在外吃素不方便，加上遇到不少加工素，又經驗累積、實證病例、科學認證，覺得「均衡飲食」最方便、最有理、最省錢、無壓力。

「均衡飲食」是什麼？我的二十二年親身體會及兩萬癌症病人的臨床實證，結論幾個簡單原則：

(1)多吃食物少吃食品：加工食品充斥各個賣場、超市、便利商店、傳統市場，泡麵、微波餐、速食、餅乾、烘培，各飯店、攤販、餐廳常標新立異加工做出「創意」食材。加工表示數不清的「不營養成分」吃下肚，所以要親眼看到：香菇、豆腐、蔬果、肉類。

(2)當天當季：切忌花錢買進口的高貴食品、抗癌聖品、有機產品。這些舶來品，即便是抗癌、有機等等，也因為飄洋過海，能量早就消耗殆盡。且台灣地小人稠，能做出真正有機食材嗎？令人懷疑。台灣是寶島，樣樣都有，當天當季，能量最強最便宜，我只選擇純台灣的「安全食材」（栽培中有用過農藥，到賣場時已安全）。

(3)均衡飲食：只要是食物，是當天當季，都可以入口。有人把「糖」視為致癌物，連各種可口的台灣水果都不吃，那是走火入魔。只要天然糖都可以享受，但加工糖如可樂、飲料、餅乾就要少吃。又有人說乳癌少吃山藥，因為山藥含有荷爾蒙，我反問「你有天天吃山藥嗎」？享受一下會助長乳癌嗎？

(4)吃飯皇帝大：常常在街頭上看到不少上班族邊走邊吃、便利商店隨便吃、路邊小吃、夜市宵夜，食色性也，吃飯是極大享受，要好好坐下來，心存感激，細嚼慢嚥。

(5)忠於自我：當人處於心平氣和及感恩感謝之下，身體會告訴你：肚子餓了、飽了、想吃什麼？渴了想喝水，想吃什麼就吃什麼，生魚片、泰國菜、川菜、蔬果汁、火鍋等等。天氣很熱，運動後滿身大汗，來點冰品消暑，為何不可？一杯蔬果汁很舒服，兩杯下肚很涼不舒服就要中止；來一個下午茶或咖啡，放鬆心情是有助於病情。

(6)有進有出：所有營養都來自「入口」，點滴補充是有限的。吃一大堆食物經過新陳代謝後，總會有廢物排出，排便不順會影響到飲食，且排便習慣改變也是大腸癌症狀之一。維持排便順暢很重要，如排便有臭味、便秘時，要多吃「高纖食物」或「益生菌」。

(7)多喝抗氧化氫水：人體內經常產生活性氧自由基，這是公認的致病因子，氫與氧結合成無害的水，抗氧化氫就是中和活性氧抗自由基，生病喝水是眾所共知，有人建議一天兩千CC，我是隨時隨地，二十四小時都攜帶抗氧化氫水在身邊，隨時喝氫水。

(8)代謝檢驗：很多人，尤其是癌症病人，經常補充一大堆「抗癌聖品」，到底補對了嗎？食物一旦進入人體很難偵查被吸收被利用有多少？但經過「全套代謝檢驗」可以清楚知道身體缺什麼？多什麼？該補充什麼？所有營養素（蛋白質、糖類、脂肪）被分解後吸收，到細胞內經過「檸檬酸循環」後再與氧結合被氧化產生能量（單位ATP）。有化療病人經全套代謝功能檢驗發現整個營養代謝功能喪失殆盡，醫師只在乎腫瘤縮小、指數降低了嗎，根本不在乎病人的營養！營養不良如何活下去呢？

保持優良營養，是生存的絕對條件！

無痛就是癌症的症狀！癌痛是警訊！

所有醫師都知道醫學書裡的一句話：不痛的症狀要考慮是癌症：如無痛血尿、血便、咳嗽，摸到的腫瘤。為什麼癌症引起的症狀會「無痛」？

首先要了解「痛」的解剖、生理、病理。

因為有害甚至威脅到身體，痛是最強烈的「感覺」。身體對痛有五方面安排：

(1)感覺種類：人的感覺有很多種如觸覺、溫度覺、位置覺、痛覺等等，其中以痛覺最激烈，感受最強烈，所以人體反應最快速（如手碰沸水立即縮手）。

(2)痛的接受體：人體全身都佈滿神經接受體，所謂牽一髮而動全身，其中痛的接受體是分布到所有人體內外表面如皮膚、肌膜、骨膜、腹膜、胸膜、腦膜等等，也就是內臟。腦部不會痛，但表面很痛，如腦膜炎頭痛、腦炎不痛、腹膜炎劇烈腹痛、骨折很痛但一旦固定就不痛等等，這些都是。

(3)痛的傳導最快：神經傳導有幾種，其中有髓鞘包圍的神經傳導是用跳躍式，越強烈的痛由越粗的神經來傳導越快。

(4)痛的感覺：痛都是來自周邊或內臟表面的痛接受體受到刺激，經最快神經傳導到腦部皮質，所以感受痛是在腦部而不是在痛發生部位，也就是由腦部決定「痛」的程度。

(5)痛的反應：痛反應因人而異、因情緒而異。所以情緒低落時痛加劇，失眠熬夜時痛也加劇；放化療時因為組織破壞，痛加劇，但是在老僧入定時，痛降低甚至不痛。

止痛藥有效原因在於減少組織刺激、發炎化學物質降低（前列腺素減少）、抑制神經傳導、腦部鎮靜。但是痛是保護機制，被抑制止痛都是表象（組織依然在破壞），久之藥效會降低導致抗藥性、成癮性，最後發生併發症而惡化（如嗎啡中毒）。

癌細胞是正常細胞因基因突變而轉變，是身體的一部分，如果癌組織只位在內臟裡不會有痛感，但一旦長大或轉移，侵犯到臟器表面的保護膜，就會引起劇痛。所以肝臟內癌症不痛，等到擴大到腹膜就很痛；骨轉移不痛，但侵犯到骨膜很痛！放療後癌組織縮小骨膜壓力減少就不痛。

癌痛多半是警訊，如果不及早治療，到需要施打嗎啡時，那多半是末期，生命只剩下最後幾個月的時間。

哭，只能哭一次！

一位在大陸工作二十年的六十歲工廠女主管，因疫情留在台灣，來看診主訴陰道出血被診斷出子宮內膜癌併發肺部轉移，醫院開始化療。事實上，她在五年前停經之後一年，就陸續有出血但很輕微，因工作忙碌人又在大陸就醫不方便，就疏忽了。這次因為大出血被迫就醫，沒想到一檢查竟然是癌症第四期。她是我的忠實讀者，趕來看我尋求意見。

在了解她的生病過程及所帶來的病歷、影像光碟，確定她的確是子宮內膜癌併發肺部轉移。目前她已做了人工血管，做了第一次化療，副作用還不輕（食慾不振、體力不支）。醫師安排化療幾次後等肺部轉移癌症消失就要手術（切除子宮）。

我告訴她以西醫的觀點來說，一旦轉移成第四期，預後就很差，五年存活率約一〇～二〇％，也就是五年後十人當中只有一～二人可以存活，而且這五年治療過程很辛苦也很痛苦。聽著聽著她就在我面前留下眼淚，她哭了。

過去二十二年來診治過近兩萬癌症病人，不少人在我面前留下眼淚。

流淚有正面有負面。正面意義代表病人知錯、能改、能勇敢面對；負面意義表示病人的恐懼、脆弱、無助、壓力。無論是正面負面，我告訴病人：哭，很好，但，只能哭一次。我給她正面的建議：

(1)徹底懺悔：自己的無知及疏忽，讓癌症發生又轉移成第四期，要知錯能改，善莫大焉！

(2)與癌共存：第四期並不表示末期，毫無治癒希望，相反是癌細胞早就在你體內共存至少十年了，是妳生命的一部分，要懂得與癌細胞共榮共存。

(3)西醫治療要「適可而止」：面對第四期癌症，西醫只有一直化療下去，等周邊癌組織消失，就會建議做子宮根除手術，然後繼續化療下去或加上全腹腔放療，這是漫長而煎熬的過程。

(4)自我療癒：在西醫治療期間，身體必遭遇很多痛苦甚至惡化，所以自今日起就必須力行「雞尾酒整合療法」。

(5)癌症治療過程，會有千變萬變，如：癌指數高低、影像變化、身體的不適、醫師的解釋不了解，務必尋求第二意見的支援、支持；最好有家人親友，或宗教、信仰的精神上的鼓勵。

(6)復發的風險：癌症治療初期都會有明顯改善，但這是假象，三~五年後常常會出現抗藥性、併發症、後遺症，此時是癌症病人最危險的時候，因為已經聽從醫師建議接受痛苦的治療，癌症有明顯改善或甚消失，怎麼又復發了？接下來又是漫長且痛苦的治療，醫師用藥是越來越毒，再加上精神壓力，很多病人崩潰了，那時病情就會一路惡化下去。

(7)癌症十項全能：治療期間務必保持十項全能，如有嚴重傷害，寧願暫時中止治療。每天務必能吃、能睡、能動、能走、能語、能吞、能便、能尿、能思、能活，有了這十項全能，才能人模人樣，活下來。

(8)生命是萬能的，潛力是無限大的，只要有堅強求生意志、專家指導、正確方向，希望無窮。

再一次叮嚀：哭，大聲哭，但只能哭一次。哭後，釋放所有壓力，立下遺囑，不是放棄而是放下，要勇敢面對，做一位敢死隊，努力重生。

癌症病人的十項全能

能吃、能睡、能動、能走、能語、能吞、能便、能尿、能思、能活，有了這十項全能，才能人模人樣，活下來。

1能吃：聖賢有言「食色性也」，身體細胞要有營養，而營養皆來自口入，打針是無濟於事。

2能睡：睡是休息，很多新陳代謝皆在睡眠中恢復，睡足了才有精神。

3能動：既然是動物，當然要動才能促進循環，活化細胞。
4能走：不僅能動更需要能走，可以到戶外曬太陽，可以參加活動。
5能語：能語才能表達心聲與人溝通。
6能吞：無論是喝水進食，都是基本體能。如不能吞而只能管灌，則營養大減，體力精神會急速衰退。
7能便：有進有出，才能確保腸胃正常，才能吸收營養。
8能尿：人體每天產生近一千五百CC的尿，解尿是人體排毒重要功能，不可或缺。
9能思：人體活動皆來自腦部的指揮，能思考，才能「我思故我在」。
10能活：有活下去的意願才能揮發無窮的生命力。

但是在接受正統西醫三大治療（手術、化療、放療）雖然可以讓癌症縮小、指數降低、短暫的症狀改善，但是二～三年後，出現併發症、抗藥性、後遺症，癌症開始復發轉移，就讓病人一路惡化下去，最後是兩敗俱傷。

西醫治療，務必適可而止：

1頭頸部癌症常在根除手術後，不僅讓病人失去言語、吞嚥功能，更造成臉部外觀變形，精神情緒低落，非常痛苦。強烈建議頭頸部癌症除非能保證不影響外觀及語言吞嚥功能，絕不應做根除手術，而以放療優先。

2 化療就是全國戒嚴，造成全體細胞的受傷，輕者食慾不振，重者噁心嘔吐、腹脹水腫、不能進食不能排便。

3 標靶治療，雖然較少出現全身症狀，但是也會引起末梢神經炎、手腳翻黑痠麻、皮疹難熬。

4 放療雖是局部治療，但也會引起局部組織腫脹而導致淋巴水腫、排尿解便異常，時間一久會發生纖維化疤痕黏連，引起行動受阻，嚴重者肢體變形。

許醫師強烈的建議，當在治療期間發生「失能」，務必主動暫停治療。

我很累了，要放棄——化療是刀之兩刃

有多少癌症病人，從早期癌症發現，接受正統西醫三大療法：手術、化療、放療，前兩年有效，二~三年後發現復發轉移就開始痛苦的治療過程，一路惡化到最後。二十多年來我聽過多少癌症病人呼喊：「我很累了，要放棄。」

一位大陸高官罹患腸癌治療後復發，到美國接受一連串最新科技的療法，依然不見成效，來台灣與我見面，詳談之後做了一些改變，然而兩年後接到她的公開談話：「我盡力了，累

了，感謝大家的支持。」

一位政治家夫人罹患腸癌，周邊一群最頂尖的醫學專家群體治療，先後開五次刀，放化療無數次，卻活不過五年。

立委之女七年前罹患直腸癌三期，開始一連串的治療，總共接受九次開刀、近七十次化療，肺部剩下一葉，被估計可能只剩兩個月到半年的生命，她哭著說：「我可以不要再化療了嗎？」

面對癌症，正統西醫窮洪荒之力，以三大療法「斬立決」、「誅九族」，「看到影子就開槍」、「醫病不醫人」，結果是越治療越痛苦，死亡率越高。

現在科技已經證實這三大「神主牌」是刀之兩刃，可殺死癌細胞但也同時助長癌細胞的復發與轉移。

已經有眾多的研究國際論文提出正統西醫的治療尤其是化療，反倒引起癌症的復發轉移及惡化，其原因如下：

(1) 對正常細胞的破壞：所有會分裂的細胞包含皮膚、腸胃黏膜、骨髓都被破壞，造成許多後遺症（營養不良、食慾不振、貧血、肝腎病變）。

(2) 破壞癌微環境：研究顯示癌細胞來自正常細胞基因突變所致，在微環境裡，癌細胞與眾多組織細胞、淋巴細胞、血液等，有相當複雜而奇妙的互動，各種細胞亦敵亦友，化療破壞了這微環境造成組織缺氧、發炎，讓「癌幹細胞」有機可趁。

(3)細胞素風暴（cytokine storm）：在缺氧、休克狀態中所有細胞包含癌細胞為了生存會分泌很多細胞素、趨化素（chemokin），缺氧因子、血管擴充因子，甚至所謂外泌體，來「自保」。在風暴中組織不僅被破壞、免疫力紛亂，癌幹細胞趁機被活化。

(4)開啟細胞間的門戶：因為組織及微環境的破壞，加上風暴，會驅使更多免疫細胞尤其是吞噬細胞的聚集，這些吞噬細胞是唯一可以遊走組織、血管、淋巴之間的細胞，在這些細胞的進出及游離中，也開啟了許多原本封閉或嚴格管制的通道（信息傳遞路線，signaling transduction），讓癌幹細胞能夠輕易進入血管淋巴而復發或轉移。

(5)由於組織的破壞，會刺激骨髓大量製造各種細胞來救援，其中有不成熟的、無訓練的、原始型的細胞，這不僅發揮功能有限，事倍功半，還挪用了不少營養成分，造成病人更衰弱，免疫力低弱，而無力抵抗癌細胞的復發與轉移。

鄭重的再一次呼籲，西醫治療要適可而止：

1 務必安排正子掃描做一次性全身檢查，徹底了解癌症分布及癌幹細胞的活性，做出正確的分期。

2手術、放療儘量小範圍，減少破壞。

3一旦發現癌症縮小或消失，務必暫停治療，採取WW（watchful waiting）觀察與等待。追蹤期間若僅發現無症狀的淋巴或微小疑似轉移，可以考慮WW。

4絕對放棄所謂「預防化療或放療」。

5要做到「醫病也要醫到人」，一旦發現病人體力不濟，務必給予精神、營養補助，更不要一味拒絕「補助療法」。

對癌症病人的絕對呼籲：

1無論你接受何種治療，務必至少做到五個「能」，這是基本活下去的必要因素。能吃、能動、能睡、能思及能活（發揮生命力）。如果不能吃不能動不能睡，請主動停止治療，否則惡化更快。

2建議力行「雞尾酒癌症整合療法」，做好身心靈的修練。

面對癌症

如何「面對癌症」

僅從新聞報導無法真正了解這些名人罹癌的過程，有名人罹患鼻咽癌及藝人罹患癌中之癌：胰臟癌，兩位都不幸離世。

台灣至少有五十萬人罹癌，每年死亡超過五萬人，如何從「預防癌症」、「早期診斷」、「早期治療」、「適可而止」、「與癌共存」，在此向各位呼籲：

（一）預防癌症：癌症成因無人知曉，每年千百篇研究報告都在「瞎子摸象」，所以無法正確去預防癌症，只能建議積極養生：1減少壓力笑口常開；2均衡飲食，少食「食品」多食乾淨食物；3勤運動練氣功曬太陽；4大量喝抗氧化氫水確保排便排尿順暢；5遠離汙染嚴禁菸酒檳榔；6少服用中西藥或來路不明的補品；7好眠好睡。

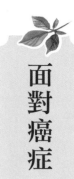

（二）早期診斷：一公分的癌組織已經至少有十億癌細胞，細胞分裂一次約需三個月，所以一公分癌症十億癌細胞至少需要七點五年。而且癌細胞來自正常細胞的基因突變，是自家人，都是靜悄悄無症狀。所以理論上根本無法早期診斷。當無痛便血、咳血時已經表示癌細胞進入血液，也就是說每一位癌症患者在初診時，都已經是第四期。要想快速、全身、全盤診斷癌症，唯一選擇是正子掃描（PET-CT），從顯影強度就可以分別腫瘤惡性度，再加上切片檢查，十天之內就可以獲得充分且正確診斷。

（三）早期治療：既然所有癌症都是第四期，就無法早期治療而只是能「儘早治療」，目前西醫三大治癌療法：手術、化療、放療，都是兩敗俱傷，且在健保限制、廠商誘惑之下，又看到死亡率節節高升，醫師們都是「醫病不醫人」，都是寧願「過分治療」，即使病人極度痛苦甚至惡化也不縮手。

（四）適可而止：如何適可而止要個案分析，當病情緩解、正子掃描不再顯影（表示癌組織不再活動）或者是年邁老人，即使癌指數高或一般 CT、MRI 依然有癌腫瘤，都應該停止治療而積極養生。我個人堅決反對所謂「預防化療」給予長期口服化療藥，不僅達不到治療效果更讓病人長期呈現病態。

（五）與癌共存：正統西醫「看到影子就開槍」，絕對反對與癌共存。而現代研究已可發現所謂1「惰性癌」（四百天不變化）；2良性癌症（如甲狀腺癌、濾泡型淋巴癌）；3放化療後消失的直腸癌；4一公分以下的肺癌或無症狀的腦轉移，都可以暫不治療而是觀察與等待（WW原則，watchful waiting）。等待當中不是不作為而是積極保握時間，努力做好「身心靈的修練」。

許醫師很誠懇的呼籲，所有癌症病人務必：

1不要只是在「談癌變色」，每天愁眉苦臉，一臉死相，而要積極養生。

2不要完全把希望與生命交給西醫，要交給自己。

3無論病情如何或何種治療，每天都要保持「能吃」、「能動」、「能睡」，更重要的是「能想」、「能活」，這五個「能」是活下去最基本的要素。

4除三大癌症治療外，還有很多治療方式，如冷凍及奈米刀消融治療是醫師不會告訴你的。

5建議力行「雞尾酒整合療法」。

癌症治療很痛苦，如何選擇？

醫學再進步，醫院再多，更多治療，癌症死亡越高。這代表什麼？

癌細胞是生命，是身體的一分子，殺不光死不了。除非母體死亡！

那罹癌之後怎麼辦？

八〇%的病人都去醫院接受全套正統西醫的治療（手術、放療、化療），把生命完全交給醫師，的確有些癌症（血癌、淋巴癌、早期癌症）被治癒，尤其在前兩年有明顯的療效。但是三~五年後抗藥性發生，後遺症、併發症也出現了，身體更是衰弱了，此時癌症竟然復發了。這是癌症病人崩潰的時候，因為「治癒希望」破滅了，以後只有接受更毒更可怕的手術、化療。要知道一旦復發就是第四期，而無論哪種癌症，所有報告都指出第四期病人存活率只有一〇%。

對於癌症，我最有資格講話，因為：

(1)我是有四十五年臨床經驗的資深正統西醫，對西醫有充分了解。

(2)曾任醫療副院長，對醫療制度、醫院管理以及醫師的心態清清楚楚。

(3)二十二年前（二〇〇二）我自己罹患第三期的直腸癌，接受過放化療，但拒絕手術，被預測活不過三年；現在我健康快樂活到今天（二〇二四），對癌症病人身心受創、談癌變色、治療痛苦，體會非常深入。

(4)我個人至少診治過一萬兩千位癌症病人追蹤十八年（二〇〇三~二〇二〇）的臨床經驗，

有龐大的數據做為佐證。

(5)努力研習各方療法（西醫、自然、中藥、養生等等）及閱讀幾百篇國際論文，既充實自己又為病人選擇最新治療模式（整合療法、冷凍、奈米刀、質子等等）。

(6)二十四小時、三百六十五天提供服務。但是我被醫界視為「特例」、「叛徒」、「惡醫」、「黑名單」，一群隱藏在暗處的「黑衣人」（年輕醫師、缺乏臨床及人生經驗的白色象牙塔的井底青蛙）不斷用黑函在「暗算我」。所幸我積極樂觀，專注專心，既站在「有理」的光明面，何懼之有？

但是面對每一位癌症病人，儘管我「視病如親」面對面詳談三小時，但是只有不到二〇%的病人相信我。每當病人出現在我面前我就可以預測他們的預後，因為我看病人不在於癌症第幾期或癌症指數多少，而在於他的身心狀況。

(1)預後不好：一臉愁眉苦臉，緊張恐懼，不知所措，六神無主，在我面前無話可說，皆由家屬親友來問話，病人已經沒有生命力了，他已把生命交給別人了。這樣「一臉死相」如何活下去？

(2)預後良好：雖一臉遲疑，但篤定不慌，自己做足功課，所有問題自己發問，這樣明顯能「掌控自己」的，需在意活多久嗎？

輔導癌症病人非常棘手，因為一種米養百種人，每個人個性都不同，從緊張恐懼到泰然處之，差別很大，個性決定一切。面對癌症病人在充分了解其臨床症狀及癌症種類後，會給予詳細說明：

簡單的癌症（甲狀腺癌、淋巴癌、早期癌症）可以完全治癒，嚴重癌症（胰臟癌、壺腹癌、四期癌症）無論什麼治療一定是一路惡化下去，務必立即執行雞尾酒整合療法。儘管我一而再的費心說明，依然只有二〇％病人相信我，大半癌症病人都回去醫院接受治療後好好壞壞，但逐日惡化直到三～五年後死亡交叉而至死亡。

化療是救人還是害人？

正統西醫治癌三大法寶：手術、化療、放療，確實有相當的療效，但是副作用、後遺症非常之多，常常讓病人無法承受，甚至導致病情惡化最後是兩敗俱傷、同歸於盡。尤其是化療，常讓病人生不如死，如果是全身蔓延時使用化療還勉強接受，因為可以延長生命，但是如果只是無症狀的淋巴轉移，就給予化療，就像是要追捕一個小偷竟要全國戒嚴！而化療療程要多久？醫師自己也無法決定，常常是寧願多用。

化療是毒藥，應該「適可而止」！

一位六十歲工廠老闆娘，先生過世，獨自撐起一個大事業，非常忙碌壓力又大，工廠汙染也多，於二〇一二年三月被發現肺癌併發腦部轉移，接受標靶藥物治療及腦部放療。來求診時身體尚稱健康，顯見治療有效。當時PET正子掃描右肺部有顯影，表示癌細胞還很活躍。我建議她繼續治療及力行整合療法。

一年半後追蹤，從CT看腫瘤縮小一半，但正子掃描卻沒有顯影，這表示癌細胞已經無活動甚至纖維化，我建議她終止化療。但是醫師卻要求她標靶外再加上化療，她經不起醫師的壓力，只好接受。以後追蹤，發現她精神、體力越來越差，儘管我一再建議她停止化療，她仍然不敢。兩年後又發現雙肺轉移呼吸困難住院，不到一個月不幸過世。

這類化療導致病情惡化的病例，太多了。事實上，就像溫水煮青蛙，病人是逐漸惡化當中，而醫師不僅不承認還向病家解釋：「腫瘤有縮小，癌指數有降低，化療要繼續不可停。」到病人死亡，還振振有辭：「幸好有做化療，才能多活兩年。」

一般醫師是用CT來追蹤，CT只能看出腫瘤位置、大小、形狀，卻無法知道癌細胞活性；正子掃描利用葡萄糖加上氟同位素做顯影劑，葡萄糖會被所有細胞吸收做燃料，所以正子掃描可以做全身檢查；其次葡萄糖吃得越多代表細胞越活躍，所以從亮度就可以判斷癌細胞的活性。當正子掃描從有顯影到沒有顯影就表示癌細胞已經不活動或纖維化，可以終止化療。

台灣一年死於癌症已經超過五萬人，如果分析每一個病例，死於化療者絕對很多很多。目前化療有效的如血癌、淋巴癌；部分有效的如腸癌、卵巢癌、肺癌等；完全無效的如胰臟癌、肝癌、肉瘤等癌症。

強烈建議癌症病人及家屬在接受化療時務必考慮兩件事情：

1化療期間，依然要保有「能吃、能睡、能動、能便」的基本活下去的要件。若化療後導致「不能吃、不能睡、不能動、不能便」，絕對要停止化療。

2有無療效？有效可以繼續，無療效必須終止。

呼籲醫師：西醫治療要適可而止，要「醫病也要醫到人」。

癌症會好嗎？一輩子要化療嗎？

絕大部分癌症病人回醫院，問醫師：「化療要做多久？」醫師回答說：「癌症不會好，所以要化療一輩子。」病人問我：「化療要做一輩子，到底癌症什麼時候才會好？」

我說：「當你忘記癌症的時候就是好的時候！」

忘記癌症？哪有可能？

經常定期回醫院檢查，不是癌指數提高？就是發現影像有陰影？化療剛做完，醫師又要說，繼續用口服化療來預防，不斷被警告，不斷的治療，不斷的檢查，不斷的出現後遺症，永遠讓病人活在癌症的陰霾中，會好嗎？

一位七十五歲退休教授，九年前罹患肺癌，曾接受標靶治療有明顯療效，但是兩年後又復發，顯然藥已失效，改用化療。但是病人受不了副作用（體力不支、失眠、食慾不振、手腳痠麻）來求診，正子掃描顯示在胸部主動脈旁有一個五公分的肺癌，病人拒絕繼續化療，改接受冷凍療法。一年後追蹤（正子掃描）依然顯示中膈腔有淋巴感染，他繼續力行整合療法不理它，至今又過了五年一切安好。

一位乳癌病人已經九年多了，上個月從美回台做了一次正子掃描，發現一顆頸部淋巴感染（白色亮點），醫師要求病人趕快化療，問我意見：「要接受化療嗎？」我問她三個問題：「有症狀嗎？會擔心嗎？有抗壓力嗎？」她回答：「完全沒有症狀，已經近十年了我擔心什麼？我先生支持我，沒有壓力。」那就不去理它！甚至我建議她不用再檢查了，做個「快樂的鴕鳥」吧！

這是我與正統西醫最不同的地方。我是「與癌共存」，西醫是「趕盡殺絕」。結果相信我的：活得健康快樂；回醫院治療的：痛苦一生走到盡頭！

聰明的癌友，你的選擇呢？

一位馬來西亞的癌友，腸癌轉肝臟的第四期病人，兩年前來台中看我，身體非常瘦弱，無精打采，幾乎是到末期。我花三小時的解說、開導、教育、鼓勵，更建議她勇敢接受化療並立下遺囑，生死看開，勇敢面對，力行雞尾酒整合療法。

事隔兩年後追蹤正子掃描（我的病人每半年做一次正子掃描）顯示肝腫瘤從密密麻麻到剩下兩顆，病人不僅症狀改善且生活正常，令主治醫師都認為不可思議。

所以在此必須提醒所有癌症病人：

化療有效只有一～兩年，之後可能又復發，醫師必須換藥，三～五年間藥物抗藥性出現，就有藥用到無藥可用。所以我強調在有效期限必須力行我的雞尾酒整合療法，提高免疫力，豐富營養，維持體力與精神。

很多病人受不了化療副作用而放棄治療，但在整合療法支持下，達到「祛邪扶正」，讓病人可以在化療期間依然能夠：能吃、能動、能睡、勤練甩手功、科學中藥、大量喝抗氧化氫水。

很多人以為我強烈反對西醫，事實上我是正統西醫，當然不反對西醫，只是要求「適可而止」。在過去二十二年來，我診治過兩萬癌症病例，經歷過五千例死亡也輔導過五千例活過五年以上，深知癌症病情變化萬千，每一位病人都不同。輔導癌症都是個案處理，不可能一種治療走天下。癌細胞永遠在體內蠢蠢欲動，適時復發，所以輔導癌症是一輩子的任務。

台灣醫療整個「崩盤」了，癌症診斷竟要如此之久！

二〇二一年九月中秋節過後一對台商夫妻來看診，他們長期在大陸經商已經三十年，可說是事業有成，這次因為疫情暫時沒回去大陸。病人是太太，六十歲，負責公司的財務，平日工作雖忙碌，但公司經營穩定。她吃素已三十年，很重視養生，常參加斷食營及做咖啡灌腸，更曾經遠到印度接受瑜珈修行，個性也開朗，親子關係良好。但過去幾年夫妻關係惡化，致使她常常失眠，目前雖然問題已解決，但內心壓力依在。

二〇二一年二月過年前，她自己摸到左頸部一個小硬塊，曾求診她的家庭醫師，被告知無所謂。過了三個月，她發覺右胸部有壓迫感及有點胸痛，但好好壞壞不嚴重。二〇二一年七月再度諮詢家庭醫師做了癌症指數檢查，發現 CEA 提高，被建議到大醫院進一步檢查。

她經人介紹到台中××醫學中心，醫師看到CEA高，懷疑是腸胃癌症，從大腸內視鏡開始檢查，胃鏡、腹腔超音波及CT、乳房超音波、乳房攝影、頸部CT等等，一共花了兩個月，到二〇二一年九月十三日中秋節前才開始做頸部淋巴切片，證實是「轉移性腺癌」。而意外的從頸部CT發現右上肺部有一個三公分的肺腫瘤，於是被確定是肺癌併發頸部淋巴轉移，醫師隨即安排標靶藥物基因檢查，準備做標靶藥物治療。

從這件病例，就知道台灣醫療整個「崩盤了」。

1 這位家庭醫師面對病人左頸部小硬塊，竟然說：「無所謂」！所有醫學書都寫明：「無痛的腫瘤」要考慮癌症，尤其是左頸部，這是淋巴胸管進入鎖骨下靜脈的地方，也是癌症轉移常發生的部位，這位醫師是否要重考執照？

2 醫學中心的醫師一看到CEA癌症指數提高，就立即懷疑是胃腸癌症，開始一連串檢查，好似很有效率，事實上完全既想歪又做錯。

3 病人早就發生右胸部疼痛有壓迫感，醫學中心所有醫師竟然沒人理會，真是只醫「檢驗報告」不「醫人」。

4 等到「意外」發現是肺癌轉移，不儘速安排肺癌最基本的三種檢查：肺部CT（更好的是低劑量CT）、腦部及骨頭掃描，雖然有做腦部CT，卻不做較好的MRI；而腹腔

CT早就報告有「骨頭轉移」卻也不安排「骨頭掃描」，難道這些臨床醫師都是不看病歷報告嗎？竟然先安排「標靶治療」!?

從這個病例的整個醫療過程，可看出台灣醫療表面被認為水準很高，實際上是荒腔走板、毫無章法，令人啼笑皆非。而且這個病例不是個案，而是常常可見的「醫療延誤」。如果在美國，這些所謂醫學中心的醫師們都要被告到法院去了。

可惜又可憐，病人完全不知道自己被誤診又延誤。

癌真諦：「生命對付生命」

從了解「癌微環境（cancer microenvironment）就可以體會：

(1) 癌實體是一個器官（organ）不只是組織：組織只有一群細胞的組合，功能有限且需要仰賴其他組織才能生存；而器官是有完整的新陳代謝、血液循環、維生系統，可以獨立生存，所以說「癌是活生生的生命」絕不是瞎說。

(2) 癌幹細胞（cancer stem cell, CSC）有再生能力、不老功能、自我防護、浸潤轉移，在癌實體中幹細胞越多惡性度越大，所有抗藥性皆來自癌幹細胞。

(3)對抗自噬能力（autophagy）：正常細胞在有突變時會利用「自噬」功能（如P53基因）溶解失去能力的構造，癌幹細胞是正常細胞突變而來，有能力免於此遭遇。

(4)失巢凋亡（anoikis）：人體構造非常嚴密，細胞之間不僅維持緊密結合更是互相溝通，一旦流失或異位即被吹毀而凋亡，猶如小鳥離巢會死亡。但是癌幹細胞能分泌各種激素、酵素、細胞素等，來打破這些縝密關係。而「離群索居」、「遠走高飛」，這是癌症復發及轉移的過程。

(5)休眠（dormancy）：很多動物在寒冬來臨會休眠，如北極熊、青蛙，正常細胞遇到缺氧、酸化環境也會自我防禦而互相支援（如SOD抗氧化）。癌細胞沒有外援，只好暫時休眠按兵不動。所以只要人體免疫系統健全，癌細胞受到威脅就會休眠，休眠超過四百天就是「惰性癌」。面對惰性癌不需要急於過分治療。

實體癌是一個器官，裡面有各種細胞，癌分成兩種細胞，癌細胞及癌幹細胞，很多癌症的表現如分裂、擴散、轉移、抗藥性等都是癌幹細胞的功用。而另外還有很多正常細胞如纖維細胞、間質細胞、內皮細胞、免疫細胞（NK, DC, B, T）、吞噬細胞（macrophage, M1, M2），這一大堆細胞竟然是互動頻繁，亦敵亦友，令人咂舌。細胞彼此還會放出外泌體（exosomes），內含各種蛋白質、核酸、細胞素、介白素等，其功能就像區間車（shuttle）

作為細胞間的交流。

二〇一八年科學家發現癌幹細胞會分泌PD-L1結合T殺手細胞的PD-1，使其失去功能而逃脫，因此而發展出很昂貴的PD-L1抑制劑治療。但目前已知其只適用在少數的黑色素瘤，因為現在發現細胞間的這種互動非常複雜及頻繁，而台灣醫師還在鼓勵甚至鼓吹這種療效有限而昂貴（幾十萬）的治療。我個人至少經歷過十幾位癌友花大錢接受這種治療，但都在半年內死亡。

深切了解「癌微環境」後，這讓我想起就像人的社會一樣有好人壞人，有公安有軍警，平常相安無事，一有暴動警察會出動鎮壓。而警察也是黑白兩道，有線民、暗樁（外泌體），壞人會送紅包買通警察而過關。當警界執行「掃黑專案」時，所有壞人都會暫時休眠。現在台灣每天有數不清的犯罪（車禍、吸毒、意外、搶劫等等），因為只有編制八萬警察不夠用，如果有五十萬警察、二十四小時全天候在各個角落站崗巡邏，所有壞人都會消聲匿跡。

所以面對癌症是要「生命對付生命」，無論如何治療，提升自身免疫功能與癌共存，是絕對可能。正統西醫的SOP，趕盡殺絕，兩敗俱傷，務必適可而止。

癌症的十字路口

是矛盾逃避還是勇敢做出選擇？

(1)**當你被告知罹癌時**：你一定被嚇到了，第一反應是：怎麼可能？怎麼會是我？有人緊張到昏倒不知所措，有人急得到處求醫，有人選擇自我否認而逃避。

(2)**當你被告知要手術時**：你一定很緊張，不知道一進開刀房能否走得出來？一刀下去，我是否變成殘障？

(3)**當你被告知要化療時**：你一定擔心可怕的副作用、併發症、後遺症、掉頭髮、食慾不振、體重下降、憔悴不堪，一副癌末模樣，能承受的住嗎？

(4)**當你被告知癌症復發了**：你一定很傷心甚至崩潰，自己是模範病人已經辛辛苦苦接受漫長而殘酷的治療，竟然又復發了，我還能活多久？

(5)**當你被告知已經癌末了要去安寧病房**：你已經接受所有治療而無效，醫師表明束手無策了，你是很無奈，很無助，很累，想放棄了？還是不甘心。

我永遠忘不了四位病人：

一位老農夫，一輩子在鄉下忙於下田耕種，是B肝帶原者，一次體檢發現十公分的肝腫瘤，被告知時一臉無所謂，繼續他的農忙，完全沒有治療，五年追蹤他還健在。

一位年輕媽媽是護理師，懷孕時罹患卵巢癌，她堅持生下小孩，在電話追蹤時傳來小嬰兒聲音，她不在乎癌症，只談她可愛的小王子。

一位大陸高官，位居司長級，罹患大腸癌後接受所有治療，更到美國尋求最新免疫療法，再到台灣與我當面詳談。兩年後朋友轉來一封她的親筆函：「我很累了，也盡力了，感謝所有關心愛護我的親朋好友，願神祝福你們！」

一位腸癌復發治療無效的老先生我照顧他兩年，直到他呼吸衰竭插管，臨終前所有家人圍在床邊，我也在場，他用筆寫下幾個字：「我走了，你們要感謝許醫師。」全體家屬在禱告，沒有人哀戚，只有我流下眼淚。

罹癌之後，面對很多十字路口，要做出抉擇，很難，很苦，很累。

一位三十歲癌症病人能夠公開，坦然面對生死而唱出：It is OK。更說出：不要等到艱難困苦時，再來讓自己快樂起來。顯見她已經能掌控自己的生命與決定自己的命運。

我在輔導癌症病人的時候不像西醫只關注癌症第幾期以及治療的效果，我所注重的是病人對生命的掌控有多大？

1當病人在我面前表現得緊張、恐懼、害怕、矛盾而不敢面對，甚至逃避生與死的威脅，即使他是早期癌症，預後也一定不好。相反的——

2當病人在我面前表現得很鎮定，能夠心平氣和和我討論如何面對癌症、如何選擇治療方式，明顯表現出他能完全掌控自己的命運，預後一定很好；即使最後難逃厄運的到來，死亡也是健康的。

不知死焉知生，置之死地而後生

儘管醫學醫術進步神速，但是癌症死亡率依然年年攀升，台灣有五十萬人罹癌，預估二〇二〇年增加十一萬人，每四分四十二秒就有一人罹癌，一年死於癌症已近五萬人。

二〇一八年全球癌症新病例一千八百一十萬例，死亡九百六十萬例。其中亞洲新病例佔五〇%，死亡佔七〇%。大陸新增病例三百八十萬例、死亡病例二百二十九萬例，平均每天死亡六千人，每分鐘死亡五人。大陸癌症發病率及死亡率都是全球第一。

死亡之高讓人談癌變色！為什麼變色？怕死嗎？不是的，人人都會死，罹癌之恐懼不是生死問題而是「放不下」；放不下家庭、親子、父母、錢財、地位、股票、事業、理想。

我永遠忘不了一通來電：一位乳癌的媽媽從醫院門口打電話給我：「許醫師救救我呀，我乳癌已經開刀了，這次回診，醫師說淋巴又大起來，要換藥繼續化療，許醫師我有救嗎？」我說：「小小淋巴腺怕什麼？」她緊張的說：「我當然害怕，我是單親家庭，父親中風，孩子又小，萬一我死了怎麼辦？」

她所擔心的不是自己生死問題，而是她的家庭。

我觀看癌症病人不在其第幾期，而是看她們恐懼感有多深。

當癌症病人緊張兮兮、愁眉苦臉、一臉死相，那預後一定不好；反之，當病人一臉鎮定、不慌不忙、思路清楚，那預後必定不錯。

面對癌症壓力、生死關頭，如何脫身？唯一辦法：立下遺囑，生死看開，置之死地而後生。

很多人都在指責我，說病人都已經很煩擾了，還叫他寫遺囑？

立下遺囑不是「放棄」而是「放下」。遺囑寫好後表示生前死後都已經準備好，都放下而無後顧之憂，變成敢死隊，才能發揮最大的生命力；更告訴自己努力重生，不放棄最後一分一秒。

當年（二〇〇二）罹癌後第二天就寫好遺囑，交代死後火化樹葬；二十二年來沒有去醫院做任何檢查，被批評是鴕鳥心態。

沒錯，我是鴕鳥，是一隻活了二十二年健康快樂的鴕鳥。相反，看到醫院裡一大堆愁眉苦臉、一臉死相的癌症病人，不知死之將至還一直在接受「化療毒劑」，真替他們可憐又可悲。

子曰：「不知生，焉知死！」我說：「不知死，焉知生！」

重要癌症觀念，請大家告訴大家

化療化療，就只有這一招嗎？

罹癌之後初步治療常可見到療效，癌友經常自以為自癒了，但是短者二～三年，長者三～五年後一旦復發轉移，才是惡夢的開始。因為回醫院後只有一條路可走——化療再化療，最後惡化死亡。

我追蹤了一萬兩千位癌友十八年，八〇％是接受西醫治療，死亡率比一般想像的高。死亡率九〇％以上：胰臟癌、食道癌；六〇％以上：肺癌、卵巢癌、膽道癌、腦癌；四〇％以上：腸癌、肝癌、胃癌、鼻咽癌、骨髓癌；二〇％以上：乳癌、攝護腺癌、淋巴癌、子宮內膜癌、膀胱癌、血癌；五％以下：甲狀腺癌、皮膚癌。

然而無論什麼癌，一旦復發轉移成第四期，化療後死亡率立即攀升到九〇％。難道別無選擇嗎？兩個病例，一死一活：

一位先生過世管理一家工廠的老闆娘、平日壓力很大，罹患肺癌轉移腦部經化療及腦部放療有改進，兩年後在追蹤時 CT 顯示肺癌只有縮小，醫師要求繼續化療，否則復發更嚴重。但是兩次正子掃描顯示已經沒有顯影，表示癌細胞已不活躍，我強烈建議應停止化療，繼續觀察並力行整合療法，但是她不敢拒絕化療；不到兩年，因為食慾不振，營養不良，體重下降，感染敗血症死亡。

一位教授夫人罹患乳癌後接受我的意見只接受局部手術，力行整合療法，三年後因腰痠背痛被診斷為坐骨神經痛，治療無效，來電詢問：我問她躺下來會好轉嗎？她說：更痛！一句話就知道是脊椎轉移（一般筋骨神經痛躺下來是好轉）。經骨掃描證實腰椎轉移、立即接受十次放療，疼痛減輕了九成，再給以抗荷爾蒙治療，如今又過了兩年，天天看到她在公園練甩手功，精神飽滿。

復發轉移代表已經是第四期，回醫院手術機會很少，幾乎只有化療或標靶治療；再過一年半載、抗藥性出現又再換藥，藥越換越毒，最後加上最新的免疫療法花上幾百萬。有位球友是校長抱怨說：他為乳癌太太花上幾百萬接受一連串西醫治療，不到五年就死於併發症。

那不接受化療怎麼辦？等死？當然不是。如何選擇呢？依個案來判斷：

1 無症狀者：仔細觀察或給以最安全最簡單最有療效的治療，如局部手術、冷凍消融治療。
2 有症狀者：治療以解除症狀為主，如上例骨轉移腰痛，放療即可，不需要化療。
3 安排正子掃描：確定癌症活性及全身轉移狀況，若沒有顯影，切勿化療。
4 力行整合療法。

業障業障，走火入魔

一位長期前額脹痛的在家居士來求診，主訴十年前開始學佛打坐，師父囑她把心思精神集中在兩眼之間的前額，沒多久就出現前額脹痛，這脹痛一直困擾著她。除了睡覺及晨間較好外，幾乎整天不舒服，只要一專心就發作，甚至無法看書看手機，加上這幾年更年期症狀

（臉潮紅、失眠、發熱等）讓她整天難過，覺得生不如死。

她尋求中西醫，服用一堆中西藥沒效，直到一位精神科醫師給她（安眠藥、鎮靜劑、腦循環劑）才略有好轉，但又擔心長期服藥是否會使腦部退化？因而來求診。

她自稱是一個很幸福的人，家庭和樂，孩子孝順，小康不缺錢。學佛前蠻喜歡打扮買名牌精品，因個性衝動常會與人計較；學佛後完全遵循法戒，開始去布施、做義工、甚至去佛堂清潔廁所，努力在消除「業障」。但是頭脹痛依然存在。

看診中，我分析她的頭痛：1沒有噁心、想吐、腦壓增加的現象；2沒有其他神經機能障礙；3十年來好好壞壞沒有惡化；4腦部CT正常；5沒有外傷或內科疾病；6沒有過敏體質。所以可以放心這不是腦部或身體問題。

再分析她的身心狀況與生活起居，她個性拘謹，注意小節，原是在醫院當護佐及行政助理，婚後在家每天勤於家事，學佛後經常在佛堂做義工。

我問她：學佛快樂嗎？她說：當然當然，佛教導我嚴禁五毒「貪、嗔、痴、疑、慢」，要懂得施與捨。師父又告誡我要努力消除業障，學佛後不僅不與人衝突，更不再追求名牌精品，每天輕衣簡食，外出當義工，布施救助別人，看到別人幸福自己也幸福。

幸福是嗎？我懷疑？

談話之間，她深鎖著眉頭。我又問她：妳改變這一切，身心有輕鬆的感覺嗎？內心有感恩有幸福感嗎？會經常微笑或甚至大笑嗎？

她快人快語回答：我甘心做歡喜做，決不求回報。但是這頭脹痛讓我有壓力，我不會笑。很清楚看出她「內心壓力，心思矛盾，不知所措」，最後我給她建議：

1這頭脹痛，不會惡化也沒有腦部問題，請放心。

2多愛自己，不要過分自我約束。

3學會與病共存，如聖嚴法師說「面對它、接受它、處理它、放下它」。

4精神科藥物盡量少服用，避免依賴成性。

5久病成良醫，找出讓自己輕鬆的時刻，如外出旅遊、家庭聚會。

宗教教人行善、感恩、慈悲、放下，這些都很好。但是我非常反對「業障」、「前世今生」、「原罪贖罪」。人因為脆弱而信仰，得到「神助」，但人有七情六慾、喜怒哀樂，為了提升到「神」的境界而貶低了人性，甚至「汙衊人性」，導致給人「壓力」、「醜化」、「人生苦短」。沒有人只有神，對嗎？還是走火入魔？

壓力是萬病之源

一位遠從宜蘭來的農夫，三年前因體重減輕，腹脹腰痛被檢查出罹患胰臟癌，接受了「惠普」根除大手術（Whipple operation），手術順利，但是從此食慾大減、嚴重腹瀉，體重減輕，再沒有體力下田工作。今年初追蹤時腹腔CT被發現疑似復發約三公分，開始接受化療，從此惡夢開始，一連串併發症：頭髮掉光光、食慾更差，體重嚴重減輕、精神不濟，腹瀉更嚴重，求診時詢問：如何是好？

了解他過去生活，父親早逝，母親一人照顧九個孩子，有三個過繼給親朋，他從小就必須工作照顧弟妹，非常辛苦，直到長大，租地開始務農，早出晚歸，不幸又遇到做工廠廠長的弟弟因沉迷酒與賭而陷入困境，他必須伸出援手。他的個性內向、憂鬱，沒有社交生活，雖然是個健康寶寶，乾淨飲食、早睡早起、沒有惡習、努力工作，但是還是罹癌。

我給他的建議：

1做正子掃描確定是否真的復發，CT只能疑似有腫瘤，也許是纖維化或黏連？如果正子掃描正常，根本不需要化療。如果確定復發，因為沒有症狀，依我追蹤近三百位胰臟癌病人即使完全接受西醫治療，也只延長一～兩年，死亡率高達九〇％。我是不建議化療，那做什麼？等死嗎？

2最重要是立下遺囑，生死看開，無後顧之憂，全心力行整合療法。

台灣目前的胰臟癌病人有增加的趨勢。我的姊夫陳院士一生專心於肝炎肝癌研究，有「台灣肝帝」之稱，但生性嚴謹，太專於研究，又忙於教學及論文寫作、國際會議、台大醫學院長的行政，忙到七十歲才被迫退休，沒想到罹患胰臟癌不到四個月就往生。

一位農夫、一位學者，都是注重養生，都是健康寶寶，卻同樣罹患癌中之癌——胰臟癌？壓力是萬病之源，人生苦短，早日放下，是為上策。

面對死亡

醫師責任在嚇唬病人還是安慰病人!?

在傾盆大雨中，一週前接到一位八十歲老婆婆電話，語氣緊張但很清楚表示：幾年前在一次體檢中發現左肺有一結節，醫師建議切片。她因為年紀大，沒有任何症狀，只有輕微血糖及血壓高，有服藥治療，老公又中風要照顧，一直不敢接受任何醫院的處置。

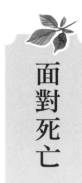

她與老公兩老生活正常，兒女都已成家立業，沒有壓力。兩年前老公一次腦中風住院一個月，差點病危，之後經過長期復健後已復原，目前走路需要助行器。這期間她壓力很大，在得知肺部陰影後更增加不安。這四年每半年都接受低劑量肺部CT，每次檢查後，醫師都要求做切片及手術，並一再提醒她，如果不做，萬一惡化就來不及。

接到電話後，我叮囑她到醫院申請所有影像光碟片，她前日回診，這次因為原本的胸腔科主治醫師生病，改由感染科醫師看診，這位醫師毫不客氣向她解釋說：「再不治療，恐怕連手術機會都沒有。」看她要申請光碟片，又一臉臭臉說：「怎麼？要給其他醫師看麼!?沒用的，都一樣要。」

原本她要親自來求診，因為年紀大，要照顧老公，又有疫情加上傾盆大雨，我建議她把光碟寄給我加上視訊，暫時可以做詳細討論。

收到光碟打開詳看，真讓我火冒三丈。

光碟裡有最近四年的低劑量肺部CT（二〇一八～二〇二一年），詳細比較前後，的確左肺有一個〇．五公分的結節，四年來都沒有變化，顯然這是一個良性結節，即使是惡性也是「惰性癌」，也就是沒有功能的良性癌。這位婆婆生活健康無症狀，根本不需要任何處置。看完影像後，我電話告訴她：

「是有肺部結節，但四年來都沒有變化，應該是良性，可以不理它，如果不放心一年檢查一次即可，請放心過日子。」

她一聽我解釋，又高興又興奮說：「真的嗎！許醫師，你不知道這四年來，為這個結節，壓力好大，擔心不治療，萬一三長兩短，我老公怎麼辦。」

最後我再度建議她：「請放心與你的老伴好好過個健康、感恩、快樂的晚年。」

「許醫師，感謝感謝，有你真好！願上帝保佑你！」還傳給我一張感恩的圖片。醫師的功能是什麼？面對病人是「威脅利誘」？還是給予「正確建議」？

罹癌之後，為如何飲食而不知所措

到書局、上網路、網站、臉書、youtube，可以看到理論一堆，抗癌食品一堆，保健聖品一堆，抗癌專家一堆，有機烹調一堆！

如何選擇？有人如此改變：

1 苦行憎型：水煮菜菜煮水，無味無葷。

2 健康聖品型：認為食物汙染，花大錢買各式各樣的抗癌食品。

3 令人擺佈型：有人說地瓜葉很好就天天吃地瓜葉，有人說苦瓜很好就換成苦瓜，有人說……。

4 信任專家型：力行生酮飲食、一六八，天天施打高劑量維他命C、D，大劑量益生菌。

5 矛盾型：自認為改變很多，遠離汙染，但又回醫院接受化療，結果呢？不到兩年就發生抗藥性、副作用，癌症又復發轉移。

我呢？許醫師八大原則：

1多吃食物少吃食品。食品有添加物，長期食用有害健康。

2當天當季，能量最強最便宜，不必求有機只求安全蔬果。

3均衡飲食：不偏食，廣吃各種食物。

4大量喝抗氧化氫水，我罹癌之後大量喝電解抗氧化氫水至今已經喝了二十二年，電解後鹼性水可以中和農藥，酸性水可以殺菌。一年前電解水原廠徐董他是水質專家，歷經多年研發出一款目前唯一款三合一氫水機，我開始每天大量喝氫水，幾個月下來，感覺精神、睡眠、體力都有明顯改善。

5有進有出，每天注意排便。

6吃飯皇帝大：好好坐下來享受美食，要細嚼慢嚥。

7不餓不吃，吃飯八分飽，飯後百步走。

8外食時慎選餐廳，不進吃到飽餐廳。

罹癌之後，不再談癌變色，勤運動、曬太陽、喝好水、好眠熟睡、無欲則剛。食色性也，罹癌之後一樣可以享受美食。

面對癌末病人的一席話：面對死亡！

一位八十歲癌末病人在家屬陪伴下來求診，八年前體檢大腸鏡發現有息肉沒有治療，七年前排便習慣改變了，到醫院檢查出是右結腸癌，即接受右半大腸切除術。因為有淋巴感染而接受口服化療長達三年，三年前有間歇腹痛，發現腹腔轉移繼續化療。到二〇二二年六月，腹痛加劇、食慾不振、體力衰退，檢查出肝肺轉移。因為年過八十，醫師不再建議化療，只告訴他「來日不多，要心理準備。」目前他用胃管減壓，打營養針及麻醉貼布止痛。

詳細看他醫院治療所有資料，的確是已經到了癌末了，要知道只要能進食就希望無窮，但他已無法進食，只剩最後幾個月了。

面對癌末病人，任何人都無解，但我還是給他以下的建言：

(1)面對人生終點。接受死亡，立下遺囑，生死看開，忘記癌症，不再接受任何治療，思考及安排最後遺言，想說的、想去的、想見的、想做的、該處理的好好安排。寫遺囑不是放棄而是「放下」，依然要珍惜每一秒，把生命圓滿完成到終點。

(2)健康而走。死有很多種，有含恨而終、死不瞑目、幽魂不散，也有輕如鴻毛、重如泰山，當一切安排妥當後，就可以「善終」、「死而無憾」、「健康而死」。

(3)珍惜可貴資源，減少無謂的追思及建墓園，後事一切從簡，最好火葬後樹葬，不留任何痕跡；或捐出大體，或有遺產可捐出做公益，遺愛人間。

已經數不清多少次與癌末病人詳談，我秉承良心良能，真誠以告。

子曰：「不知生焉知死。」星雲大師說：「生要接受死要準備。」

我反過來說：「不知死焉知生。」

我主張的雞尾酒癌症整合療法第一項就是：面對癌症首要勇敢面對，立下遺囑，生死看開。

有多少人指責我，不該如此殘忍。的確到了癌末，大多數病人及其家屬內心是何等的埋怨與不捨，尤其是還在花大錢繼續接受無效而痛苦的治療。

但是如果生死看開，心平氣和，常有意外出現，畢竟生命力是無窮大的。

給癌症病人的忠告

我是健康寶寶為什麼會得癌症？

一位中年主婦，來求診抱怨說：「我是親友中最講究養生的，為什麼我會得癌症？」養生已經是全民共識。電視媒體、養生大師、名嘴網紅、百大名醫、氣功大師、排毒專家、營養教授，天天在教大家：如何排毒、如何練氣功、如何選擇食材、如何做健康檢查、如何服用抗氧化聖品、如何做經絡按摩。結果呢？還是得癌症？為什麼？

因為養生要全方位養生，不是局部或選擇性的養生。

我遇到下面情況：

1 經常做健康檢查，追求正常數據，一看到紅字就緊張兮兮。

2 進有機農場要穿兔寶寶裝以防汙染，卻看到產銷班長們在農場外吞雲吐霧。

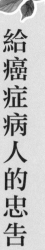

3 剛念完阿彌陀佛的老媽，過馬路卻慌慌張張。
4 在素食店吃飯，卻看到老闆娘在打小孩。
5 參觀法會，卻看到一些素雞、素肉，既然已經出家了，還在想那塊肉？
6 參加斷食營，餓到半死，回家後又開始大吃大喝。
7 堅信糖是毒物，拒吃台灣優良水果（西瓜、鳳梨、釋迦等）。
8 從教會做禮拜哈利路亞回來，一下車就跟老公抱怨連連。
9 進素食懷石料理餐廳，一客超過千元，看到食物變成「雕龍畫柱」。
10 經常看名嘴名醫的視頻，今天練平甩功，明天做經絡按摩，後天呢？
11 今天力行一六八，明天做生酮飲食，後天堅持五行五色，大後天要做什麼？
12 專注養生聖品：魚油、葉黃素、高劑量維他命C和D、膠原蛋白、玻尿酸，結果今天吃這個明天吃那個，少吃一樣就如世界末日。
13 有錢人能花錢，堅信高科技，幹細胞、PRP、外泌體、吸氫、NMN，到印度參加瑜珈修練，到日本有機生活，到瑞士養生村，到美國的斷食灌腸營，結果累了一身回台灣。

太多了，罄竹難書。許醫師一句話：養生要全方位養生。如此而已！

化療期間，務必保持這三件求生的基本要求：吃得好，動得勤，睡得甜

五年前我的一句話「化療加速死亡」，惹惱一位榮總醫師及遭醫勞盟的群體打壓、霸凌，加上衛生局、衛福部無厘頭的圍剿，讓我遭遇人生最大的危機，歷經五年的纏訟，終獲得勝訴。

昨晚接獲一位鄰居女兒來電：「媽媽進入安寧病房，即將往生。」我立即趕赴醫院探視。我最痛恨安寧病房，一方面我認為所有癌症病人只要走對路，適當醫療，力行雞尾酒整合療法，根本不可能惡化到進入安寧，同時安寧代表正統西醫的無能。台灣一年死於癌症已超過五萬人，雖然最後都診斷為死於癌症，但有很大部分是「過度醫療」所造成的。

這位不幸的乳癌病人，摸到乳房腫瘤已經超過十年，二〇一五年開始有疼痛感，但疏忽未就醫，直到二〇一六年七月切片證實乳癌後才來看診（ER 陽性九八%、Her 陰性），淋巴也侵犯。我建議立即局部切除，但她不喜歡就醫，延遲一年後（二〇一七年五月）才被迫接受局部切除。之後雖有服用抗荷爾蒙，但斷斷續續，我所主張的雞尾酒療法也不認真執行。

這期間，不幸老公突然中風，造成右半肢體癱瘓，雖復健恢復到持拐杖走路，但她為了

持家開始身心煎熬。三年前（二〇一九）來電說腰痛一直治不好，我一問：躺下來會好轉嗎？她說：更痛！一句話我就知道：慘了，骨頭轉移（一般腰痠背痛，休息會好轉，癌症剛好相反）。果然檢查出骨頭多處轉移，醫師要求手術，被我制止，改接受放療，三個月後就好轉。我再一次提醒她：癌症不會好，必須力行雞尾酒療法。但是她個性不改，環境依舊。

三個月前，她又來電說：下肢水腫，我強烈建議她做正子掃描，來充分瞭解全身狀況。我判斷極可能肝臟或腹腔淋巴轉移造成。一個月前，她終於住院，腹腔CT證實是肝臟多處轉移，她來電說：有黃疸，膽色素高達二〇，開始化療。我一聽，沒救了，這是肝衰竭，不久就會昏迷。

我強烈提醒她，化療期間，務必保持吃得下、動得勤、睡得甜，如果不行，寧願停止化療。沒想到不到一個月，傳來她的惡化，化療後就快速惡化，又因為髖骨轉移骨折，接受手術，化療一直持續到昨天，持續到進安寧之前一刻。

我親自到病房去查看病歷及影像檢查，化療（紫杉醇）完全無效，更加速病人的惡化。

我，許達夫醫師，再一次在此呼籲所有癌症病人：

1 有症狀，請立即就醫，儘速獲得正確診斷。

2 確診後要了解癌症不會好，癌細胞永遠在身體裡，必須終身力行雞尾酒療法，做好身心修練。

3 西醫治療要適可而止，尤其是化療期間，務必保持至少三件基本要求：吃得下、動得了、睡得著。做不到請立即暫停化療。

4 癌症治療期間變化萬千，務必隨時提高警覺，保持與專家聯絡，尋求幫忙。

5 切忌迷信偏方（禁食糖、生酮飲食、高劑量D等等）誤入歧途，導致惡化。

逆來順受，懂得無欲則剛，放下後海闊天空

過去二十二年診治過近兩萬癌症病人，長達十五年的追蹤，親眼見過五千人死亡。從正統西醫對癌症病理及臨床經驗來分析，有些癌症的確非常嚴重如胰臟癌、食道癌、壺腹癌等等，因為診斷較困難，治療效果不佳，死亡率高。但有些癌症原本極有機會存活卻因為病人本人因素而讓病情惡化。

癌症是慢性病，除非非常早期如原位癌或良性癌等可以治癒外，絕大部分癌症無論中西醫都治不好，一旦復發轉移，幾乎是痛苦，而且一路惡化到死亡。要知道任何人都難免有癌細胞，隨時在蠢蠢欲動，即使接受完整的治療，依然無法保證可以治癒。所以我不斷的提醒

癌症病人，一旦罹癌後，除適當的西醫治療外，要終身力行十項「雞尾酒整合療法」，其中最重要的是第一項：勇敢面對，立下遺囑，生死看開。

這項是最重要也是最難做到。因為一般會罹癌都是生病之前有一段相當不正常的壓力生活，罹癌之後，因為「談癌變色」、「治療痛苦」，更造成身心受創，導致「吃不好、動不了、睡不著」，而讓病情惡化。

失敗病例：

一位老醫師罹患胰臟癌，經奈米刀消融治療後腫瘤縮小，但是夫妻倆平日就意見相左，經常吵架。罹癌之後變本加厲，一個要吃美食，一個堅持有機素食，不出半年就復發肝臟轉移，回醫院接受引流及化療，二個月就往生。

一位工廠老闆罹患肺癌，接受冷凍消融治療後腫瘤縮小甚多，但因為家庭不睦，有外遇，加上財產糾紛，不多久就發生脊椎轉移，接受放化療也在半年內死亡。

一位律師罹癌之後雖然接受正統西醫治療，病情有暫時穩定，但經常抱怨，他的老婆努力做好健康乾淨飲食，仍然得不到病人的滿意，律師幾乎天天繃緊面容，隨時在生氣埋怨，充滿負面情緒，不多久也因為復發轉移而惡化。

成功的病例：

一位醫師娘，罹患乳癌接受我建議僅作部分切除，拒絕進一步的化療及抗荷爾蒙治療。他的先生是神經科開業醫師，行醫幾十年，但患有嚴重躁鬱症，幾次病情嚴重到需要住院，醫師娘經常提心吊膽他的病情變化。經我開導而改變一切，放下、接受，除細心照顧先生外又經常帶他出遊，兩人因此病情都趨向穩定。

再一次向癌症病人呼籲：罹癌之後，寫好遺書，不是放棄而是放下，勇敢面對。有壓力時，無論人事物地財，能切割則切割，不能者，就要包容，要逆來順受，不再求好心切，好高騖遠。

當所有負面情緒減至最低後，自然就會感到全身放鬆與舒暢，充滿正能量，時時刻刻感恩感謝，行有餘力，就發大願，幫助他人。

癌症病人十項錯誤的認知與選擇

(1) 怎麼會是我：已經被證實是癌症，第一時間卻不承認，不承認就不會懺悔，不悔改當然就不會認錯，生活起居依舊。

(2) 談癌變色：雖然承認罹癌，卻緊張恐懼，不知所措，導致吃不好睡不好，甚至有人自暴自棄。

(3)兵荒馬亂：開始面對癌症，但不尋求正規醫療，卻道聽塗說，尋求秘方、另類療法、江湖術士、養生達人、抗癌名嘴、直銷專家。

(4)病急亂投醫：雖願意接受治療，卻心慌意亂，毫無章法，到處求醫，從甲醫院到乙醫院，從A醫師到B醫師，從西醫到中醫，從正統到另類，從台灣到中國到美國，從抗癌聖品到幹細胞療法。

(5)恐懼西醫的治療：從媒體、網路看多了聽多了西醫治療的失敗及痛苦，不敢不治療但又對治療恐懼害怕，而選擇逃避或摻雜一大堆另類療法或斷斷續續治療，整天充滿矛盾，活在癌症的陰霾中。

(6)誤認西醫治療導致擴散：聽信謠言，認為所有西醫治療都會引起病情惡化，認為切片會讓癌細胞擴散，放療本身會致癌，化療是毒藥，醫師都是利益掛帥，專業吸血鬼。

(7)自我錯誤解釋：摸到腫瘤縮小以為好轉，指數下降以為有效，選擇一些另類療法自以為是正確，腫瘤破皮流湯也以為是排毒。

(8)誤信自然療法：既然西醫治療痛苦又無效，選擇「自然」療法，開始生機、生酮飲食、排毒餐，大量注射維他命C或D、大量服用抗癌聖品、到深山修行、追隨某抗癌大師。

(9)誤信中醫可以治癌：一開始就慕名選擇大牌中醫，而中醫也勸他千萬不要接受西醫任何治療，症狀加劇或腫瘤潰瘍，竟被解釋為瞑眩反應或排毒現象，等到惡化了再回醫院已經無法挽救。

(10)把生命完全交給醫師：絕對相信西醫，罹癌之後，立即接受醫師的安排，做一個乖寶寶完全聽話，即使惡化也認為是暫時的變化，充分相信醫師會全力治好他，殊不知「溫水煮青蛙」逐漸走上死亡。

罹癌之後，要如聖嚴師父名言：「面對它、接受它、處理它、放下它」，力行雞尾酒癌症整合療法，希望無窮。

與癌共存

糖是致癌物？生酮飲食的錯誤

一般細胞在有氧環境是分解葡萄糖（糖解）之後再經過檸檬循環（TCA）到完全氧化，而產生大量能量（三十八個 ATP），但在無氧狀況下只進行到糖解為止（2 ATP）。在一九三〇年科學家就發現癌細胞無論有氧無氧都是只進行糖解沒有完全氧化。癌細胞猶如運動員在劇烈運動時急需大量能量，所以一方面吸收大量葡萄糖，一方面加速糖解（正常細胞的四百倍），因此被錯誤認知以為糖是治癌物。在網路媒體上有太多人士提倡生酮飲食來減肥及抗癌，生酮飲食中七〇％到八〇％的卡路里來自脂肪，約二〇％來自蛋白質，少至五％來自碳水化合物。

但這種飲食方式嚴重違反正常人體新陳代謝，長時間執行會產生可能的副作用：

(1)肌肉損失：運動後單獨使用蛋白質對肌肉鍛練的效果不如蛋白質和碳水化合物一起使用。生酮症患者會失去肌肉質量，還會降低功能強度並增加跌倒的風險。

(2)帶來腎結石：腎結石是生酮飲食的一個眾所周知的潛在副作用。一項研究觀察到，在將生酮飲食作為癲癇治療方法的兒童中，一九五名受試者中有十三名患有腎結石。腎病患者通常需要攝入低蛋白飲食，這與生酮類型不一致。

(3)低血糖的可能性會使糖尿病患者面臨酮症風險：控制血糖對糖尿病患者尤其重要。研究表明，雖然生酮飲食可能有助於控制血糖，但這種飲食也可能導致低血糖發作，人體在低糖時會代謝脂肪而產生過多的代謝物酮等酸性物質，經尿中排出形成所謂尿酮症。尤其是對那些使用胰島素的糖尿病人。有研究強調了全穀物對於幫助控制體重和高血糖發作的重要性，但全穀物是生酮飲食的禁區。

(4)導致溜溜球節食：快速而顯著的體重減輕是生酮飲食的常見副作用，因為當碳水化合物儲備耗盡時，導致人體組織代謝異常，體重雖快速下降造成減肥假象，但快速體重下降不利於健康。

(5)導致脫水和電解質流失：大幅減少碳水化合物會讓你的身體遭受雙重打擊，大腦最喜歡的燃料是葡萄糖，在極低碳水化合物飲食中，大腦必須適應使用消化脂肪中的酮作為能量。

為了增加這種不適，隨著胰島素水平的下降，腎臟會釋放更多的電解質。此外，隨著碳水化合物在生酮飲食中消耗殆盡，全身水分也會減少，結果可能會導致便秘、噁心、頭痛、疲勞、煩躁、痙攣和其他症狀。

(6) 出現營養缺乏症：當碳水化合物攝入量低時，纖維消耗量也往往低。當飲食中減少了水果、全穀物和澱粉及蔬菜時，可能的營養缺乏是鉀。鉀是一種對電解質平衡和血壓控制都很重要的礦物質。

(7) 便秘等腸道問題：許多最豐富的纖維（多醣體）來源，如豆類、水果和全穀物，都受到生酮飲食的限制，因此，生酮飲食者錯過了富含纖維的飲食好處：排便順暢和益生菌的維持。除了便秘之外，腹瀉還可能是生酮飲食的副作用。

(8) 會出現口臭：在生酮飲食中的呼吸一開始經常聞起來有水果味，這是因為丙酮是生酮飲食的副產品。丙酮是一種以具有較小濃度的果香，主要通過肺部和呼吸排出。

(9) 發生一些生理變化：生酮飲食可能會變得月經不規律或完全停止，是由於快速減肥而不是飲食本身，並且是由於促性腺激素、促卵泡激素、促黃體激素、雌激素和黃體酮的下降而發生的。因為雌激素對骨骼健康非常重要，月經長期中斷會帶來嚴重的副作用，增加罹患心血管疾病、抑鬱、焦慮和性功能障礙的風險。

⑽導致你的血鈉下降：當開始生酮飲食時，由於胰島素減少，會失去尿液中的鈉和其他電解質，這是導致生酮流感症狀的主要原因。

導致高膽固醇和心臟病風險增加：生酮飲食不會限制飽和脂肪甚至反式脂肪，這些脂肪會提高壞膽固醇（LDL）並降低好膽固醇（HDL）。研究表明，生酮飲食後人們的膽固醇和甘油三酯會增加。

病人臨死之前的感謝

昨晚突然接到一通電話：「許醫師，我爸爸走了，走之前留言：感謝許醫師十年來的關照。」

這是一位直腸癌病人，十年前罹癌後來看診，接受過手術後即力行雞尾酒療法，歷經平安十年。一年前正子掃描意外發現腹腔有淋巴感染，來詢問如何處置。我問他有無症狀，他說沒有，於是我建議他：已經十年來沒有症狀，這個淋巴感染可以不治療，只需要追蹤即可。

但是他個性內向，行事小心，過分注意細節，常常未雨綢繆，知道有淋巴感染，整天坐立不安，希望治療。由於淋巴位在胰臟旁，只能化療，我建議：如一定要治療最好用奈米刀治療，當時是疫情期間兩岸不通，於是到台大治療。

到二〇二三年初復檢，淋巴感染依照，他又很緊張的想治療，由於大陸已開放，乃安排到大陸再一次接受奈米刀治療。兩個月後來電說解黑便人在急診，血紅素降到六．〇（成人應在十四），我囑立即輸血及做胃鏡檢查。但是急診醫師認為肺部疑似感染，竟然住進感染科，延誤兩星期後才做胃鏡證實是胃潰瘍，切片證實有癌細胞。醫師要求化療，我再度建議做局部胃切除即可，不要化療（胃轉移化療不佳）。但是他不敢違背醫師，就開始接受化療。

三個月後再說腰痛住進骨科，發現是腰椎轉移，醫師要求手術及化療，我建議儘速放療千萬不要手術，但是醫師堅持化療。住院期間我經常電話聯絡詢問病情，知道他終於接受放療，腰痛有改善但是體重下降十公斤以上。我知道病情惡化了，他來日不多，我強烈提醒他：「治療期間，務必保持：吃得下，動得勤，睡得甜」。

原以為他還可以活二～三年，但是今天卻接到他的死訊。家屬說最近全身痠痛只能貼「止痛布」（一種管制麻醉劑，可止痛二～三天，最多一次貼三片），但是病人竟然一次用到九片。

兩天後他突然體力不濟，無法站立，家屬給予按摩，卻發現他全身冰冷，他說了一句：「要感謝許醫師！」……走了！

許醫師評論：

1 二十二年來看過五千人走了，分析起來幾乎都是：病人的擔心緊張，談癌變色加上可怕的化療。

2 已經十年平安無事，又無症狀的淋巴感染，即使有癌細胞也可以不需治療。

3 誤診誤醫（胃出血誤診為肺炎，腰椎轉移不放療只給予化療）。

4 可怕的化療，導致體力、精神、免疫力迅速惡化到無可挽回的地步。

5 我二十二年來從未檢查追蹤，被人批評是鴕鳥。沒錯，但是我是快樂的鴕鳥！相反，我看過太多病人經常到醫院追蹤，不是癌指數提高，就是疑似復發，接著就是一連串的化療，就像溫水煮青蛙，這些病人就從此一直惡化到死亡。力行雞尾酒整合療法與癌共存是上上策。

對沒有症狀且追蹤一年以上沒變化的癌症就是所謂「惰性癌」可以繼續追蹤，及力行雞尾酒整合療法與癌共存。可惜絕大部分病人及醫師都是採取「趕盡殺絕」的治療，最後都同歸於盡。看看某立委女兒罹癌後接受幾次大手術、七十次化療、六百萬醫藥費，僅僅活了八年。許醫師苦口婆心的建議，但人微言輕，依然天天看著癌症病人走上死亡，令我悲痛。

佛學中的「與癌共存」

我喜歡佛學的這句話：「相由心生」。人常常為外面的現象（人事物地情）所影響，當你看人優點所有人都是好人，看人缺點時所有人都是壞人。當你看到癌細胞或癌指數，受其影響而開始緊張，有症狀時（如咳血、便血、摸到腫瘤等等）當然必須去檢查，因為已經身心不平衡。但是如果沒有症狀的話可以稍安勿躁，因為身心依然平衡，不必急著去接受破壞性的治療，反而造成身心不平衡。

不平衡就是不健康！「無欲則剛」。有慾望就有所求，有求就會生好惡、患得患失，大家都求好心切，稍不滿意，就會抱怨、懊惱、生氣，或是憂鬱。我常建議癌症病人寫好遺囑，勇敢面對，這不是放棄而是放下。想放下談何容易，佛教幾千年，佛經幾萬本，只包含四個字：「慈悲」、「放下」。要真正放下就先要「無後顧之憂」、「生死看開」，連生死都不在乎才能真正「放下」。

去高雄參加一位往生的癌友追思會，他罹直腸癌已經十年，去年追蹤發現腹腔淋巴轉移，就開始急著想治療，我勸他沒有症狀不需要治療，但是他不敢，先後兩次接受奈米刀消融治療。年初血便被誤診為感染，延誤時日，才發現是胃部轉移，開始化療；不到兩個月又發現脊椎轉移，再度化療，從此就一路惡化到死亡。

這種不幸的病例我已經經歷過幾百例。我罹癌之後已過二十二年，從未到醫院接受任何檢查，被人批評是鴕鳥，於是我寫了一篇「快樂的鴕鳥」。

看到醫院一大群「痛苦的獅子」，幾乎都往生，何苦呢？

Part 5

雞尾酒整合療法

雞尾酒癌症整合療法在本人兩本著作《感謝老天，我活過了十年！》及《癌症整合療法》中闡述的很詳細，大家可以去瀏覽參考。在此則說明整合療法應用在癌症病人的療效及我的臨床經驗。

勇敢面對，立下遺囑，生死看開

十項療法中最重要也最困難的就是第一項。絕大多數人都談癌變色，要能勇敢面對者幾稀。罹癌之時為什麼會談癌變色？我永遠記得一位病人從一家醫學中心門口打電話給我：「我乳癌已經切除了，這次回診醫師說我淋巴感染要開始化療，許醫師我有救嗎？我還能活多久？」語氣快要哭出來。

我回答：「小小淋巴感染怕什麼？」

她緊張得再問：「我當然害怕，我孩子還小爸爸又中風需要照顧。」

她所擔心的不是個人的生死而是她的家人。

人人都會死亡，談癌變色不是在懼怕死亡而是代表著個人所有的財物、家庭、計畫、理想、地位全部被剝奪掉。幾次在與病人談及癌症觀念時，有病人竟在我面前昏倒。

有幾種人不會怕死：

1敢死隊：在戰場上面對兇惡的敵人，無路可走，也毫無選擇只能併死。

2街頭浪人：獨居又無家可歸，活著沒有明天，隨時會死。

3出家高僧：德高望眾，看破紅塵，慈悲放下。

立下遺囑不是放棄而是放下，幾千年佛陀的教誨，幾億佛教徒每天所追求所研讀的佛經不外是慈悲與放下，可見放下有多困難！但聖嚴法師的開示：面對它、接受它、處理它、放下它，又說：山不轉路轉，路不轉人轉，人不轉心轉，卻是如此簡單而瞬間；也就是說，放下只是一念之間而已。想當初，罹癌之後第一件事就是立下遺囑，交代後事，之後呢？二十二年來一路輕鬆到今天，當初我的第一篇癌症文章就是「輕鬆抗癌」。現在回想起來真是走對路，做對選擇。

俗語說：「天有不測風雲，人有旦夕禍福」。而一種米養百種人，沒有完全相同的個人，即使是同卵雙胞胎也有差異，再說在同一環境下生活，境界遭遇也不相同。事實上人生只有兩件事是公平的：生與死。

罹癌之後太多人談癌變色，接受正統西醫痛苦的治療，整天愁眉苦臉，直到惡化才被迫立下遺囑，那時為時已晚。許醫師強調在得知罹癌之後就必須立即冷靜反思，檢討自己的身心狀況，立即立下遺囑，生死看開，重新出發。

西醫治療適可而止

過去二十二年來診治過至少兩萬例癌症病人，親眼所見有太多病人是死在醫院的過分治療所引起的併發症及後遺症，尤其是化療最為恐怖。有不少病人來求診時一臉憔悴，飲食不良、體力衰退、體重下降、精神不濟，真可說是一臉死相。何時發生？病人或家屬都會說罹癌之初都很好，這些症狀都是化療開始後才發生的。另一點我堅決反對正統西醫的根除手術，西醫認為對癌症要趕盡殺絕株連九族，除切除癌組織外又要切除周邊淋巴結、被浸潤的組織，譬如右側腸癌要被切除整個右邊大腸，卵巢癌被切除整告子宮、兩側卵巢、子宮頸及附近淋巴組織。

根除手術的錯誤有三：

(1)未轉移及腫瘤不大時局部切除即可，不需要根除手術：事實上正統西醫所常採用的TNM系統（T是腫瘤大小，N是淋巴結，M是遠端轉移）的腫瘤分期常常是錯誤的。譬如直腸癌引起便血就表示癌細胞已經進入血液循環，而目前癌症研究也發現所謂癌微環境及顯微轉移，證實癌細胞早在一開始被發現前就已經轉移出去了，所以所有癌症被發現時早已經是第四期。醫學研究又發現轉移出去都是功能奇大的癌幹細胞，幹細胞具有不死之身，能大量分裂及轉移，而醫院都是只用CT或MRI或超音波來評估，誤判機會很大。我一再強調要用正子掃描才能正確評估全身癌組織所在及其活性，可惜正子掃描不是醫師的常規檢查，很多醫師根本不會判讀。

(2)根除手術無法真正達到根除效果：既然TNM錯誤的分期及影像誤判，根除手術治療當然也極可能不完全，甚至錯得非常離譜。有子宮頸癌根除手術切除二十五個淋巴結病理報告都正常，但是術後PET卻顯示依然有淋巴感染。有大腸息肉〇．五公分被當成癌症前期切除整個右大腸；最離譜的是一個兩公分疑似胰臟癌病人被做了所謂惠普根除手術（Whipple operation），切除胃、十二指腸、膽道、部分肝臟，術後病理報告竟是良性瘤，而病人不知道無辜被手術的真相還高興說：醫師說不需要化療。

(3)我主張對內臟癌症僅需要做局部手術，解決阻塞、出血、腫脹、疼痛等症狀即可，因為如上所述根除手術不僅未達根除效果，更造成嚴重的後遺症、併發症等。相反的，對惡性腦瘤需要做根除手術，因為腦瘤復發幾乎都局部發生在原地，很少遠端轉移，根除手術可以達到根除效果。

可惜現在年輕醫師訓練不夠、經驗不足，又深怕醫療糾紛，常常只做局部腦瘤切除。這種畏首畏尾的膽小行徑，經常導致術後不到一年又復發；而惡性腦瘤目前沒有有效的化療或標靶藥物，只能接受全腦放療。放療對腦部傷害極大，尤其是對兒童常造成發育不全或智商遲緩，對老年人則常造成意識障礙甚至昏迷不醒等嚴重後遺症。我個人是具有四十五年以上臨床經驗的腦神經外科醫師，至少手術過上千腦瘤，對惡性腦瘤從來都是做根除手術，絕少做術後放療或化療，尤其是對極惡性的多發性膠質瘤（glioblastoma multiple）術後可以活上五到十年。

(4) 再說化療，問題更多。化療是毒藥，在實驗室可以毒死老鼠的，其作用機轉都在細胞分裂時殺死細胞，對癌細胞的確有效，但是對身體內經常分裂的細胞也一樣發生毒殺效果，如皮膚、骨髓、胃腸內膜、免疫細胞。因此化療期間病人常發生食慾不振、甲溝炎、營養不良、白血球下降，繼而發生體重下降、免疫力失調、失眠、貧血，最後是感染、惡病質而死亡。

現在雖然有很多標靶藥物，針對某些細胞標誌如生長因子（VEGF），抗血管增生（anti-angiogenesis），信息阻斷如 MEK 抑制劑，酵素抑制劑如 Glivec 用來治療基質瘤，細胞標誌抑制劑是對 CD 20、CD 33 產生抗體，還有如針對細胞分裂的 CDK4/6 的乳癌治療，都是治癌科學重要發展。可惜正常細胞也具有這些標誌，標靶治療期間依然會有副作用，只是較輕而已，但是其療效也只有一～兩年左右就會產生抗藥性而失效。很多病人都在標靶治療無效後又恢復到傳統的化療而一路惡化下去。我常常觀察到癌症惡化都是罹癌之後三～五年發生。

再談乳癌治療更是複雜，由於病理免疫組織化學染色法（immunohistochemistry stain, IHC）的應用，可以偵測乳癌細胞上的雌激素接受體（estrogen receptor, ER）、黃體素接受體（progesterone receptor,PR）及HER/neu（類表皮生長因子受體 human epidermal growth factor receptor），因此延生出非常複雜的治療。醫學界都認為這是偉大的發展，不僅醫師治癌的武器增加，既可以大大提升治療效果又可以降低死亡率。但是據我臨床觀察及追蹤上千位乳癌病人十五年的結果。譬如五年抗荷爾蒙治療不僅讓病人提早進入更年期、提早老化，又增加子宮內膜癌的風險。但是乳癌預後有所改善嗎？沒有！正統西醫不檢討治療的有效性卻認為是治療不夠，於是給以更多更長更毒的治療。現在乳癌抗荷爾蒙治療已經從五年提升到十年治療期，我可以大膽預測有一天所有乳癌病人都會被要求終身服用抗荷爾蒙藥物！

我是正統西醫當然不會反對西醫治療，但是西醫治療太痛苦了，絕對要適可而止。如何適可而止？就要看個案了解與輔導。

乾淨而健康的飲食

罹癌之後飲食是一個大問題，到書局或上網可以看到一大堆抗癌飲食指導，有專家、學者、名嘴、中醫、名醫、抗癌勇士、排毒大師，真是琳瑯滿目。但是如何選擇？如加上一六八、生酮、斷食、灌腸、飯水分離、生機、有機等飲食習慣的要求，更讓病人及病家不知所措。於是產生如下情形：

1 苦行憎型：天天只有水煮菜菜加水，淡而無味。

2 生機有機型：所有食物要求生機、全食物、有機，經常花大錢購買國內外有機食材。

3 營養生技型：由於科技突飛猛進，很多生技公司大勢宣傳抗癌聖品，加上滿街的醫美抗癌抗衰老診所如雨後春筍般的出現，這些診所的醫師離開正統醫療機構後，在財團的贊助之下，上媒體大做廣告，狀似精彩、荷包滿滿，但對我來說卻是無知、無聊、甚至有害。

對我而言，罹癌之後的飲食，非常簡單，只有五大原則：

(1) 多吃食物少吃食品：食品是製造出來的常含有不少添加物，長期服用無益於身體。

(2)當天當季飲食：台灣是蔬果的天堂，只要你有出國經驗就可以體會台灣水果真的是世界第一好，而當天當季蔬果能量最強，價格最便宜。

(3)均衡飲食：只要是好食材，自己喜歡都可以好好食用，不需要過分強調食材好壞，營養師可以告訴你何種食物含多少營養素或抗癌成分，中醫師會強調五行五色依季節及體質來慎選食物，但是要知道營養不是食物決定的，而是人體是否吸收代謝決定的，所以同一種食物被不同人吃進去結果是不一樣。在心情沮喪、食慾不振時再好的食物也吸收不了；相反當精神愉快、身心平衡時，身體自然會經正常的新陳代謝為細胞製造應有的營養。

罹癌之後，我只改變多蔬果、少醃製、少油炸、少魚肉而已，癌友問：「我喜歡生魚片罹癌後可以吃嗎？」我回答說：「吃飯皇帝大，心情愉快，身體自然會告訴你可以不可以。」罹癌之後我追隨李鳳山師父勤練梅門氣功三年，這期間在氣功環境下自然是吃素，以後我是隨心所欲，享受台灣美食。

(4)大量喝抗氧化氫水：人體至少六〇～七〇％是水，多喝好水是上上策，以下有詳細說明。

(5)排便順暢：有進有出，排便正常非常重要，罹癌之前是因工作忙壓力大，一進開刀房少則幾小時多則一整天，便秘是家常便飯，這是罹癌原因之一。排便不好排氣（放屁）當然如放毒氣，久而久之自然罹癌，所以排便順暢很重要。排便要好不外幾個原則：除多喝水外，多纖維多蔬果，多運動甩手促進促腸蠕動，好眠熟睡，無欲則剛。

抗氧化水、氫水

好水有五大條件：1乾淨所以要過濾；2殺菌要煮沸；3豐富礦物質水裡含很多重要的鈣鈉鎂鉀礦物質；4鹼性水，電解之後酸鹼分離；5小分子速度快，可以促進新陳代謝及血液循環。只有電解還原水具有第六條件：抗氧化，還原就是抗氧化。我罹癌之後就一直喝電解水，水是生命之源，沒水沒生命，到太空找生命要先找水。平日就要多喝水，生病時再喝水已有些晚。抗氧化水，原發是來自日本，俗稱氫水、鈣離子水、水素水。抗氧化水的第六道功能：中和自由基。自由基是致病因子，而氧化是老化現象（如鐵與氧結合就是生鏽），所以抗氧化水有助於身體健康。而抗氧化水製造是來自電解水機。

我個人飲用這種電解抗氧化水已經二十二年了。優質電解水機要有兩大世界專利：1恆定輸出；2電解圓盤永不卡鈣而且保養既便宜又簡單，可終身使用，同時可以製造強酸水

（次氯酸水）用來外用殺菌。

更進一步介紹氫水醫學。水是生命的源頭由氫與氧結合而成，人不呼吸三分鐘缺氧就會死亡，氧是能量來源，大氣中有二〇%含氧量。氧化固然提供能量但也產生所謂活性氧自由基（ROS），自由基活性氧在適當濃度下也具有生理功能（參與代謝作用、排毒、殺菌、發炎），活性氧自由基是人體內新陳代謝自然的產物，但過量則有害組織的正常運作。人體有內建的抗氧化物如 p53 或 sod 等，加上食物中的天然抗氧物如維生素 C、維生素 E、維生素 A、β 胡蘿蔔素及其他的抗氧化劑輔酶 Q10、OPC 和各種生物類黃酮等等，可以中和自由基來維持人體的健康。這些天然的抗氧化物能進入細胞內但無法進入粒線體，而氫（H_2）可以自由進入，因此能借調控粒線體而發揮強大功能。

氫是地球上最輕的元素與氧有極高的親和力，兩者相遇立即結合成為無害的水，而水是生命的泉源，氫又是最便宜最安全處處可以取得，利用這些特性氫變成一種有效的抗氧化劑。科學界於一九七五年首次發表利用氫分子（H_2）治癌的潛在功能後，許多研究就如雨後春筍般的出現。日本五十年前開始利用電解技術將氫氣分離，即開始「氫水」研究，目前在日本、大陸、韓國、台灣，不少科學家及專家學者醫師進行很多的實驗、研發、臨床運用，目前已經形成「氫水醫學」。

幾十年來，儘管全世界科學家努力企圖找出對付癌症的有效治療，現有的治療四大選擇：化療、放射線、手術及免疫治療，依然造成不少併發症。癌細胞的復發、遠端轉移和抗藥性仍時常發生而威脅病人的生命。目前的認知，癌症發生是一種慢性發炎，而發炎常根源於組織或細胞內的活性氧自由基的過量所造成的失衡，如何中和自由基還原氧化環境變成一種癌症顯學。

氫分子（H_2）利用其強力與氧接合所發生的抗氧化功能，被發現進一步可以具有誘導抗增殖、抗氧化、促進癌細胞凋亡作用。H_2作為單獨或聯合療法的輔助方式，都發揮顯著的治療作用。在二十世紀八〇年代，研究重點是使用氫氣作為清道夫的作用。從一九九〇年開始Ohsawa 等人（二〇〇七）發表了一項研究新發現氫在以下方面的能力：超強中和抗氧化，如羥基（OH-）自由基，並保護 DNA、粒線體、組織和以及能自由穿透細胞間膜，是無害有效的自由基清除劑。這最終確定了H_2作為潛在治療劑的研究價值。

「氫醫學」作為治癌主題目前依然是一個新興的研究領域，儘管H_2已表現出顯著抗腫瘤作用，其潛在機轉尚未充分闡明。在傳統癌症治療如放化療在破壞組織時會產生大量的自由基，這是造成抗藥性及病情惡化的主因。既然許多研究早已確定H_2療法可以減少氧化壓力，這表明氫（H_2）可作為癌症補助治療。

臨床上氫治療三種方式：吸氫、喝氫水、注射氫食鹽水。網路上有人大力推廣吸氫，從原理與實際面來看，吸氫是沒有意義的。因為——

1目前科技只能檢測血中氧含量（血氧機），無法檢測氫。
2氫溶解度很低，而吸氫機無法加壓，因此經空氣氣體形式是無法進入血液。
3目前市面上銷售的機種非常貴（一台十五萬元）不值得。
4我個人曾經使用過半年毫無感覺。
5要長時間掛著鼻管，狀如重病，不舒服。
6要每天連續吸氫三小時，病人要掛著鼻管不舒服，也限制活動，狀似病危病人。

而注射方式要到醫療機構進行更不方便，且目前國內外少有醫院診所會採用，所以最方便是喝氫水。目前臨床研究是要求病人每天分多次喝兩千~三千CC，氫（H_2）臨床報告及國際論文非常多。一般公認氫分子醫療有如下之優點：

- 作為抗氧化劑，防止器官和細胞損傷，增強天然抗氧化系統。
- 具有抗發炎作用。
- 減輕疼痛（尤其是關節疼痛）。
- 保護肌肉並提高運動效果。

・有助於加速運動後的恢復。

・促進血液中更好的PH平衡。

・借調控飢餓素等機制，影響粒線體新陳代謝及肝臟脂肪代謝，而有助於對抗糖尿病、肥胖和代謝症候群。

・保護DNA免受輻射損傷。

我與抗氧化水機一群科技專家合作多年，目前由一家原廠推出一台精準的氫水機，將三大技術融合為一：1先用逆滲透技術去除水中所有礦物質變成純水；2利用電解技術分離氫與氧；3再加壓把氫融入水中。這是目前唯一台三合一的氫水機。自每天喝氫水三個月後就自覺精神、體力、睡眠、老化肌腱炎，都有明顯的改善，可惜台灣醫界不僅不相信，更大力排斥。

從「頭重腳輕」到「頭輕腳重」

年過七十五，已是標準老人，當年醫學院同學已經走了三分之一。很多人都以為老年人最怕摔倒，提醒所有老人行動要緩慢，上下樓梯更要小心！

事實上老年人最應該擔心的是「頭重腳輕」，尤其是一旦「頭昏」出現，就表示「時間已到」。來日不多了……

頭昏表示是腦部循環不良，腦功能即將退化，而腦退化是無藥可醫！過去在轉頭、低頭、彎腰、運動，常有瞬間頭暈不適感，所以常自我警惕，要小心為是！

半年前我得到一部三合一（台灣唯一）氫水機，開始大量喝氫水，讓我驚訝的是，幾個月下來老年人的瞬間短暫的頭昏或頭暈，竟然完全改善！只要我眼睛一睜開，腦筋立即清楚，不再賴床不起或需要靜坐幾分鐘才能「完全清醒」。

氫是最小物質，氫能源早已經被人公認，大陸日本都已出現氫能源汽車，氫水國際論文更是幾百篇以上，年年都有氫水醫學研討會。

市面上看到的氫水機都是用「鎂」與氧起化學反應成「氧化鎂」再釋出氫。這會造成不穩定甚至氧化鎂有害人體，而且價格昂貴！

我的三合一氫水機是一位「水專家」，是我多年好友，他經過數年研發終於將三種技術合而為一（逆滲透＋電解＋加壓），且達到國際標準（氫含量要達到一．四 ppm。此機器直接接自來水，全自動化及恆定輸出，更曾得過德國紐倫堡發明展大獎。

幾個月來天天喝氫水，竟然讓我腦筋清清楚楚，非常輕鬆。

最有名的一篇氫水實驗，是日本學者以兩組老鼠作實驗，一組喝自來水一組喝氫水，一段時間後夾住老鼠頸動脈讓其中風發生再做解剖，發現喝氫水H_2%的老鼠腦部病變少很多！

原廠實驗室提供兩段實驗：

1. 證實氫水可以穿過塑膠袋。在國外已發展到臨床上，先把點滴塑膠袋泡到氫水裡讓氫進入點滴液裡再注射到人體，發揮強有力的「抗氧化」功能。更有發展到用氫水泡澡，原廠正在研發中，一旦我得到後將立即享受「氫水澡」，希望能夠「凍老」。

2. 證實氫水含量高達最高的一．四 ppm。

THL 科學中藥：祛邪扶正

正統西醫所提供的任何治療無論是藥物、手術或放療，都是破壞病人正常生理及新陳代謝來達到療效，結果是兩敗俱傷，最後是同歸於盡。如何得到其療效而降低或避免其副作用是治癌的重要課題。即使西醫也很努力在研發標靶藥物來降低副作用，可惜依然有不少病人承受不了。有數不清的病人來看診時，垂頭喪氣、面容憔悴、毫無精神，經詢問病人及家屬，何時開始病情惡化？幾乎千篇一律回答：「罹癌之後身體還好，化療之後就出現一連串的不舒服；吃不下，睡不好，體力衰退。」而化療真正有明顯療效只有血癌及淋巴癌，其他實體癌都只有暫時有效，維持一～二年後就開始出現抗藥性而必須換藥，結果是越換越毒，而病人病情當然也是越來越壞。

在輔導病人化療期間為減少病情惡化，本人常建議病人兩件事：1化療期間務必保持吃得下、動得勤、睡得甜，如果做不到，寧可立即停止化療；2服用科學中藥THL。THL有三十年的歷史，當年大陸開始改革開放，一群台商到大陸東北考察發現當地有很豐富的野生人參及名貴草藥，中醫就地取材來治療不少癌症，取得可觀的療效。台商將這些藥草攜回台灣請台大等一群免疫學教授研究，證實的確這些中草藥具有抗癌、抗氧化、抗衰老及抗病毒之功效，為讓病人能方便服用加以液化而成THL。

三十年來經過海峽兩岸三地及日本、東南亞科學家與醫師們從細胞、動物到人體臨床研究，證實其功效；我也使用超過一千位病人，發現在服用科學中藥時的確可降低副作用及提升病人免疫力。原本病人忍受不了化療在服用科學中藥後，竟然可以做完全程化療。所以西醫及病人應該感謝科學中藥，而不應該加以排斥甚至汙名化。

這款科學中藥含有三十幾種以上的中草藥，包含名貴的野生人參及冬蟲夏草，其成分組成仍在專利保護中。當年向衛生署（衛福部）提出藥物申請，已達藥字號資格，但是卻被否決，原因是審查委員中的西醫面對中藥當然反對，委員中的中醫也反對，因為科學中藥剝奪了最重要的中藥調劑。為此衛生署採取折衷辦法：在台灣境內是食品級大家都可以販賣，台灣境外則有境外藥字號。而這款科學中藥是唯一獲得美國藥字號歸在癌症補助藥品類。

遠離汙染

這裡所指的汙染包含身心兩方面。

壓力是萬病之源，幾乎所有癌症病人生病之前都曾承受一段長時間的壓力，主要是：1個性內向，患得患失，求好心切，好高鶩遠，脾氣暴躁；2家庭失和，成員生病；3職場不適，加班過勞；4財務困難，入不敷出，投資失敗；5感情失落，年老孤獨，舉目無親。

個人習性：菸酒過多、熬夜失眠、憋尿便秘、好吃懶動、多食油炸燒烤、少喝水、長期服用藥物。

環境汙染：環境塑化劑、瘦肉精、食品添加物、空汙、高壓電、電磁波、油煙、住家環境髒亂等等。

在診治癌病人前，病人需填寫一份調查表，列出以上所提的身心汙染，在我的《感謝老天，我活過了十年！》一書中曾公布一份乳癌病人身心調查統計資料：六〇%求好心切，三七%家庭失和，四〇%職場不適，三〇%財務壓力，四九%外食族，四四%少喝水，六九%少運動，六六%睡眠不佳。

診治癌症是要全方位。我看診分四大部分：1詳問病情，從發病第一天開始到來看診，重點在症狀及病人自身感覺、感受及身心狀況；2詳閱所有醫院資料，包含病歷摘要、切片或術後病理報告、影像（超音波、CT、MR、骨掃描、正子掃描等）加以分析醫院診斷是正確及治療是否恰當；3病人病前的生活起居、個人習性、居家環境、飲食睡眠、運動等，以及罹癌之後身心改變；4綜合以上再加上雞尾酒整合療法的詳述。

一次初診治至少二～三小時，常常看到病人一臉憔悴，愁眉苦臉走進來經我分析說明後，開始放下緊張情緒，肌肉鬆弛，甚至眉開眼笑，當場就可以看出病人遠離身心汙染。我看診不忘望聞問切，看病人垂頭喪氣一臉死相，低頭不發一語，顯示生命力很薄弱，其預後一定很不好；反之經開導後，病人睜大眼睛滿懷希望，眼睛明亮，甚至一臉正氣，顯示其已完全掌控生命，則希望無窮。

運動、氣功

當年我罹癌之後第一天，慌慌張張到處求救，第二天就冷靜下來，下立遺囑，安排後事。之後突然間感到心平氣和，到醫院就醫時在家門口送走兩個可愛的學齡前小女兒，心想這是最後一次見面。我沒有流淚，從那時起，至今再沒有一次緊張恐懼過。

開始放化療後，我加入梅門氣功追隨李鳳山師父，第一天進道場師姊要我靜坐，那時還是慌慌張張之時根本無法安靜下來，但是二十分鐘過後我突然有一種從來沒有過的感覺：「鬆」。那時身為醫院副院長行政工作又繁又雜，加上忙於手術查房，身心壓力奇大，年過半百每天在戰鬥中過活，完全不知道何謂鬆。靜坐之後身體放鬆，開始觀察到內在聲音：心跳、呼吸、胃腸蠕動、體溫、皮膚感覺。臨床工作四十五年的醫師竟然第一次感受到「內在聲音」。這個聲音是平和的，有條理的，不急不緩，是順勢的，像似有一個善良天真的內在小孩。不知不覺中身心得到一種舒暢感。

每次進道場上課先有二十分鐘的靜坐然後開始練功，從甩手功入門，練功之後會有一種平衡、舒服、規律的感覺，這讓我體驗出所謂自然的真諦、平衡與規律。在道場三年期間追隨李師父全台灣走透透推廣「甩出幸福來」公益活動，每到一個地點如學校、會館、公園、室內室外，我都站出來面對群眾見證。記得一次在台中一所學校操場我上台時恰遇大雨來臨，台下群眾拿雨傘沒有離開，我滿臉雨滴全身溼透，但卻講得慷慨激昂。那時我有大我小我的感觸。我罹癌拒絕手術被預測活不過三年，不僅不害怕，還能立下遺囑勇敢面對群眾侃侃而談，一種「大我」的感覺油然而出。老天給我重大使命來推廣氣功服務大眾，協助大家離苦得樂。但是也有一種「小我」的感觸。面對眾多苦民，深覺責任重大，但經驗不足，知識有限，是否有誤導之虞。

氣功不是運動，運動講究力快狠準，氣功有勁有力，有進有退，練功後有全身放鬆舒暢之感。運動之後可以滿身大汗，氣功卻是心曠神怡。記得罹癌之後第二年到醫院做腹腔超音波被告知淋巴腫大疑似轉移，當場我嚇出了一身冷汗，想著醫師警告若我不手術，活不過三年。第一年逃過去，第二年復發，第三年死亡，這是第二年真的復發了，那我只能再活一年嗎？

如果回醫院接受治療，那不就全功盡棄嗎？當時我身體狀況最好，精神最飽滿，一旦接受手術一刀下去不是全完了嗎？就在這十字路口不知所措時，心情極差，不知不覺走到公園，當時下著毛毛雨公園沒有一個人，當下就練起功來，練到忘我的境界。不知多久回神來後，感覺一身輕爽，望者天空，忽然有種天人合一感。我告訴我自己：「除非有症狀，從今而後絕不再回醫院！」

至今二十二年我完全沒有再接受醫院任何檢查及追蹤，有人批評我是鴕鳥心態。沒錯，是鴕鳥，我寫下一篇文章：「快樂的鴕鳥」。再看到絕大部分癌症病人每三個月回到醫院去追蹤檢查，遇到指數或影像疑似復發或轉移，就愁眉苦臉，緊緊張張接受痛苦治療，對我來說他們是一群痛苦的獅子。

在梅門裡接受李鳳山師父的教誨開示及師兄師姊的協助下，很快就脫離癌症陰影回復健康之道。我鼓勵大家加入梅門氣功追隨李鳳山師父，在專業教練團指導下練功，讓身心盡速得到修練的機會。

如果不練功也可以選擇自己喜歡的運動，無論是爬山、慢走、球類、游泳等等運動，只要持之以恆就可以立竿見影。但不少癌症病人因為治療、副作用、住院等等因素而無法確實做到天天運動，非常可惜。在此提醒所有癌症病人，運動是最好的治療之一，切記要立下計劃確實執行天天運動。

健康檢查

什麼是健康？所有醫師都接受七年醫學教育加上四～六年專科醫師訓練，同時讀過幾百篇論文參加過數不清的醫學會，卻沒有一位教授、醫學書、會議、論文在討論「健康」。我敢說醫師包含生病前的我是不懂得什麼是健康。各醫院為了營利都設有高檔的「健檢中心」，標榜各種先進的設備，提供VIP的招待，做了一堆檢查檢驗，結果卻由一位資淺的醫師來做最後解釋。這種牟利的健檢漏洞百出，常有檢查一切正常，一個月後發現癌症的狀況。

我所主張的健康檢查是要先充分問診，了解病人病況及其生活起居後，再安排必要的檢查。如果是癌症病人經濟能力可以負擔，我一般會建議作：

(1)正子掃描：充分了解病人全身癌症狀況及癌細胞活性，甚至可以偵測到癌幹細胞，如此才可以一次就完全清楚作出正確診斷。要知道正子掃描不便宜，不是目前台灣醫師的標準選項。錯誤的診斷導致錯誤的治療。健保規定只要癌症有轉移，就可以健保給付作正子掃描；但是各大醫院人山人海，常常需要幾星期才能做到，接著還要等下一次門診才能知道結果。由於我曾在醫院當過醫療副院長，深知醫院作業流程，我可以一星期之內就可以安排正子掃描及得知結果。

(2)全套代謝功能檢查：我常常告訴病人只要能吃就可以活下來，可惜很多病人在治療當中，常因為吃不下、沒胃口、飲食限制而導致營養不良，最後造成惡病質、免疫力失調、感染敗血症而死亡。坊間書籍、網路、媒體有太多專家、學者、名嘴、網紅、中醫大談營養、飲食，都在吹噓各種有機、抗癌、生機、生技產品，這些都止於體外的描述，從沒有說明這些高檔昂貴的產品進入體內後病人營養、新陳代謝狀況。鑒於這些缺點，我建議所有癌症病人，尤其在治療期間每年要從尿液檢驗全套體內代謝檢查，從營養素（如澱粉分解到葡萄糖）、粒線體的檸檬酸循環到與氧結合（氧化）而產生ＡＴＰ能量的每一步驟，了解病人體內真正的營養狀況。

譬如小孩與阿公同樣是吃一碗飯，小孩可以跑來跑去精力旺盛，阿公卻氣喘如牛，因為小孩完全燃燒能量十足，而老人如老爺車加油後卻產生黑煙無法完全燃燒，能量當然有限。同樣的，癌症病人在治療尤其是化療期間，體內新陳代謝被破壞殆盡，根本得不到營養，體力日漸衰退；此時如果再接受更毒的治療，最後導致病人營養不良惡病質而死亡。從代謝功能檢驗可以充分了解病人體內真實營養狀況，缺什麼補什麼，一分錢一分貨，不僅完全沒有浪費，更能充分掌控病人營養及能量實情。過去臨床經驗中確實得到很多印證，只要代謝功能正常幾乎都可以活得健康。

立定個人健康計畫

癌細胞不會消失永遠在體內，想抗癌成功是要終身做好身心修練，可惜一方面癌症變化萬千，而病人進進出出醫院，根本做不好也無法堅持下去。有病人開始表示要勤練甩手功，但是三個月後，我電話追蹤，病人因為化療而病歪歪，什麼甩手功早就忘得一乾二淨了。

如果能做到癌症病人的十項全能：能吃、能睡、能動、能走、能語、能吞、能便、能尿、能思、能活，有了這十項全能，才能人模人樣，活下來。

但是在接受正統西醫三大治療（手術、化療、放療）雖然可以讓癌症縮小、指數降低、短暫的症狀改善，但是兩～三年後，會出現併發症、抗藥性、後遺症，癌症開始復發轉移，就讓病人一路惡化下去，最後是兩敗俱傷。

西醫治療，務必適可而止，同時要立定計畫力行雞尾酒整合療法。

發大願

歷經近兩萬位癌症病人的臨床診治經驗，親眼見到五千位死亡，也追蹤至少五千位癌症病人健康活過十年，從這寶貴的經驗深體會到癌症病人的身心遭遇，我將癌症病人分成三個層次：

1低層次：一般癌症病人每天緊張恐懼，經常跑醫院接受痛苦的治療，吃不好動不了睡不著，天天愁眉苦臉。

2高層次：立下遺囑，生死看開，勇敢面對，接受適當的治療並力行雞尾酒整合療法。

3發大願：罹癌之後我追隨李師父練功並站出來見證，寫下我第一篇文章「輕鬆抗癌及給癌症病人的一封信」。二〇〇六年寫下第一本書《感謝老天，我得了癌症！》，二〇〇九年第二本書《感謝老天，我活下來了！》，二〇一二年第三本書《誤診誤醫》，二〇一三年第四本書《感謝老天，我活過了十年！》，二〇一六年第五本書《癌症的整合療法》。從罹癌之後只緊張及痛苦三個月，就一直在感謝感恩中過好每一天。要知道身心充滿正能量能讓人體免疫力提高，發揮高超無窮的智慧，達到與癌共存的境界！

層次的高低的提升很困難嗎？聖嚴法師兩句名言：「面對它、接受它、處理它、放下它」，「山不轉路轉，路不轉人轉，人不轉心轉」，實際上很簡單。

Part 6

各種癌症與治療

自一九八二年起，癌症即成為台灣十大死因之首。根據最新衛福部二〇二一年癌症登記報告顯示新發生癌症人數為十二萬一千七百六十二人，而全癌症的標準化發生率為每十萬人口三〇六・五人。將各癌症的標準化發生率分別來看，大腸癌、肝癌、口腔癌、胃癌、甲狀腺癌、皮膚癌、子宮頸癌及食道癌發生率略有下降，但是乳癌、肺癌、攝護腺癌及子宮體癌發生率則為上升。

而二〇二一年國人十大癌症排名，以十大癌症發生人數（男女合計）做排序，依序為：

- 肺癌（一六八八〇人，標準發生率三九・七）
- 大腸癌（一六二三八人，標準發生率三八・四）
- 女性乳癌（一五四四八人，標準發生率八二・五）
- 肝癌（一〇七七五人，標準發生率二五・〇）
- 口腔癌（八二一一人，標準發生率二一・六）
- 攝護腺癌（七四八一人，標準發生率三五・三）
- 甲狀腺癌（四六二六人，標準發生率一四・七）
- 胃癌（四〇六〇人，標準發生率九・三）
- 皮膚癌（三九五四人，標準發生率八・七）

・胰臟癌（三一九〇人，標準發生率七・四）

若以性別來看的話，男性新發癌症人數為六萬三千七百二十三人，年齡標準化癌症發生率為每十萬人口三三〇・八人。前三大癌症為大腸癌，肺、支氣管及氣管癌，口腔癌含口咽、下咽癌。女性新發癌症人數為五萬八千零三十九人，年齡標準化癌症發生率每十萬人口二八八・四人。前三大癌症為乳癌、肺癌、大腸癌。

頭頸部癌症（口腔癌、舌癌、扁桃腺癌、唾液腺癌）

據台灣癌登中心資料二〇二一年，口腔、口咽及下咽惡性腫瘤發生個案數佔全部惡性腫瘤發生個案數的六．七四％，當年因此惡性腫瘤死亡人數佔全部惡性腫瘤死亡人數的六．五七％。發生率的排名於男性為第三位，女性為第十五位；死亡率的排名於男性為第四位，女性為第十五位。初次診斷為口腔、口咽及下咽惡性腫瘤者共計三千三百九十五人。

臨床研究已經證實嚼食檳榔會導致癌症，國際癌症研究中心（International Agency for Research on Cancer, IARC）於二〇〇三年公布檳榔果實本身是一級致癌物，為造成口腔癌的一大主因，但國內男性檳榔嚼食率仍維持在一七％，檳榔族群顯然未正視此一大危機。要降低口腔癌危害，首要之舉就是不嚼食檳榔，已嚼食者應勇敢戒斷檳榔，並定時接受口腔癌檢查，以早期發現癌症病變，早期治療。

過去我曾診治超過四百位口腔癌，其中追縱三百八十九位超過十年，好發在五十一～

六十歲組，六二%有檳榔菸槍史，八〇%是男性，死亡率四七%，且多在兩年內死亡。

頭頸部癌症中的口腔癌及舌癌常在根除手術後，不僅讓病人失去言語、吞嚥功能，更造成臉部外觀變形，精神情緒低落，非常痛苦。我強烈建議頭頸部癌症除非能保證不影響外觀及語言、吞嚥功能，絕不應做根除手術，而以放療優先。而扁桃腺癌及唾液腺癌手術較簡單也少引起外觀及功能喪失，可以考慮手術為第一優先。至於術後化療因為療效不佳且會引起嚴重後遺症及併發症，並不建議。

我永遠不會忘記一位口腔癌病人在接受根除手術，包含切除下巴骨及整排牙齒，然後做骨頭及皮膚移植，整個臉部變形講話不清，術後又被安排放化療，三個月後因為頸動脈經放化療而糜爛破裂，突然一次大吐血休克死亡。

模範病人被折磨到自殺

一位蔬果中盤商於二〇〇七年十二月間來許醫師門診就醫，主訴今年初因為上顎有異物感，到醫院接受切片檢查，結果是上顎癌。病人很聽話，遵照醫師安排四十次放化療。兩個月後月門診追踪檢查，有癌細胞復發情形，於是又安排二十五次放化療，到了第二十次左右，病人嘴巴潰爛，感染化膿。醫師作了一次傷口擴創術，上顎被切下一大塊造成口腔通鼻腔。結果說話不清、吞嚥困難、喝水會嗆到，此時病人心情極度惡化，幾乎要自暴自棄。不幸的是過了兩個月，又被發現癌症復發，第三度接受放化療十七次外加上六次大化療。這次治療導致他貧血、頭暈、寸步難行、嘔吐、以胃管進食、禿頭，這時病人已經完全是「身心受創到極點」不想活的程度。

看到這位病人使我想起另兩位可憐的口腔癌病人。一位是攀登過喜馬拉雅山攻頂成功的英雄，一年半前由他女朋友陪同來我診所，當我看到他時，他已經接受過放化療而且又復發了，整個口鼻都化膿出血。由於很痛又不能張開口，外表簡直是不成人形。我費盡所有力量協助他、鼓勵他、安慰他，天天為他作生物能檢測。前幾星期滿有起色，心情也較穩定，但是兩個月後某一天我等不到他來門診，卻接到他女友來電話告知：他昨天半夜自殺了。

另一位口腔癌病人也是接受手術被變臉之後又復發了才來看我，他痛苦不堪早已想放棄，但是正統西醫又不斷的安排劇毒的化療想醫治他。無奈他實在太痛苦了，經常從醫院逃出來，幾次被家人架回醫院。這回是他家人看了我的書，求診於我希望我想想辦法。我看到這位病人時心裡已經很明白，沒救了。因為他一臉死氣沉沉，毫無生氣。對自我放棄的人想要協助他是難上加難。儘管我安排一系列積極的整合治療，但是每次看他愁眉苦臉，病情毫無進展。不幸的是在兩個月後，家屬來告知：病人自殺了。

口腔癌開刀簡直就是在變臉。醫師將皮膚、脂肪、肌肉、骨骼、關節、血管、神經，一一加以掀起及切除，為了切除一個不大的腫瘤，破壞一大堆正常組織，結果造成病人臉部變形、無法開口進食、無法正常講話，痛苦不堪。一九八五年我曾經遠到美國匹茲堡大學研習顱底手術，一次手術需要動員至少五～六科專科醫師（神經外科、整形外科、耳鼻喉科、眼科等）輪番上陣，至少歷經十～二十小時才能完成手術。手術後病人必須住加護病房幾天，並被施打大量抗生素！對病人來說真是生不如死。難怪病人會受不了而厭世自殺。雖然我是台灣第一人學得這項技術，但回台後就放棄了，因為太殘忍了。

心念轉變，如此美好

雖然經歷過十幾位口腔癌患者都非常痛苦，但是好不容易遇到一位能夠心念徹底改變的病人，這是一位在傳統市場賣菜的檳榔族，也是在手術後來求診。經我建議後病人非常投入也非常合作，因而病情非常穩定。如今五年來，生活越來越好。

只要心念能夠轉變，病情馬上穩定。

口腔癌治療，如果病灶不大，可以局部切除，則治療第一選擇是手術。可惜，幾乎所有正統西醫都要求作根除手術，亦即作變臉手術，結果是如此慘。如果腫瘤太大無法手術可先作放化療，或選擇有效而無痛苦的冷凍消融治療，可惜台灣醫界不主張也不擅長此等治療。如果病人同時力行雞尾酒整合療法，預後最好。

無知與逃避，導致後果如此悲慘

二〇〇七年十二月一個門診，我一到診間就聞到一股臭味，原來是一位患者在等我。他一臉緊繃、緊閉嘴巴。我一問病情，他一開口一股強烈的臭味直衝而來，害我差點昏倒。他是一位長年在山上工作的「作山人」，中年人已婚，菸酒檳榔樣樣來。兩年前發現舌頭不舒服，似乎有異物，以後越來越嚴重，開始有分泌物且有臭味，他不理它直到今天來看診。我要他張嘴，一看，幾乎整個舌頭都被腫瘤侵犯，流膿流湯，惡臭無比。我立即安排切片檢查，但是他還懷疑切片會誘發腫瘤擴散，問我可不可以用自然療法來治療？我嚴肅告訴他：要勇敢面對它，處理它，千萬不要逃避，要先有正確診斷，才能對症下藥。如果確定是舌癌，則有兩個治療方式：手術或放化療。這都會造成一定的痛苦，但可以用雞尾酒整合療法來減輕症狀。

他原則答應，但似乎很勉強也缺乏信心，離去時，一臉僵硬。二〇〇八年春節期間我與他道賀，他告訴我現在一邊在化療，一邊整合治療，腫瘤已經在縮小了。

父子同病相憐，都我行我素

一對父子，同樣生活不正常，都在聲色場所打滾，菸酒檳榔不離身、天天過夜生活。爸爸於二〇〇二年先罹患口腔癌，接受手術化療放療，二〇〇六年復發癌症轉移到顱底，導致第三腦神經受損，眼瞼下垂瞳孔放大。二〇〇六年十月三十日來我診所諮詢，由於已經是末期而且病人心態不改，到二〇〇七年初就往生了。

沒想到他的兒子也發現口腔內長瘤，他卻不理會，一年後腫瘤變大，到醫院切片證實是口腔癌。醫院安排放化療，他想到父親很痛苦的死於口腔癌，更使得他逃離了醫院。但是腫瘤越來越大，他轉而看中醫吃中藥。直到二〇〇八年初腫瘤大到讓他張不開口，頸部動不了，聲音沙啞。二〇〇八年三月由他母親強押他來我門診。我一看他病情嚴重，整個頸部都被腫瘤包圍，無法張口只能喝流質食物。與他談話時，一臉不高興，完全不知死之將至。他的母親心焦如焚，年頭死了先生現在又輪到兒子。

儘管母親的心急，但是病人依然我行我素，根本毫無悔意。不到兩年父子同病往生。

勤練氣功，做好身心修練

一位台中的工人，家世坎坷，母親死於糖尿病，大姐死於車禍，自己書讀不多，但很努力工作，因為工作壓力大，為家庭為小孩，情緒不穩。平常只有勞動很少運動，飲食多是外食，排便還好，偶爾要服用安眠藥才能睡覺。常常吸菸但是不喝酒。二〇〇六年初發現吞嚥困難，食慾不佳，體重急速下降。

到醫院檢查發現是扁桃腺癌，接受放化療，來求診時帶著胃管，因為放療導致吞嚥困難，無口水，無法張開嘴巴，一臉憔悴，體重只有四十六公斤。在聽完我的建議，他完全接受。

二〇〇七年除了治療並開始認真改變生活，提升免疫力，三個月後治療完成，體力開始恢復，飲食正常，服用蜂膠，精神不錯。一年後追蹤時他唾液已恢復，精神好、勤練氣功。三年後追蹤完全復原，繼續練氣功，上班正常。

能夠心念轉變，勤練氣功，飲食改變，結果都很理想，併發症少恢復快。

從名嘴陳某罹患扁桃腺癌談起

據報載，名主持人陳某罹患扁桃腺癌接受根除手術，為怕引起發聲功能，醫師放棄放療給予化療。

扁桃腺是身體的門神，負責處理每天千千萬萬從口入侵的細菌病毒，在兒童時期很大，長大後由於免疫系統的發揮，扁桃腺會縮小。當感冒時扁桃腺發炎腫脹，讓人感到喉嚨疼痛，嚴重時阻礙呼吸通道導致呼吸困難及沙啞。

扁桃腺罹癌機率不高，在口腔癌中最少，預後卻最好，一般五年存活率在五〇%以上。如果是早期（T1-2）在八〇%以上甚至可以治癒。罹癌原因有下列幾種：

1七七%扁桃腺癌病患有人類乳突病毒（HPV）的感染。

2長期菸酒。

3口腔不衛生，嚴重牙周病。

4長期過度使用口腔發聲功能，如歌星、主持人、賣場叫賣、名嘴等。

5長期在汙染環境中，如油漆工、礦工。

主要症狀是喉嚨不適、沙啞、頸部腫塊，少見有頭痛、出血。一旦有異狀立即就醫，醫師第一時間從口腔就可以發現腫瘤，並做切片，幾天內就可以做出正確診斷。之後醫師會安排頭頸部檢查（CT或MRI），接著就是做頸部根除手術（切除腫瘤、淋巴、周邊軟組織如肌肉等），術後會留下頸部一道十公分以上的刀痕，所幸不影響顏面外觀及吞嚥發聲功能。但是如果是第四期腫瘤過大，可能要切除顏面骨、下巴，再給予骨頭移植，那就是痛苦的開始。

我特別要求在手術前務必安排正子掃描（PET-CT），充分瞭解癌組織擴散浸潤情形，以免手術中掛一漏萬，有漏網之魚，導致術後不久就復發了。可惜目前因為健保規定只有轉移才能做正子掃描，以至於正子掃描不是醫師的常規檢查。從病人的術後病理報告常可見到手術不完全，因此醫師都會安排術後放化療。

一位名醫不幸往生

這位病人是婦產科開業醫師，被診斷出扁桃腺癌接受右頭頸部根除手術及術後標靶治療及放療，來求診時一臉憔悴樣，在做平甩功時還落下眼淚，他太太在旁安慰他只要好好力行雞尾酒整合療法，復原機會很大。

幾個月後得知左頸淋巴轉移，再度接受左側根除手術，術後整個頭頸變得很僵硬，當然術後又接受幾個月的化療。病人歷經這些折磨已經不成人樣。沒想到幾個月後又發現肺部轉移，醫師再度安排化療，之後就看他一路走下坡直到兩年後往生。

這是一個過分治療所導致的不幸病例，值得大家深思，更希望醫師們記取教訓，不是趕盡殺絕，一路提供有毒的化療，導致兩敗俱傷。

要懂得「醫病更要醫人」！如果我可以完全接管此病例，而病人願意充分溝通，可以選擇不同的治療模式。

1術前做正子掃描取代 CT 或 MRI，可以很清楚看到全身癌組織。
2局部切除取代根除手術（只切除癌組織不傷及正常組織）。
3採用冷凍或奈米刀治療取代手術化療（以最簡單最安全最有效方式）。
4力行雞尾酒療法，降低副作用後遺症，提升免疫力及確保優質營養。
5身心修練：勇敢面對，心平氣和，忘記癌症。

鼻咽癌

癌登資料報告二〇二一年，鼻咽惡性腫瘤發生個案數佔全部惡性腫瘤發生個案數的一．二〇％，當年因此惡性腫瘤死亡人數佔全部惡性腫瘤死亡人數的一．二七％。發生率的排名於男性為第十四位、女性為第二十位；死亡率的排名於男性為第十二位，女性為第二十一位。平均年齡五十三歲，初次診斷為鼻咽惡性腫瘤者共計一千四百六十五人；當年死因為鼻咽惡性腫瘤者共計六百五十五人。

我追蹤一百八十三位鼻咽癌病例長達十年，以四十一～五十歲組居多，一百三十七人有接受正規放化療，六十七人死亡（三六．六％）。鼻咽癌主要症狀是鼻出血、鼻塞、頸部摸到淋巴腫大，一旦出現症狀務必立即到耳鼻喉接受檢查，如發現有異常必須切片，證實鼻咽癌後盡速接受放療（約需兩個月），有高達七～八成功治癒率，之後立即力行雞尾酒整合療法。放療期間常會有口乾舌燥，甚至流膿嘴破，無法進食，此時可以經常噴射醫療級蜂膠及亞麻仁油酸來保護，降低副作用，維持正常飲食。治療後有二〇%的復發率，主要原因在於病人沒有繼續維持健康生活及做好身心修練，一旦復發轉移回醫院只有化療一途，結果可想而知。

可敬的向日葵鼻咽癌大學生

二〇〇七年九月一位剛轉學到大學社工系的女大學生，自己一個人來我台中診所求診。問診中知道她剛剛被發現罹患鼻咽癌。她雖略顯有些緊張，但是仍滿鎮定的。她說她父親年初剛剛因為鼻咽癌過世，因此她對鼻咽癌並不陌生，只是她懷疑是不是有遺傳？她深知治療的痛苦，來看許醫師門診是希望可以減少放化療之痛苦。我花了三小時解說，我仍建議她勇敢接受治療，但是也要努力提升免疫力。

當時我看到一份報紙報導一位罹患鼻咽癌的大學生，為照顧一群社區老人，竟然將學校為她募到的兩萬元捐給社區老人，這位病人就是來看我的大學生。我深受感動馬上贈送她價值萬元以上的輔助產品及教導她練功，希望能減輕她治療的痛苦。同時我也將其可敬的故事通知某癌症康復協會給予協助，並將她列入終身追蹤及支持之病例。有日她來函：

Dear 許醫師

謝謝你鼓勵我以及幫助我，讓我渡過難受的治療以及副作用，我發覺有癌症的人不是死於癌症，而是死於自己脆弱的意志力。因為當我做第一次化療時身體上的難受和心理上覺得自己是個無用以及沒有希望的人，很想以自殺的方式了結自己。雖然我二十一歲就得了鼻咽癌，剛開始會很埋怨，可是現在的我覺得很幸福，原來一直有人那麼的關心我。除了我的家人朋友之外連陌生的人也會鼓勵我。所以真的很感謝許醫師，您真的是一位好醫師喔！

Happy New Year

2008-02-06 23:25

令我痛心

一位五十二歲公司經理，是一個大菸槍，由於個性不佳、業績不理想，公司給他很大之壓力，於半年前因鼻子出血及頸部淋巴腫，經切片證實是鼻咽癌併發轉移。病人拒絕所有正統西醫治療，轉而服用中藥。半年來病人生活不改，繼續上班。兩星期前一次上樓頭昏摔倒，胸部有創傷。病人自行在家療養，但是從此食慾不振、顏面神經麻痺、沙啞、體力很差、體重急速下降，連走路都須人攙扶。他太太看到我的書，強迫他來我門診求診。

我一看到他時一身臭味，滿臉倦容，極度貧血，神志恍惚，根本就是癌症末期。我先了解為什麼不接受正統治療？因為他對西醫無信心且害怕治療的痛苦，而他太太仍然抱著極大希望來求診。我告訴她要面對現實，因為他先生生餘命不到兩個月。任何人都幫不上忙，除非他自己幫自己。但是以他的病情根本只能住安寧病房，妄談自助自立。

他有兩個很可愛的小孩，小一和小班，當我在看診時，她們在等候室正專心在看卡通，根本不知道父親快走了。一個無知而錯誤的認知，導致可悲的結果。看到這一幕，我實在既難過，又痛恨。

努力了這幾年，一方面累積我自己的抗癌之路，一方面發大願協助所有癌症病人，但是看到病人一個個痛苦的走了，實在感嘆人生無常。

逃避與懺悔

二〇一〇年四月二十六日看到一位非常特殊的病例。

五十歲男性，來自一個嚴格管教的家庭，父親是高官，非常嚴厲，簡直是暴君。病人形容他從小是生活在語言家暴中長大，管教越嚴叛逆性越大，因此父子關係非常不好。他常常想要逃離這個家庭，但是長期受壓抑又造成他非常膽小，求學不順利。雖然他很用功但是學業不好。好不容易大學畢業，求職時原先從事創意文宣，被父親瞧不起要求他離職，後又從事兩岸交流服務。他形容對外他必須假裝父慈子孝的美滿形象，在家又被逼成乖乖小孩，而其內心卻是一把火，總之他的前半生完全被他父親掌控。

他不愁吃不愁穿，生活很優厚，只要乖乖聽話就可以、常常外食喜歡燒烤油炸，排便不順，常常熬夜。尤其是父親年邁中風後，他生為獨子必須隨侍在旁，父親神智不清脾氣暴躁，隨時呼喚他，他常常三更半夜還不能睡。雖沒有染上菸酒惡習，但是這種可怕的高壓生活，終於讓他生病，而且連罹患癌症還被他父親認為是裝病。

二〇〇六年他首度發現是鼻出血，先尋求中醫診斷服用中藥，但是病情惡化，再接受耳鼻喉科檢查及切片，證實是鼻咽癌後，依然拒絕任何西醫治療，因為他認為西醫太可怕了。幾家大醫院的醫師對他的無知，都將視他為拒絕往來戶。他繼續尋求中醫治療，結果腫瘤大到擠破頸部皮膚。人也愈來越疲倦、食慾越差，有次更因為大出血掛急診住院開始化療。化療後腫瘤有明顯的縮小，但是也同時造成很多副作用，他又再度拒絕治療更不願意放療。他到處尋求另類治療，甚至托人從美國買回 B17 月見草等產品服用，但是頸部腫瘤越來越大也大出血幾次，同時造成劇痛使他夜夜失眠。終於來看診，經我的開導解說後並安排放療，腫瘤迅速縮小，病情得到緩解。然而一年後在醫院見到他時，令我驚訝他瘦成一圈且腫瘤又擴散，一臉憔悴樣。原因是家庭狀況未改，壓力極大，最後自暴自棄，惡化到如此地步。

他不治療雖然活過四年，如果能早早治療鼻咽癌是可以治癒的。

不斷治療不斷惡化

一位電焊工人，平日不運動，常熬夜、失眠、吃安眠藥，家庭壓力不小。二〇〇四年三月鼻子出血被診斷出鼻咽癌，接受放化療，但因造成口腔潰爛而中止。休息半年後再完成放療，以後定期到台中某醫院檢查。不幸兩年後（二〇〇六）背痛，被發現有骨頭轉移，又再接受二次放療。過一年後全身痠痛，發現全身骨頭轉移，醫院竟然再安排第三次放療及疼痛治療。

二〇〇七年一月病人來我門診，經我開導與解釋，仍然不改生活。二〇〇八年電話追蹤時已經是癌末住進安寧病房。

許醫師評論：

1 鼻咽癌治癒率達七～八成，所以病人應該接受放化療，但是同時更要提升免疫力。

2 病人要懂得改善自己的生活，遠離汙染、心念轉變。

3 要勇敢走出來，天天運動天天練功，千萬不要躲在家裡作三等公民：等吃、等睡、等死。

4 治療中，經檢查癌症影像已經消失，而且自己身心靈都已經修練到一個程度，可以暫緩放化療，持續追蹤。

甲狀腺癌

根據美國國癌症機構（NCI）網站的公布，全美國二〇一九年有五萬兩千零七十例甲狀腺癌，佔所有癌症病例約三%，死亡有兩千一百七十例（死亡率四%），五年存活率高達九八・二%。二〇二一年台灣癌登統計甲狀腺癌計四千六百二十六人，死亡計兩百零一人（四・三%）。

甲狀腺癌是最常見的內分泌癌，在工業化國家有逐年增加的趨勢，過去治療的主流是根除手術及術後碘131。但由於長期的觀察，甲狀腺癌的死亡率極低且存活率甚高，被認為是危險性極低之惰性癌。

我追蹤一百四十位甲狀腺癌病例達十八年，甲狀腺癌好發於女性，有一百零六位佔七五・七%，原因可能與女姓較易有甲狀腺亢進有關。它好發年齡以四十一~五十歲最多，比其他癌症年輕。約有四分之三的病人是發現頸部有腫瘤，三分之一是無症狀體檢被發現，診斷以頸部甲狀腺超音波為主，其次為胸部ＣＴ。再經過細針穿刺及病理科檢查加以證實。以乳頭型癌（papillary thyroid cancer, PTC）最多，如果是非典型細胞 atypia，依二〇一五年美國甲狀腺癌協會（American Thyroid association, ATA）的準則，只需觀察與追蹤即可；但是台灣醫師還是要求手術，在我的資料中有八位非典型細胞病例，有五位病人被手術。

一百零九位病人有接受手術，其中四十三位再接受術後碘 131 治療，其中卻有十位死亡。相反的有三十一位拒絕所有治療，結果全部存活。顯見是否一昧要求手術，要重新審思。

我強烈呼籲與建議——

無症狀：

1外觀正常無症狀，超音波發現腫瘤未浸潤未轉移，可以繼續觀察。

2外觀已經看到摸到，超音波發現未轉移未浸潤，可以因美觀原因做局部手術（local excision）。

有症狀：

1如聲音沙啞、吞嚥異常時，腫瘤只侷限在一葉，可以做單側切除（lobectomy）。

2兩側皆有時即可做全葉切除（total thyroidectomy）。

3多發型兩葉皆有且超音波顯示淋巴轉移，可以做頸部淋巴廓清術（radical neck dissection）。

4術後手術未切完全、淋巴轉移、遠端轉移（以肺部居多）需給以碘 131 治療。
5全切除者於術後需服用甲狀腺素（終身？）。
6副甲狀腺也被切除者，須隨時定期檢查血鈣是否有低鈣症，有時必須補充鈣片。
7懷孕期間罹癌時，建議等到產後再手術，最快也必須等到懷孕後半期再考慮手術。
8目前有最新的冷凍及奈米刀治療可以取代手術治療。

幸虧來求診許醫師

一位旅居美國多年的中年夫妻，于二〇〇九年五月遠從美國回國來求診，因為這位先生兩年前開始在右頸部隆起一個腫瘤，不痛不癢。他起初不在意，但是兩年來腫瘤越來越大（5×5×4cm），直到二〇〇九年六月初到醫院檢查，超音波發現甲狀腺左葉有不正常信號。醫師做穿刺切片，右側大腫瘤顯示是壞死組織，左側甲狀腺切片證實是甲狀腺癌（follicular thyroid cancer），醫師認為連右側大腫瘤都是惡性甲狀腺癌，建議做甲狀腺根除手術及頸部淋巴清除術。

病人看到我的《感謝老天，我活下來了！》一書來求診，我摸右側腫瘤，可動，無跳動，無神經症狀（Tinel's signs），顯示腫瘤與頸部大血管或神經無關，且與甲狀腺有一個明顯的鴻溝，應與甲狀腺無關。我建議做腫瘤切除即可，經病人同意後，於二〇〇九月七月初手術，在兩小時內完成。

手術中我發現大腫瘤是源自神經鞘，是典型的良性神經鞘瘤，手術中冰凍切片證實我的診斷。

許醫師評論：

1 從臨床上就可以診斷這是良性腫瘤，一是因為腫瘤長了兩年，不痛不癢，如果是惡性瘤早就轉移。

2 從觸摸就可以瞭解腫瘤與大血管、神經與甲狀腺無直接關係。

3 雖然左側甲狀腺證實是癌症，但是甲狀腺癌是良性與溫和之癌症，根本不需要做根除手術，更不需要做頸部淋巴清除術。

4 醫師的診斷是粗枝大葉、馬馬虎虎，診斷不正確將導致胡亂手術。

5 手術後病人開始提升免疫力，準備回美國。

手術後遺症

有一個電話打來求診，聲音很低沉很似感冒沙啞：

「許醫師嗎？××醫學中心的醫師說我得了甲狀腺癌，已經手術了，可以約診去看您嗎？」

「當然可以，您聲音這麼低沉，是手術造成的嗎？」

「是，我接受甲狀腺全切除，手術中醫師把聲帶神經切斷了。」

迴旋神經（recurrent nerve）是主管聲帶及吞嚥，被醫師切斷神經，造成一輩子的遺憾。

一位牧師身形矮胖，平日工作忙碌，天天在講道為道友在服務，有日發現聲音沙啞而被檢查出甲狀癌接受全套根除手術。術後體力極度衰弱，幾乎無法工作，而服用甲狀腺素卻造成他心跳加快。來求診後我建議他稍安勿躁，要天天勤練甩手功，所幸他是牧師，有上帝同在，一年後就恢復正常而且不再依靠藥物。

恐怖的決定

一位留英的女博士，結婚後好不容易懷孕回台灣看她父母親，期間到醫院做產檢超音波檢查發現他有甲狀腺腫瘤，醫師馬上建議要先墮胎，因為要做甲狀腺切除術需要全身麻醉，會影響胎兒發育。病人被恐嚇嚇得馬上接受，手術後來台中看我門診。

我一詳看她的資料與醫療過程，真是三聲無奈。甲狀腺癌是相當良性的癌症，一年後再處理也無妨，孩子比較重要，等孩子出世再手術就可以，何況她已經三十多歲，要再懷孕是有困難的。

什麼醫學博士有用嗎？是「博士」吧！

一位罹患甲狀腺癌的五十五歲病人來電徵求意見。她是旅居大陸的一位香港人，一次體檢，超音波發現甲狀腺裡有個一．七公分的腫瘤，高度懷疑是惡性瘤，她緊張到六神無主。

我建議她先作切片，確定診斷後再來考慮如何治療，同時告訴她：請放心，甲狀腺腫瘤多半是良性，即使切片證實癌症，也是非常慢的良性癌。因為你沒有症狀而腫瘤不到兩公分，可以建議繼續追蹤但要改變生活、飲食、壓力，最好是力行雞尾酒整合療法（甩手功、科學中藥 THL、抗氧化氫水）。如不放心只需要做局部切除，切忌作大範圍全切除！最好治療前先作正子掃描，來充分了解癌組織的分布情形。

幾天後她到一家有名的甲狀腺專科求診，一位自稱是留英的醫學博士，是當地最有名的甲狀腺專家，專門做消融手術。這位博士接受病人的要求做了細針切片，報告要等三～五天。她在回家路上接到該博士助理來電說：博士認為她的腫瘤惡性度極高，不用等切片報告，儘速住院手術。而正子掃描更被告知沒有必要，因為超音波加上切片已可以診斷甲狀腺癌，且正子掃描輻射線高不建議。

從與病人對話中，就知道全世界西醫都是一個樣：努力賺錢或爭權奪利或創造業績，根本不在乎病人的權益，甚至違反醫學，遑論醫德！

因為：

1 從醫學、醫療角度來說：癌症治療痛苦又漫長，診斷癌症必須百分百正確，切片報告非常重要。

2 切片報告有多種結果：

・切片失敗，沒有切到癌組織。

・報告是非典型細胞，沒有癌細胞，醫師卻依然欺騙病人可能有癌變需要手術。

・切片是良性濾泡型甲狀腺癌，可以繼續追蹤，暫不需要治療。

3 甲狀腺癌是良性的惰性癌，預後非常好。即使不治療也可以活上十年，竟然在切片報告未出來時就警告威脅病人手術！

4 正子掃描非常重要，可以「清清楚楚」看到腫瘤及淋巴感染。醫師竟然恐嚇病人正子掃描輻射線高，事實上，正子掃描是用氟同位素及葡萄糖做試劑，輻射量很低，幾天就會消失。

醫師不做正子掃描鬧出不少笑話：

有病人接受根除手術，切除全部甲狀腺及淋巴幾十顆，結果報告都正常，而術後正子掃描發現真正被感染的淋巴卻沒有切除！

只有局部甲狀腺癌沒有擴散，原本只需要局部切除，卻被切除整個甲狀腺甚至周邊幾十個正常淋巴。意外切除迴轉神經導致聲帶麻痺，或切除副甲狀腺導致低血糖。

醫師的急就章，可憐到病人。

乳癌

過去乳癌是歐美女性的專利，現在因飲食西化，奶製品大增，環境激素汙染，生活壓力提升，導致乳癌已經是全球化的癌症。

發生率、死亡率、趨勢

WHO世界衛生組織的報導：

二〇二〇年，全球有兩百三十萬女性被診斷患有乳腺癌，六十八・五萬人死亡。乳癌是世界上發病率最高的癌症，女性因乳腺癌而造成的殘疾比任何其癌症都要多。乳腺癌好發年齡在亞洲是在更年期前，在歐美是更年期後。從一九三〇到一九七〇年代，乳腺癌死亡率幾乎沒有變化。生存率的提高始於一九八〇年代後，是因為早期檢測診斷及治療模式的進步。

根據台灣國健署統計乳癌是台灣婦女發生率第一位之癌症，發生高峰約在四十五～六十九歲之間。台灣癌登資料顯示，女性乳癌發生率及死亡率分別為六九・一及一二・〇（每十萬人口），每年有逾萬位婦女罹患乳癌，逾兩千名婦女死於乳癌，相當於每天約三十一位婦女被診斷罹患乳癌，六位婦女因乳癌而失去寶貴性命。

病理分類

導管或小葉癌（Ductal or lobular carcinoma）

大多數乳腺癌是從乳腺上皮細胞開始的腫瘤，稱為腺癌，它始於導管（乳管）或小葉（乳房中製造乳汁的腺體）中的細胞。

原位與浸潤性乳腺癌（In situ vs. invasive breast cancers）

原位乳腺癌（導管原位癌，DCIS）是一種癌前病變，始於乳管，尚未侵犯到乳房組織。

炎症性乳腺癌（Inflammatory breast cancer）

炎症性乳腺癌是一種侵襲性乳腺癌，其中癌細胞會阻塞皮膚中的淋巴管，導致乳房看起來像「發炎」。它很少見，約佔所有乳腺癌的一％至五％。

乳腺佩吉特病（Paget's disease）

乳腺佩吉特病很少見，僅佔所有乳腺癌病例的一～三％左右。它從乳腺導管開始，擴散到乳頭皮膚，然後擴散到乳暈（乳頭周圍的黑圈）。

血管肉瘤（Angiosarcoma）

乳房肉瘤很少見，佔所有乳腺癌的不到一％。血管肉瘤原始於血管或淋巴管的細胞，它可能侵犯乳房組織或乳房皮膚，有些可能與該地區先前的放射治療有關。

葉狀瘤（Phyllodes tumor）

葉狀腫瘤是罕見的乳腺腫瘤。它們在乳房的結締組織（基質）中發展，與在導管或小葉中發展的癌相反。大多數是良性的，但也有一些是惡性。

臨床分期

0期：未有侵入性只發生在乳管中。
I期：癌細胞已經擴散到附近的乳房組織。
II期：腫瘤直徑小於兩公分並已擴散至腋下淋巴結，或直徑大於五公分但未擴散至腋下淋巴結。
III期：已侵入附近的組織和淋巴結，但尚未擴散到遠處的器官，也稱為局部晚期乳腺癌。
IV期：癌症已經擴散到遠離乳房的區域，例如骨骼、肝臟、肺或大腦。

生物亞型分類（biological subtypes）

乳腺癌的病理免疫分類如激素受體雌激素 ER，黃體素 PR 和上皮細胞接因子 HER2，在診斷後會隨著時間而改變。可分以下四種：

管狀A型（Luminal-A）ER、PR陽性及HER陰性

luminal-A是最常見的亞型，佔所有乳腺癌的五〇～六〇％。這些腫瘤有特殊的組織學類型（即管狀、侵襲性篩狀、黏液性和小葉性）預後良好，Luminal-A型HER2陰性和Ki67（增殖細胞核抗原）低。luminal-A型乳腺癌患者有良好的預後，復發率明顯較低。一旦復發多在骨骼而肝、肺和中樞神經，轉移發生不到一〇％。

管狀B型（Luminal-B）E陽性PR陰性HER陽性

Luminal-B腫瘤佔乳腺癌的一五～二〇％，具有更侵襲性和更差的預後，復發率較高，生存率較低。

從免疫組化的角度來看，Luminal B型乳癌可能受益於化療，也可能受益於荷爾蒙療法和針對HER2的治療。

HER2陽性型：HER陽性乳癌約佔二〇％，HER2+乳腺癌比其他一些乳腺癌更具侵襲性，但治療效較明顯，這種類型包括ER陰性和PR陰性，但HER2陽性的腫瘤。HER2乳癌可能受益於針對HER2的化療和治療。

三陰性乳腺癌（Triple-negative breast cancer）

三陰性乳腺癌是一種侵襲性乳腺癌（ER、PR、HER2都呈現陰性），約佔所有乳腺癌的一五%。

正統西醫的診斷與治療

許醫師十三年追蹤一千三百六十六位乳癌的臨床分析（二〇一八年），正統西醫與許醫師整合療法之比較。

研究條件

一千四百一十九位病理組織證實為乳癌病人，追蹤期間從九十五年一月起到一〇七年十二月止，共十三年，病人每半年回診或電話

正統西醫的準則（guideline）	許醫師整合療法
早期如原位癌（DCIS）或1cm者做病灶切除（lumpectomy）	相同
有浸潤性、多發性者做部分切除或全乳切除（mastectomy）	冷凍治療
腋下淋巴感染，顯微轉移者做局部拆除（SLND /ALND）	冷凍療法
腋下淋巴感染明顯轉移者做根除手術（radical LN dissection）	先放化療再做部分切除
部分切除，需要術後放療	不需要放療
淋巴感染者Her+陽性者要化療或標靶治療	不需要
ER+陽性者要服用荷爾蒙劑5-10年	不需要
有遠端轉移者或腫瘤過大時需要化療再手術、再化療	冷凍治療

追縱。由許醫師及專科助理親自追蹤：詢問治療、病況、併發症、病情發展、身體狀況、另類治療、身心改變等。

追蹤期間有四十例失聯，一開始即被發現第四期有十三例，由於西醫的疾病分期時在一~三期不準確，而第四期（轉移）則很明確而且無論任何治療死亡率都很高，因此加以排除。這十三例第四期追蹤十三年後依然有四位尚存活，死亡有九位。最後共有一千三百六十六位進入研究分析，其中四百八十七例死亡及八百七十九例存活，總死亡率487/1366 = 35.6%。

一旦罹癌之後，每個病人情緒、家庭、財務、工作都受到嚴重影響，加上對正統西醫的恐懼，導致治療選擇有所不同，依病人的選擇分成四大類：

1 模範病人（G組）：完全依照正統西醫的治療，佔 793/1366 = 58.0%

2 部分治療（P組）：當初步治療腫瘤消失後，即拒絕進一步的治療，佔 253/1366 = 18.5%

3 延誤治療（D組）：病理診斷為乳癌後，延誤至少六個月以上才接受治療者，佔 273/1366 = 19.9%

4 拒絕治療（X組）：確診後完全拒絕治療者，佔 47/1366 = 3.4%

生病年齡

乳癌發生在更年期前有七〇七例佔五一．七％，小於三十歲者很少。

死亡率

G組死亡率：255/793＝32.1％；P組：38/253＝15.0％；D組：170/273＝62.3％；X組：24/47＝51.0％。以P組死亡率最低，延誤治療或拒絕治療者死亡率都超過一半。

在追蹤中共有五百七十三例發現轉移，全部第四期共五百八十六（573＋13＝586）例，其中四百八十七例已死亡。所以第四期無論是哪一組，死亡率高達487/586＝83.1％。

生病年齡

年齡	<30	31-40	41-50	51-60	61-70	>70	總計
存活	7	107	375	248	109	33	879
死亡	4	54	160	178	68	23	487

死亡率

組別	G	P	D	X	total	%
存活	538	215	103	23	879	64.4%
死亡	255	38	170	24	487	35.6%
合計	793	253	273	47	1366	
死亡率%	32.1	15.0	62.3	51.0		

第四期	存活	死亡	total
最初診斷時	4	9	13
治療追蹤時轉移	95	478	573
合計	99	487	586

雌激素及生長因子陽性

正統西醫藉由 IHC（immunohistochemistry）檢測可檢測癌細胞膜上之雌激素接受體 ER（estrogen receptor）及黃體素接受體 PR（progesterone receptor），一般以 ER 為主，ER（+）者有細分為 ER+、PR+ 及 ER+、PR-，本研究 ER+ 者含這兩組，乳癌上皮細胞接受體 Her-2/neu（human epidermal receptor protein-2）：Her-2 陽性者要接受化療。三陰性（trinegative）是 ER-、PR-、Her-，三種皆陰性，正統西醫根據 IHC 檢測將乳癌分成四種：

1 ER+Her+；2 R-Her+；3 ER+Her-；4 三陰性。由於病人來就醫時，所提供的病理報告未必有 IHC 報告，僅就有 IHC 完整報告八百二十七例來分析。

本資料顯示：

1ER+Her+ 組：佔 413 /827 = 49.9% 死亡率 105/413 = 25.4%

2ER+Her- 組：佔 152/827 = 18.3% 死亡率 50/152 = 32.8%

3ER-Her+ 組：佔 107/827 = 12.9% 死亡率 39/107 = 36.4%

IHC	ER+Her+	ER-Her+	ER+Her-	Trinegative	總計
活	308	68	102	117	595
死	105	39	50	38	232
total	413	107	152	155	827

4ER-Her-組：佔155/827 = 18.7% 死亡率38/155 = 24.5%。

ＥＲ陽性最多五六五例佔六八・三%，低於西醫的統計的八〇%。而西醫認為三陰性病人因為無法用荷爾蒙治療預後較差，也有異於本追蹤分析。

ER陽性治療

西醫認為ＥＲ陽性一定要服用抗荷爾蒙治療五～十年，如果不治療復發率高，但從表中得知。

ER+組死亡率一百五十五（105 + 50）/565 = 27.4%，比全部一千三百六十六例死亡率三五・六%低。其中P組病人拒

ER-	存活	死亡	總計	死亡率%
G	42	23	65	23/65＝35.3
P	20	1	21	1/21＝4.7
D	5	15	20	15/20＝75
X	1	0	1	100
總計	68	39	107	39/107＝36.4

ER+	存活	死亡	總計	死亡率%
G	241	75	316	75/316＝23.7
P	112	17	129	17/129＝13.2
D	51	55	106	55/106＝51.8
X	6	8	14	8/14＝57.1%
總計	410	155	565	155/565＝27.4

絕服用抗荷爾蒙有一百二十九例，死亡率只有一三．二%，約為G組中三百一十六例 75/316 = 23.7% 的一半，顯見ER陽性病人拒絕接受抗荷爾蒙治療者預後更好。

正統西醫主張ER-無法服用抗荷爾蒙治療，復發率高，預後較差，本研究ER+有五六五例（六八．三%）；ER-有一〇七例（一二．九%），三陰性一五五例（一八．七%）與一般文獻報告相近。ER+組死亡率二七．四（155/565 = 27.4%），ER-組（不含三陰性）三六．四%，確實比ER+組高。再比較其中模範病人G組ER+死亡率二二．七%，ER-組三六．四%，顯見ER-組的確預後較ER+組差。再者從P組死亡率無論是ER+為一三．二%，ER-為四．七%，都很低。雖然G與P組病例數不同，但依然可見其差異。雖然有眾多國際論文顯示抗荷爾蒙治療的確可以降低復發及死亡率，但是從本資料及個案追蹤，我大膽的建議抗荷爾蒙治療是不需要的。

Her+ 陽性

正統西醫認為Her+陽性需要化療來降低復發率。本資料顯示Her+陽性共有六一一例，死亡率二七．六%。其中G組三三九例佔五五．四%，死亡率是二四．五%，P組一四五例二三．七%，死亡率一二．四%，是G組一半。P組中最多是拒絕化療者一九五例死亡率

Her+	存活	死亡	總計	死亡率%
G	256	83	339	83/339＝24.5
P	127	18	145	18/145＝12.4
D	51	65	116	65/116＝56.0
X	8	3	11	3/11＝27.2
總計	442	169	611	169/611＝27.6

P組	活	死	總計	死亡率%
op	4	4	8	4/8＝50.0
CM	169	26	195	26/195＝13.3
Anti-H	126	14	140	14/140＝10
RT	103	13	116	13/116＝11.2
Op：拒絕手術；CM：拒絕化療；anti-H：拒絕荷爾蒙；RT：拒絕放療有重複（如同時拒絕放化療）				

三陰	存活	死亡	總計	死亡率%
G	61	33	94	33/94＝35.1
P	23	2	25	2/25＝8.0
D	7	22	29	22/29＝75.8
X	7	0	7	0/7＝0
總計	98	57	155	57/155＝36.7

一三・三％。所以分析結果Her+陽性者也不需要一定化療。

三陰性應該接受化療？

資料顯示三陰性病例共有一百五十五例，死亡五十七例（三六・七％），的確較高，但是G組九四例死亡率三五・一，P組只有八・〇％。顯示三陰性並未顯示復發率及死亡率較高，不是一定要化療。

淋巴轉移（node+）第四期及轉移

西醫認為有前哨淋巴轉移就需要化療，根據有提供最初病理報告中有提及前哨淋巴者有七百一十一例，其中四百六十六例存活中有淋巴轉移者一百四十五例佔三一・一％，死亡兩百四十五例中有淋巴轉移者九十四例佔三八・三％。前哨淋巴轉移者存活與死亡率差別不大，顯見對預後影響不大，不必一定要化療。而在追蹤期間發現有進一步轉移復發高達五百七十三例佔（573/1366 = 41.9％），顯示幾乎有一半病例會轉移。其中有九十五例存活而死亡高達

478/573 = 83.4%。由此可見，後續全身轉移尤其是內臟機能在化療及癌細胞的雙重破壞中，導致更高的死亡。

KM（Kaplan-Meier）存活分析曲線

正統西醫初步治療在最初兩年明顯有效，但是乳癌死亡率都在兩年之後的三～五年期間，這正是治療產生副作用、後遺症及抗藥性時。

從KM得知兩個重點：

1整體來說P組預後最好，G組其次，D組與X最差，尤其是X組無人活過十年。

KM 統計圖

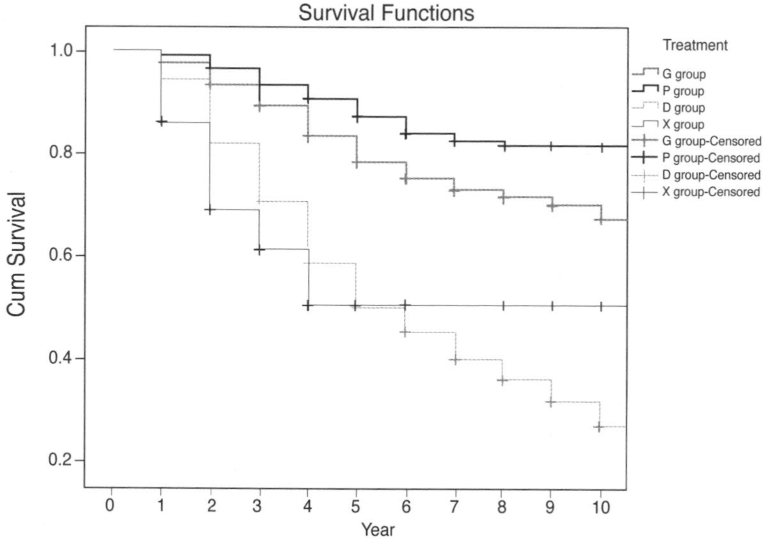

2在最初的五年G與P組差不多，過了五年後後差距拉大，表示此時正統西醫的治療療效下降而併發症、後遺症增加，醫師面對復發的癌症勢必用更毒更危險的化療，或更大的手術企圖抑制癌細胞，最後都是兩敗俱傷。所以乳癌預後的危險是在罹癌之後的三～五年間，這也是所有癌症治療的特徵。

如圖：在前三年是模範病人（G）存活率最高，但是在五年期卻是部分治療者（P）最高，顯見在五年期時，西醫治療已出現抗藥性或併發症或後遺症。而部分治療者沒有這些問題，因此生存率較高。D組逐年下降，X組沒有一例活過十年。

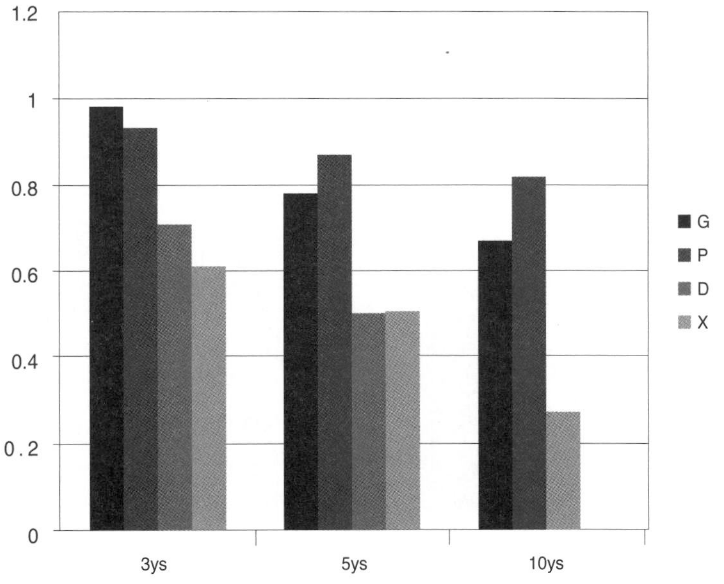

活過五年組與死亡組的比較

活過五年以上者有六四二例佔全部存活例的 642/879 = 73.0%，G組 409/793 = 51.5%，P組 159/253 = 62.8%，D組 64/273 = 23.4%，X組 10/47 = 21.2%。顯見P組能活過五年者最高。而在死亡組四八七例中，G組死亡率三二・一%，P組為一五・〇%最低，D組高達六二・三%，X組也過半五一・〇%。顯見延誤治療及不治療都會導致更高的死亡率。

P組（部分治療）有六二・五%可以活過五年而死亡只有一五・〇%。顯見只接受部分治療不僅降低死亡率而且活過五年機會也高。

G組（模範病人）有五一・五%活過五年，但有三二・一%死亡，顯見即使是模範病人也沒有因為接受全套治療而降低其死亡威脅。

五年存活組	642
G 組 409	51.5%
P 組 159	62.8%
D 組 64	23.4%
X 組 10	21.2%

DNA & RNA 基因檢測，偵測早期乳癌，準確度高達九三%

基因檢測已經普遍而且具有臨床判讀預測功能，基因分成DNA及RNA兩種。DNA基因（來自父母無法改變）分三種：1乳癌基因：BRCA1 / BRCA2 / HER2；2普遍性癌症基因：K-RAS / P53 / APC；3細胞表現基因：SOD2 / DP2 / EGFR 等。DNA 基因突變表示有家族罹癌的趨勢，而 RNA 基因突變表示目前血中依然有癌徵。人體細胞染色體內有約三．五萬個 DNA 基因，由三十億鹼基構成，一個鹼基改變基因就幾乎全部改變。雖然科技進步已經可以從研究蛋白質進步到解析基因，但是基因過分複雜，臨床上應該要非常小心。

最令人驚訝的是影星安潔莉娜裘莉的選擇（my medical choice）。裘莉是因為她的家族帶有 BRCA1 基因異常，加上母親四十六歲罹患卵巢癌五十六歲往生，阿姨也死於乳癌享年六十一歲。她被告知有八七％機率會得乳癌，是乳癌高危險群，所以做了預防性切除雙乳手術，不久又做了卵巢全切除；這非常前衛性的舉動震驚全世界。

門診中也遇到越來越多女人或乳癌病人花幾十萬接受全套基因檢測，這些高科技生醫公司會提供一套圖文並茂非常漂亮的報告，結論往往是：「你一生中有一五％會得乳癌」。看到這種昂貴又高級細膩的科技報告，讓我不失所措，如何給以適當的建議？

我過去也提供 RNA 基因檢測，那是便宜而實用，是可做為追蹤或預測指標，比醫院檢測蛋白質（CA125、CA155、CA149）更靈敏。至於 DNA 檢測最多只做 BRCA 基因即可。

雌激素來自腦部的控制，穩定情緒就可穩定病情

從國際文獻中發現，幾乎一面倒在倡導服用抗雌激素五～十年的好處，但是要知道這些拒絕服用的不聽話的病人，是不會乖乖回醫院追蹤，西醫更是拒絕他們，所以這些醫學論文或研究報告當然也不會包含他們。臨床醫師常常標榜實證醫學，事實上其「實證」是不完全的，有偏見的。

性荷爾蒙是來自膽固醇，先合成黃體素（progesterone），再合成男性荷爾蒙（male hormone）之後轉變成雌激素（estrogen）。女性荷爾蒙儲存在卵巢，依女性月經週期分泌，雌激素刺激卵子分裂成熟，第十四天排卵後下降，接著黃體素開始提高讓卵子排出，並刺激子宮內膜肥厚準備受精卵著床，如果沒有懷孕就形成月經排出。女性經期是受到腦下垂體的控制，腦下垂體又受到下視丘的控制，下視丘是自律神經的中樞，因此自律神經失調會導致雌激素異常分泌。這說明女性在旅行、考試、生氣、緊張、煩惱、熬夜時，月經會失調。臨床上也發現幾乎每位乳癌病人生病前都會經歷過一段生活上或精神上壓力的過程。

常言道：壓力是萬病之源，真是至理名言。在我的追蹤中，大部分的病人（七〇％）都是模範病人乖乖到醫院接受長達五～十年抗荷爾蒙治療，只有少數病人（一八％）敢拒絕治

療。我預測不久將來西醫看到十年後依然有病人復發轉移，更會建議病人終身服用抗荷爾蒙或甚至切除子宮卵巢（去勢）。從我長期臨床觀察已得到證實抗荷爾蒙治療絕對是多餘的，除非是最後轉移成第四期時為延長生命不得不使用。

結論：做好身心靈之修練，力行提升免疫力之整合療法

早期診斷早期治療是關鍵，但所有西醫治療要適可而止，避免過分破壞治療，產生過多併發症導致提早死亡。若尚未轉移，只需要做病灶切除，手術後甚至不需要進一步任何治療。如果轉移或腫瘤過大，可以先化療等腫瘤縮小後再手術或放療，或接受冷凍治療可免除化療之痛苦。我發現有四例化療後腫瘤消失就不再繼續治療而活過五年，如何適可而止端看個案處理。

綜合以上並長時間追蹤臨床經驗，我大膽的呼籲：乳癌不是局限於乳房的病，而是身心靈的不平衡。

為什麼乳癌十年後還會復發而死亡？

一位二〇〇八年發現乳癌接受手術、放化療、五年抗荷爾蒙治療，是標準的模範病人。她在定期追蹤中發現子宮內膜肥厚接受內膜刮除，到二〇一九年發現乳癌復發，再度接受全乳根除手術及標靶治療。一年後發現肺肝轉移，肝功能急速惡化，住院接受「保肝治療」？於二〇二一年十二月時，她先生說：醫師給她兩個選擇，一是接受化療，二是安寧治療。甚至不客氣地暗示：要有心理準備了。

詳看她帶來的資料，發現肝臟功能GOT、GPT>100，腹水不多肝硬化輕微也未見食道出血，肺部轉移輕微，病人雖然外形消瘦，但好端端的坐在我面前，沒有一點癌末樣。

罹癌之前，她原本是學校行政主管，工作忙碌加上在修碩士，壓力不小，又與先生幾乎天天吵架，退休後雖去讀佛學院也曾去印度短期進修，但是她個性孤僻、固執，又非常相信正統西醫，堅持要化療，她先生非常反對而帶她來看診。我問她身體狀況如何？她說標靶治療後食慾不振、體力衰退、體重下降、晚上失眠。

我衡量她全部資料，做出綜合判斷：

1 雖有肝肺轉移但不嚴重。

2肝功能下降主要是治療引起與轉移無關。
3病情惡化及症狀皆來自標靶治療。
4罹癌之後，壓力不減，雖然篤信佛教但內修不足。
5個性、夫妻問題，治療後常失眠，食慾、體力、精神不濟。

我給她的建議：

1病情不嚴重，暫時中止治療，力行雞尾酒整合療法。
2待精神、食慾、體力、壓力都恢復了，做一次正子掃描，再評估考慮是否繼續化療。

我追蹤近一千五百位乳癌病人長達十五年之久，其中有五十八位活過十年再度復發治療而死亡，分析其原因：

1逃避而延誤：最初發現時都不是晚期，有十六位在確診之後逃避不治療，直到惡化再回頭接受治療，為時已晚。
2復發後再治療已無效：所有病例最後都是肝肺脊椎轉移而死亡，復發時間大都在三~五年之後，再接受治療後就一路惡化下去。
3罹癌之後雖然大多病人生活、飲食、起居都有改變，但是江山易改本性難移，多數病例個性屬於內向、憂鬱、高度壓力（夫妻、親子、財務、職場等等）。

許醫師強烈呼籲，乳癌患者：

1 發現腫瘤盡速切片診斷絕對必要，逃避而錯誤選擇另類治療只會延誤病情。

2 西醫治療要適可而止，局部切除即可，其他如放化療、十年抗荷爾蒙治療要三思而後行。

3 治療期間務必力行雞尾酒整合療法：確保生活無壓力、勤運動、曬太陽、喝抗氧化氫水、補助科學中藥、少吃奶製品、遠離汙染（環境激素、瘦肉精）、均衡飲食、好眠好睡精神飽滿。

4 如要追蹤，建議每半年接受正子掃描（PET），PET不僅可以看到全身腫瘤大小位置，更可以知道癌細胞的活性（一般醫院醫師只會安排乳房攝影或CT不會安排PET）。

5 即使發現復發也不要恐慌甚至崩潰，千萬不要一昧的接受痛苦而兩敗俱傷又無效的治療，只要接受部分適度治療即可，依然是希望無窮的。

6 癌細胞不會消失，永遠在體內，必須學習「與癌共存」，終生作好身心修練，不僅要勇敢面對接受癌症，更要提升到感恩感謝、發大願的境界。

身心修練，輕鬆抗癌十年有成

一位六十歲開汽車倉儲的女主人，十二年前在體檢中發現乳癌，正子掃描發現腋下淋巴顯影（cT2N2M0），醫師要求全乳切除及淋巴廓清，並在術後要化療及服用抗荷爾蒙十年，因為她的 ER 及 Her-2 都是陽性。

這位女士生性內向，除工作有壓力外在罹癌之前她先生先罹患鼻咽癌，接受完整的放化療造成口鼻腔潰爛痛苦不已，她辛苦照顧他，這期間幾乎夜夜失眠，胡亂吃剩菜剩飯，一直到兩年後先生得到敗血症死亡。身為癌症家屬深知正統西醫治療的痛苦及無效，等自己罹癌之後立即來求診，期待另類療法。看診後她很認真的痛改前非，做好均衡飲食，開始運動做甩手功，睡眠大大改善，同時大量喝抗氧化氫水及科學中藥。至今已超過十年，雖高齡七十二依然活得健康快樂。

過去二十二年以來，我已累積這種成功個案何止千例，顯見正統西醫過分治療的錯誤是無庸置疑。

給全國醫師的震撼教育

如此嚴重的乳癌竟然可以輕鬆而安全的治癒，醫師們你們相信嗎？

這是一位年近七十歲的主婦，外表溫文儒雅，於二〇一八年十月首次來看診，她主訴：

十年前就摸到兩側乳房有腫瘤，但都沒有理它，只是服用中草藥；二〇一六年開始變大到皮破血流及潰爛，才被迫到醫院就醫，切片證實是乳癌三期B（cT4N2M0）。由於腫瘤太大醫師只能先行化療，不料三次化療後病人就受不了可怕的副作用（頭昏眼花、食慾不振、體力不支）。來求診時，其腫瘤之大與惡臭，令我驚訝，怎麼會延誤到如此這般地步？

經詢問她的背景。她是大家庭的媳婦，長年不受重視而先生又體弱多病，雖然經濟沒問題，但精神壓力極大有憂鬱症，服用安眠藥已經十年以上。平日不運動少喝水，經常外食，也常便秘。知道自己罹患乳癌卻不敢公開而暗中服用中藥，直到嚴重。

經我詢問大陸冷凍消融專家，這些專家竟然輕鬆說沒問題，因為這類嚴重病例，他們看太多，有百分百把握。

從二〇一八年十一月啟程到大陸，先後兩年接受三次冷凍治療及兩次動脈化療，終於把腫瘤縮到最小。剛開始由於腫瘤在治療中壞死有化膿流血，加上對大陸體制不適應，有些抱怨，我隨時與大陸主治醫師聯繫請妥為照顧，等到腫瘤縮小後經手術切除。至今五年一切安好，病人非常滿意。

如果這位病人在台灣，接受一連串可怕的化療，那真是「生不如死」。

而在台灣，各大醫院標榜「癌症醫療團隊」都是掛羊頭賣狗肉，醫院內勾心鬥角，為利益而衝突比比皆是。這種簡單而有效的治療方式（冷凍及奈米刀消融技術）竟不受重視甚至排斥。記得前年在一次台灣腫瘤消融醫學會年會我在會中提出這個案例，竟然當場被阻止發言，令我非常錯愕。

醫師們在想什麼？只因為是在大陸治療？連醫療都有「藍綠」、「統獨」之分嗎？

最近這位病人一直在做義工，做公益，心情愉快也不再憂鬱。

乳癌不是乳房的病而是身心不平衡所致

乳癌病人ER陽性（雌激素接受體esotrogen receptor，ER）一定要服用抗雌激素治療五～十年嗎？

三個ER+病例：

一位肚皮舞者四十五歲，乳癌確診後不願接受全乳切除，經安排接受冷凍消融治療，她生性樂觀，術後改變生活，經常做義工，拒絕服用抗雌激素，如今五年過得很健康。

一位成衣廠海外業務專員，經常旅行全世界，四年前罹癌接受局部切除後拒絕治療，採用整合療法，她生性也很樂觀，如今也過了五年健康生活。（最近知道她人在海地，成衣廠改作口罩做公益）。

一位五十五歲藥師退休的家庭主婦，家庭壓力很大，飲食隨便很少喝水也很少運動，十年前就有摸到乳房腫瘤，直到二〇一五年開始疼痛，但沒有就醫，一年後惡化且腋下也摸到淋巴腫大，證實乳癌。接受部分切除及術後抗雌激素治療，不到一年就自動停止。一直沒有定期追蹤。二〇一九年七月突然來電告訴我：有腰痛被當成坐骨神經痛但治不好，我問她一句話：「躺著更好還是更痛？」她說：「更痛。」我馬上告訴她：「骨頭轉移了。」果然正子掃描證實胸椎腰椎及骨盤都有轉移，我立即安排放療。兩星期後疼痛消失，因為她乳癌雌激素接受體強烈陽性（九八％），我建議她要持續服用抗雌激素及力行整合療法。最近遇到他們夫妻高高興興去運動，完全像沒有生病的樣子。

雌激素是促進細胞分裂尤其是乳房與卵巢，醫師發現乳癌細胞含有大量雌激素接受體時，表示病人易受到雌激素刺激而使乳癌復發，一定建議至少服用抗雌激素五年，因為又看到五年後還是有不少人復發，所以現在都被要求服用十年。我預測有一天醫師一定要求病人終身服用。

正統西醫主張 ER-（陰性）無法服用抗雌激素治療，復發率高預後較差，我追蹤一三六六例乳癌十三年，ER+ 死亡率二七．四％，ER- 死亡率三六．四％，證實陰性者預後確實較差。但是ER+病人接受抗雌激素治療，死亡率二三·七％。拒絕服用者死亡率只有一三·二％，顯見不服用的病人死亡率反而低（當然除ER外還有很多其他因素要考慮）。

許醫師意見：

雌激素確實可以增加乳腺發育，但絕不會增加乳癌復發機會，有以下考慮：

1 為什麼乳癌都發生在雌激素最低的更年期前後（四十五~五十五歲），而不是在ER最高的年輕女性？顯見ER不是乳癌復發發必要條件。

2 我的追蹤資料顯示不治療者預後更好。顯然只考慮抗雌激素是不夠的，乳癌不是乳房的病而是身心不平衡。

從以上三個病例可以了解，前兩例病人沒有延誤，個性樂觀，力行整合療法只部分手術或冷凍，不需要服用抗雌激素治療。第三例延誤治療、個性內向、很多壓力，骨頭復發後除立即接受放療後，我也建議力行整合療法及服用抗雌激素至少兩年。在定期追蹤（每半年做一次正子掃描）確定身心平衡後才可以終止服用。

許醫師的結論：

乳癌不是乳房的疾病而是身心不平衡所致。罹癌後重點在身心平衡而不只是在破壞性治療（長期抗雌激素治療有子宮流血或子宮內膜癌的機會），能身心平衡者僅需局部手術，不需要進一步放化療或抗雌激素治療。

乳癌的真相

乳癌對我很簡單，只要早期發現早期治療，局部切除即可，所有化療、抗荷爾蒙、放療通通免了。現在乳癌治療的確進步很多，手術是越做越小，因為有標靶治療、抗荷爾蒙及放療；但是現在醫師只要看到一個小小淋巴感染馬上要求化療，ER陽性馬上五～十年的抗荷爾蒙治療，Her2陽性立即要求化療，永遠在追殺癌細胞更要求趕盡殺絕。這種「醫病不醫人」的方式有改善病人生活品質或降低死亡率嗎？

現在台灣一年超過一萬人罹患乳癌，死亡率二〇%，與歐美一樣，這完全是飲食西化、環境荷爾蒙汙染及職場女人壓力大所造成。

再說簡單一個問題：為什麼乳癌都好發在更年期前後（四十五～五十五歲）？

很多西醫論文都只是在做身體的微觀研究，要知道女人一生中最複雜的時期就是在更年期前後，除身體變化外，更有家庭、夫妻、親子、職場、環境，加上個性等等因素。

天氣很熱很冷的時候不會感冒，在冷熱變化中才會感冒。女人在更年期身心變化最多，當然生病機會就會大增。事實上只要病人回想一下自己得乳癌之前是否有一段期間「壓力纏身」？我的醫治重點是在於「身心平衡」。我追蹤超過一千五百位乳癌病人達十五年以上，可以確定絕大部分模範病人是因為過分治療而惡化；因為原有壓力未除，又要面臨治療的痛苦，以致身心受創。

乳癌的危機不在最初的二～三年，而是在三～五年當治療無效又復發之時，那是病人崩潰的時候，此時回到醫院只有繼續接受更毒更痛苦更昂貴的治療，結果一步步走向死亡……。

我是西醫，絕不反對現有西醫治療，但是我還是要強調「西醫治療要適可而止」，要「祛邪扶正」，病人要重新做人，努力重生，而不是把生命完全交給醫師，要交給自己！

女人真難養也嗎？你們在想什麼？

這幾天追問了三位乳癌的病人，讓我感觸良多：

一位是去大陸研讀中醫的中年婦人五年前罹患乳癌後，自行用中醫治療，結果來求診的時候，乳癌已經超過十公分而且皮破流血，臭氣沖天。我強烈的建議她立即回西醫治療。她非常不情願的接受化療，沒想到兩年後腫瘤竟然縮到只剩兩公分，她非常幸運有此結果。

一位行政人員，兩年前發現乳癌時，已經五公分，我也立即建議她回醫院接受先化療再開刀，或者接受冷凍奈米刀治療。一年後再追問，她竟然跑去屏東某某中醫治療，結果腫瘤更大連腋下淋巴線也腫大。我再度強烈的建議她回頭是岸。

一位年輕媽媽，發現乳癌但病理報告是淋巴癌，我告訴她淋巴癌，化療很有效，要盡速治療，沒想到她竟日躲在家裡不出門，先生拿她沒辦法，沒多久全身皮膚長出腫瘤，不到一年就往生。

乳癌一向盛行於歐美婦女，現在因為飲食西化，台灣地區乳癌發生率越來越高，一年約有一萬病例，死亡約近兩千人。美國一年約二十萬人，死亡五萬人，死亡率都在二十%上下。由於健保有給付，中年婦女可以免費接受篩檢，早期發現乳癌早期治療，非常輕鬆，可以完全治癒。

在我追蹤約一千五百例，有五八%完全接受正統西醫治療，死亡率三二·一%。有一八·五%接受部分治療及我的整合療法，死亡率最低一五%。有一九·九%延誤治療，死亡率高達六二・三％，有三・四％完全拒絕治療，死亡率也達五一％。

奉勸所有婦女接受乳房篩檢，一旦確診，儘早接受治療，可以輕鬆愉快。若要更輕鬆可以考慮冷凍治療，術後是否繼續接受荷爾蒙治療或化療可以斟酌。

今早又接到一位先生來電說他太太罹患乳癌二期、不治療，只相信賽斯說法，認為罹癌是因為她被壓抑。原本她要出國留學卻因為結婚生子拖累，與父母關係也緊張，導致心中一直不滿。我問追隨賽斯後乳癌有改善嗎？她先生說沒有，惡化了。我馬上希望他能說服太太來當面詳談，他說會盡力。

唉，女人們，妳們在想什麼？這麼鑽牛角尖，萬一惡化，是生命問題啊！

乳癌病人一定要犧牲乳房變成「少奶奶」嗎？

乳癌過去是歐美女人的專利，美國癌症官方機構（NCI）預估美國女人一生中有一二・八％機率罹患乳癌。現在因為飲食西化，乳癌在東方也蔓延起來。

因為基因變異（BRCA），女星裘莉切除乳房來預防乳癌，驚動全世界。

目前西醫治療乳癌還是以切除全乳房為第一優先，術後再加上標靶化療、抗荷爾蒙或放療，到末期再加上免疫細胞療法。這種「趕盡殺絕」、「斬草除根」的恐怖治療有效嗎？如果有效、為什麼台灣乳癌病例越來越多？死亡率高居不下（超過二〇％）？

西醫看到死亡率越高就越要求更多治療，結果是手術越大、放化療越多、抗荷爾蒙劑從服用五年延長到十年，有一天會要求病人終身服用。這是惡性循環，是沒道理的！

西醫治療在前兩年的確有療效，但三～五年後復發轉移就是惡化的開始，加上治療副作用後遺症逐漸出現，很多病人在這時候開始崩潰了只好走上死亡。所以乳癌死亡最多在三～五年後。

每一位乳癌病人在生病前兩年幾乎都有「壓力」問題（家庭、職場、經濟、生活、飲食），壓力是萬病之源，加上罹癌都在更年期前後，這時候是女人一生中身心最複雜的階段，所以「減少壓力」是我輔導病人最主要的功課。

許醫師呼籲罹患乳癌後在接受手術前，請三思而後行，務必尋求第二意見，以免終身後悔。

錯誤的選擇，痛苦的結果

一位六十六歲退休學校行政員工，十年前就發現乳房腫瘤但拒絕診治。一年前發現腫瘤變大終於接受切片證實乳癌屬三陰性，我安排正子掃描證實只有兩公分腫瘤沒有轉移，建議局部手術治療或冷凍消融。沒想到她到一家醫學中心接受「全乳切除」。不幸術後大出血緊急手術，再接受腹部皮膚移植，所幸淋巴沒有感染，但是醫師卻又安排術後化療，一連串手術併發症加上化療副作用，造成她死去活來。

電話追蹤她竟然去看自然養生達人，被安排到檢驗所接受血尿檢驗，檢驗什麼卻不知道？她又拿「西醫」的檢驗報告去看「中醫」，真是牛頭不對馬嘴。

來看診時，我建議：

1做局部手術或冷凍消融即可，輕鬆愉快。

2術後是否化療可以再考慮，也可以「觀察與等待」（watchful waiting）。

3身心靈整合修練。

沒想到一個簡單的乳癌診治過程，卻因為錯誤的選擇變成「死去活來」的巨大痛苦。

西醫癌症治療，經常是「過猶不足」

一位六十八歲家庭主婦，十年前摸到右乳腫瘤未處理，四年後變大，切片證實乳癌。經我建議做局部切除後，服用抗荷爾蒙，幾個月後不舒服自動停藥，至今一直力行我的整合療法，每年做一次正子掃描。

二〇一八年顯示腋下淋巴轉移，她再度拒絕醫師建議的手術及化療，二〇二一年五月從美國回來再做正子掃描，顯示腋下又多一顆四．五公分的淋巴。她來求診說：醫師建議馬上化療，要接受嗎？我問她三個問題；

1有任何症狀嗎？沒有，淋巴腫瘤摸不到。

2會緊張嗎？沒有。已經十年了，早忘了癌症。

3有抗壓能力嗎？家人都支持我，對醫師建議一笑置之。

那當然不需要治療！這病例告訴我們：

1已經十年還可以找出淋巴轉移，顯示癌細胞永遠在體內。

2癌症局部手術後拒絕其他放化療還可以活過十年。

顯見西醫很多治療是多餘而有害的！

不是只有這個病例，我過去二十年診治過兩萬名癌症病人有二〇％病人是接受我的建議，只做局部手術或治療後拒絕其他過分的治療；相反地努力改變自己，力行我的整合療法，結果都活的健康、輕鬆、快樂。

輕鬆抗癌，與癌共存，絕對是診治癌症最正確的選擇。

又一位名人美女乳癌過世

過去乳癌是歐美女人的專利，現在亞洲地區乳癌也大幅度增加，因為飲食西化，到處都是奶製品（冰淇淋、甜點、蛋糕），加上環境荷爾蒙（塑化劑、瘦肉精等）；再者女人職場工作壓力也很大，壓力是萬病之源，壓力造成內分泌異常。美國一年有三十萬乳癌患者，死亡五萬人；台灣一年超過一萬人，死亡兩千人，大約是二〇％死亡率。事實上如果長期追蹤超過五年，模範病人死亡率高達三〇％。

我診治過近兩千例乳癌，乳癌對我相當簡單，只需要局部切除或用冷凍消融治療即可。其他如化療、放療、根除手術、免疫療法都不需要。

癌症的死因有兩個：

1病人的無知逃避，延誤病情，走錯方向。

2醫院的過分治療，嚴重破壞病人的營養、新陳代謝、內分泌、免疫系統，導致兩敗俱傷。

這位名人年紀輕輕罹患乳癌，據報導她隱藏病情與家人沒有互動，是非常不正確的選擇。

大家都知道「談癌變色」，罹癌之前生活壓力原本就很大，之後更大，急需要周邊親朋好友的支持。如果閉門謝客，一定充滿負面情緒，加上醫師「醫病不醫人」及治療的身心受創，當然是惡化。她接受全套正統西醫，手術、放療、化療、免疫療法，至少花費百萬醫藥費，但還是走了。

另一位年紀不到五十歲的直腸癌名女人多次手術，七十次化療，六百萬醫藥費，八年抗戰，痛苦死亡。明顯是醫療的副作用。

我一再一再的呼籲「雞尾酒整合療法」，而醫師都在攻擊我，也只有二〇%病人相信我，所以悲劇幾乎是天天上演。

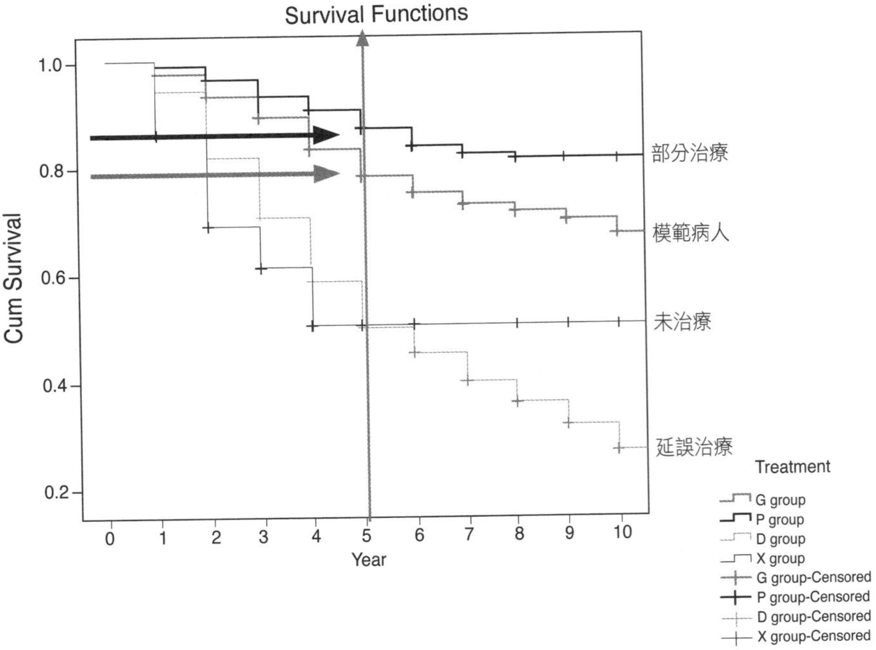

請看下表乳癌生存曲線（我的診治過一千六百位病人追蹤十年）。最上面的細黑線是我的病人只有部分治療，五年後存活率高達九成。中間的細線是模範病人只有八〇％。如果追蹤十年，我的病人依然有八五％存活，模範病人降到七〇％；另外下方細線是延誤的病人，下方線是未治療的病人幾乎都活不過五年。

西醫乳癌治療真的令人恐懼

一位乳癌病人手術後來求診，她是在一次體檢中意外發現左乳腫瘤，經切片證實是乳癌，醫師給以改良式全乳切除術（modified mastectomy）術後又要安排放療三十次、化療八次（後四次要自費十五萬台幣），再加上十年的抗荷爾蒙治療。

病人被嚇到了來詢問意見，我詳看她的資料：是一期A，病理報告顯示七個淋巴都正常（pT1N0M0），且刀邊正常表示手術很完全。但ER雌激素陽性，Her/Neu（生長因子）陰性。

對這種早期（IA、腫瘤兩公分之內沒有淋巴侵犯）的乳癌，竟然要給以全套治療（手術、放療、化療、自費靶向治療、抗荷爾蒙十年），那可以想像所有乳癌無論早晚期都是全套治療了，而且要自費幾十萬！有此必要嗎？

分析這位病人罹癌原因：

1壓力：壓力是萬病之源。

2巨胖（超過九〇公斤）：要知道脂肪細胞也會分泌雌激素。

3奶製品：病人天天喝牛奶！牛奶是給小嬰兒吃的，裡面含有大量生長因子，只有人類長大還在喝奶。過去乳癌是歐美女人的專利，現在東方女人也很普遍了，因為西方飲食，到處都是奶製品（冰淇淋、起司、奶酪、蛋糕）。

4環境荷爾蒙：病人因工作在外，飲食很隨便，環境汙染越來越嚴重，到處都是塑化劑、萊劑、重金屬、防腐劑。

5不運動：從小不愛運動，長大工作關係更不想動，不動者循環不良、飲食隨便、排便不順（排毒不良）。

6長期服用安眠藥：因為工作、壓力、熬夜，養成服用安眠藥習慣，安眠藥會抑制神經傳導，讓人精神不濟、早衰，加上更年期。

許醫師強烈建議：

1西醫治療已經完成，所有放化療及抗荷爾蒙都不需要。

2立即自我改變：減低壓力、乾淨飲食、少奶製品、天天運動、減肥、少服用安眠藥。

3力行雞尾酒整合療法。

4每半年做一次正子掃描追蹤即可。

與病人兩小時的溝通，是否接納我的意見？不知道這位病人決定如何？但是，病人愁眉苦臉走進來，輕鬆愉快回去。如此讓女人提早更年期，值得嗎？是對的嗎？還是很殘忍？

心癌與身癌

一位六十歲乳癌病人來看診：主訴乳癌二期已手術化療，因為腋下淋巴感染，且ER、PR、Her陽性，醫院要求繼續化療、放療、抗荷爾蒙五～十年，她很恐懼來求診。

她有身心障礙，從二十歲年輕時就有幻覺幻聽、身心不寧，需要長期服用身心科用藥，僅能從事簡單的工作（清洗、廚房），幾次嚴重到需要住院，只好離職領社福救濟金過活。

與她面對面詳談，看她緊張、不安，雖滔滔不絕，但常答非所問，又勤記筆記。她只有三十五公斤，與弟妹同住，但三餐自理，經常有一餐沒一餐，常獨自臥床一整天，想睡卻睡不安穩，每天累歪歪。加上化療六次更讓她體力不濟、B肝復發，不幸又感染新冠病毒，導致連續幾個月咳嗽不停。

問她還有什麼其他疾病，她馬上拿出幾張小抄：B肝、骨鬆、失眠、貧血、腎炎、消化不良……

以她身心衰竭條件根本受不了後續的治療，我完全瞭解之後，只給予四個建議：

1乳癌治療已完成，其他後續治療通通免，早日脫離癌症陰霾。

2均衡飲食、多蔬果少食品，儘速重建營養及免疫力。

3勤練甩手功，每天早中晚各三十分鐘，培養出身心健康。

4尋求並投入一種嗜好，讓生命重新出發。

正統西醫真的「醫病不醫人」！

醫病要醫人，一位三陰性乳癌患者被嚇的半死！

一位公司年過半百的業務員，正逢更年期，三個月前突發現右乳頭出血，因為不嚴重且沒有疼痛，幾天後就消失，她以為是更年期症狀，不去理會。

但是一個月後開始有疼痛感，到醫院就醫，被診斷出乳癌，經切片證實是三陰性（ER/

PR 及 Her，皆為陰性）。醫師告訴她三陰性預後不佳應立即化療，之後做全乳切除手術及免疫療法（PD-1 檢查點）。這要花上幾十萬。

病人是一位辛苦業務員，月收入不到三萬，聽到要幾十萬，頓時不知所措，經人介紹來求診。很幸運的她有接受正子掃描 PET-CT，可以非常輕易看出一個約三公分的亮點位在右乳房，腋下淋巴沒有顯影。

對我來說，這是非常簡單的病例，只要局部切除即可！但是他看過兩家醫院，醫師都一律要求先化療再做全切除及免疫療法。直到第三家醫院醫師才考慮可以先做全乳手術再化療。

目前正統西醫認為三陰性乳癌因為無法做五～十年的抗荷爾蒙治療，所以預後較差，治療是一律要求手術加上化療或免疫療法。

根據我追蹤資料顯示三陰性病例共有一百五十五例，死亡五十七例（三六．七％），的確較高，但是接受正統西醫治療的有九十八例死亡率三五．一％而術後拒絕進一步化療的二十五例死亡率只有八％。顯示三陰性未接受化療者預後反而更好！

病人是一位瘦小的膽小的業務員，從小不被父母關心更被姊姊霸凌，求學表現不順利，未婚，人際關係也不好，因為經常在外奔波，飲食隨便，還有常常有手腳僵硬曾被診斷為「自體免疫」，醫師要給予長期服用抗免疫製劑，還好她沒有接受而是改變生活起居，不多久就好轉。她是虔誠基督徒，尚能維持正常情緒。罹癌之後，突然醒過來，想改變一切，來求診後我花兩小時與她溝通，告訴她只需要局部切除及力行雞尾酒整合療法，可以輕鬆抗癌。

她一臉茫然問：可是醫師都警告一定要做全套治療。

我給她建議：不需要對抗醫師，而是順勢欺騙醫師。

告訴醫師：身體虛弱，很怕手術，而且因為宗教關係不希望大手術，只希望接受局部切除，術後一定會接受放化療。等手術後就不再回醫院。

對一位收入不高的弱小病人，建議她幾十萬昂貴的免疫療法，不是讓她陷入絕境嗎？醫病，要醫人！

輔導癌症是要個案處理，因人而異，不是一套標準 SOP 就要求所有病人都要遵守！

來自大陸乳腺癌病人的感謝

早安美好！

時過七年，除了偶爾發現缺失的左乳，和左側手臂的麻木，我幾乎淡忘了乳腺癌。感恩上天讓我提前購買了您的書籍，為後來沒有化療做了前期的鋪墊。很難想像。當初沒有看到這些知識，有可能我會諄醫囑硬著頭皮去化療，結果就是羸弱的身體滿目瘡痍。

我現在的身體比七年前還好，當然也得益於娘家人的離世，和進入宗教的領悟和懺悔！有些原生態家庭是疾病的根源。也只有用宗教才能釋懷原生態家庭帶來的傷害。釋懷了，和解了，身體自然好起來！

許醫師回應：

「有人問我癌症什麼時候會好？我說：當你忘了癌症的時候。太多人把生命交給醫師，不斷治療不斷惡化，三～五年就復發轉移而往生！生命要交給自己面對癌症，要生命對付生命，只要自己每天過得健康、運動、好睡、吃好，可以輕鬆抗癌！請大家告訴大家。」

許醫生說得沒錯（忘記乳腺癌）。

病人再度來函：

目前五十七歲比五十歲，甚至比十八歲身體還健康。有以下幾點：

1.負能量的原生家庭在二〇二〇年都往生了，沒有任何拖累，精神上完全放下負擔！睡眠好了。

2.頂客族。沒有孩子的羈絆。

3.夫家經濟狀況良好，讓我經常獨自出門雲遊（不是跟團旅遊，是一個人到鄉下或者另外一個城市住幾天，瞭解當地風土人情放鬆心情，淡忘乳腺癌）。

4.重新審視夫妻關係，重新建立新的夫妻關係。這點很重要！

5.進入宗教，有精神寄託。這點也很重要！

6.這七年，放手不同頻率的好友，重新認識新的朋友。減少消耗。

7.除了沒有化療，最關鍵還是沒有吃內分泌藥物（他莫昔芬）。很多乳腺癌患者吃了這個藥物，更年期提早，出現各種症狀，吃還是不吃？糾結影響情緒。但是對外，我仍然說有服此藥！沒有化療已經讓我變成另類，大家好奇打電話來問。所以不想再花時間解釋不吃他莫昔芬的原因！

8.臉皮厚，到處跟別人說我得了乳腺癌。就像跟別人說（我得了感冒）。

這七年，我一直跟蹤各種癌症患者，接觸更多的是乳腺癌患者（參加二期乳腺癌身心靈療癒班）。九九．九%的人都是遵醫囑。其中一個富婆，北京醫生叫她不要化療，她還說醫生不負責任！呵呵！

因為沒有孩子，所以現在的願望就是1.健康地生活到老，2.善終！

子宮頸癌

子宮頸癌有逐年下降之趨勢。美國癌政協會（ACS）預估二〇二三年全美國有一萬三千九百六十例新子宮頸癌病例，四千三百一十例死亡。台灣二〇二〇年有一千四百三十六例，死亡六百六十八例。十五年來我診治過一百一十二例子宮頸癌，四十六例存活六十六例死亡，死亡率高達五九%，平均存活四年。症狀以陰道出血為主，只要一發現盡速檢查切片證實後，立即做局部切除或放療，子宮頸癌都是鱗狀細胞癌對放療有效，幾乎可以治癒。但是卻有不少病人自己誤診為月經出血，或逃避延誤治療而導致擴散轉移，再接受化療為時已晚。

子宮頸癌的過分治療

一位來自大陸的四十歲子宮頸癌患者，因為疫情無法來台，透過微信與視訊與我聯繫，主訴這四年來很痛苦。

四年前在一次子宮頸抹片被發現異常，進而做切片，發現是低度子宮頸鱗狀癌，腹腔MRI顯示未擴散，屬於早期子宮頸癌（1B），醫師進行了根除手術（切除子宮、子宮頸、卵巢、輸卵管、淋巴廓清）。術後再加上二十五次放療及兩個療程的化療，從此，惡夢的開始。

1解尿困難，常常失禁，置放導尿管長達一年，才逐漸改善。

2兩側鼠蹊部淋巴水腫，常常有麻木及下墜感。到四年後還是沒有多少改善。

3最困擾的是夜間盜汗、失眠、體力不支、視力衰退、腰痠背痛、經常頭暈（更年期症狀）。

4不定時下腹部疼痛，醫院檢查有貧血，血紅素不足，白血球增加及發炎指數提高（C-RP、ESR、LDH），顯然是有骨盆腔慢性發炎（PID）。

子宮頸癌已經不多見，因為有抹片檢查及婦女健康教育，檢查設備方便又有保險。而且治療效果不錯，完全根治的機會高達八成。但是儘管醫學如此進步，醫師治療的SOP幾乎沒有改進，大部分的病人即使是未擴散的早期癌症，依然做全套根除手術（女人的去勢）。

其他婦女癌症如子宮內膜癌或卵巢癌，未擴散也一律全切除。

我常常看到術後病理報告除局部有癌症外，其他被切除的器官組織都正常。更誇張的是切除二十五個淋巴腺全部正常，真是冤枉。

現代醫學講究「實證醫學」，難道這些「名醫」都不知道國際論文早就報告這類早期癌症治療有多種選擇：

1術前做正子掃描，確定癌症位置大小及期別（staging），如果是早期癌症未擴散，可以僅做局部切除（trachelectomy）。

2有生育能力及要求者，可以選擇局部切除或放療。子宮頸癌都是鱗狀癌，對放療效果很好。

3如果是已有擴散不能局部切除者，可以放療後腫瘤縮小再局部手術。

以上三種選擇，都可以保留子宮卵巢及骨盤淋巴的切除，不僅可以減少這位病人所遭遇的後遺症，更可以避免提早更年期。

而且過大的手術，因為醫師動作太多，更會造成癌細胞擴散而轉移。在我診治過的卵巢癌兩百四十八例，只存活六十七例（死亡率高達七三％）。子宮頸癌一百一十二例，死亡七十二例（死亡率高達六四％），死因都是癌症擴散。

要知道，更年期代表女人真正進入「衰老」，這不是醫師給予一些荷爾蒙製劑或病人自己胡亂服用養生聖品可以解決，而是整個「內分泌」從腦部下視丘、腦下垂體以下到甲狀腺、胰島、腎上腺、卵巢的退化，輕者只是更年期症狀，嚴重者是提早老化及減壽，甚至早死！

女人更年期過程長達幾個月到幾年，症狀一般都不嚴重，但是如果是根除手術所造成的

「急速更年期」，那造成的症狀就相當嚴重。呼籲有婦女癌症的病人在接受根除手術前，務必三思而後行，更需要多請教專家及「明醫」。

癌症歇斯底里症（hysteria）

一位學校職員二〇〇八年六月來求診，主訴二〇〇七年十二月開始有陰道出血，婦產科診所子宮頸抹片正常，二〇〇八年五月出血更嚴重，到大醫院住院檢查，終於被診斷出子宮頸癌，而且腫瘤已有八公分大。由於腫瘤過多，她先接受化療，兩個月後腫瘤縮小一半，二〇〇八年九月接受子宮及腫瘤根除手術，手術後醫師安排放化療。

病人求診時害怕到全身發抖，我鼓勵她接受手術，但手術後放化療效果有限，建議她要力行雞尾酒整合療法。但是她個性內向，從聽到得到癌症後就吃不下、睡不好，加上術前化療及手術，把她折磨到痛苦不堪。她經不起醫師的要求又接受了手術後放化療，一個月後，所有副作用及後遺症全出現——食慾不振、嘔心及水瀉、下腹部又漲又痛，二〇〇八年十二月來電求救。

「許醫師，我好痛苦，好想死！」

「怎麼呢？」我問，她把所有痛苦陳述一遍，又說最近頻尿嚴重，常常掛急診，被診斷為膀胱炎，天天打抗生素，現在放療才做完，醫師又要安排化療。她問：

「身体這麼差，化療可以不做嗎？」

「可是醫師說不化療，復發機會很大！」

「你現在這麼痛苦，身体這麼差？何時開始的？」我質問她。

「我不知道，應該是放化療的副作用罷！」

「既然知道，你為什麼又要回去接受傷害你、破壞你的化療？」

「我不想去，可是我不敢。因為醫師警告我，不化療會復發！」

「化療就不會復發嗎？」我反問她。

「醫師說有化療，復發機會會比較少。」

「是嗎？你現在食慾不振，頻尿又水瀉，噁心嘔吐，又睡不好，你又這樣感到恐懼、害怕，我告訴你，你這樣子就是在養癌細胞，你知道嗎？不必等癌症復發，你早就身心受創，活不下去。你要勇敢走出來！」

病人幾次半夜託她先生來電求救，她先生奈何不了她，被她煩得要死，他形容病人恐懼的樣子：每次見到醫師都緊張到手腳縮成一團，這是所謂歇斯底里症（hysteria）。

過分治療導致死亡

二〇一四年十二月十五日一對中年夫妻來求診，生病是太太，她主訴二〇一一年十月做例行性子宮頸抹片檢查，發現有癌細胞，她被恐嚇要馬上手術，一個月後她接受全套女性器官切除（radical extensive operation），把子宮、卵巢、淋巴腺全切除。手術後發現有淋巴感染，馬上接受放療及化療，之後就定期追蹤。這是標準的西醫治療，病人以為醫師給她最好的治療，很放心的把生命交給醫師。

手術後一年二〇一二年初次出現無痛的血尿，泌尿科醫師說是放療後的膀胱發炎（irradiation cystitis），給以抗生素保守療法。但是血尿時有時無，因為無痛病人只是定期回醫院藥物治療，如此過了一年多突然間大血崩，她緊急回醫院檢查。泌尿科醫師認定是腎水腫，給以右腎引流，膀胱鏡發現膀胱腫瘤，切片證實是轉移性腺癌，高度懷疑是子宮頸癌轉移。病人和她先生開始緊張，到處求醫，因為她兩年前已經放療過，所以無法再做放療；加上腫瘤已經浸入膀胱肌肉層，無法再做內視鏡刮除，幾家醫院都建議做全膀胱切除，加上化療。這是西醫標準的 SOP。

病人走投無路只好來求診，病人求診時沒有任何症狀，血尿已停止右腎有體外引流管。

我詳細看她的書面報告及影像檢查，的確膀胱有轉移！如果繼續醫院治療只有化療一途，但是膀胱轉移癌化療，效果奇差。

病人是在一家公司做會計工作達三十年，工作很忙、壓力不小，平日很少運動，雖有自己做飯但是都吃剩菜剩飯，個性緊張求好心切，常常不好入睡，排便不順。二〇一一年退休原本要開始享受人生，哪知一次體檢卻不僅破壞了她退休計畫更威脅到她的生命。

病人一年後往生。

西醫過分治療是病人死因之一，正統西醫都不承認。有不少病人做子宮頸抹片僅僅是CIN 3（子宮頸上皮贅生瘤），標準治療是子宮頸圓錐狀手術即可，但就有醫師警告病人這是癌前病變，被要求根除手術，這是非常沒有醫德的行為。

罹癌之後病人必需懺悔自己，生死看開，醫院治療適可而止，在許醫師輔導之下，努力提高營養與免疫力，才可能戰勝癌症。

卵巢癌

我診治過兩百四十六例卵巢癌一百八十例死亡，死亡率高達七三．二%。卵巢癌開始症狀不明顯，診斷較困難，有靜默殺手之稱（silent killer），一般是下腹部腫脹、摸到腹腔腫瘤、頻尿、月經異常及一些普通症狀如食慾不振、體力減退、體重下降等。大概只有二〇%可以早期診斷接受手術而治癒。卵巢癌七〇%是來自上皮細胞突變而來，其他如基質細胞（stromal cells）及原卵細胞（germ cell）。美國癌症協會統計二〇二一年有兩萬一千四百一十例卵巢病例，死亡一萬三千七百七十例，五〇%是六十歲以上。

卵巢癌位在下腹腔深部，很難做切片診斷，一般由腹腔超音波、陰道

卵巢癌分期

I 期	癌組織侷限在卵巢內
II 期	癌組織散擴到骨盤內
III 期	癌組織擴散到腹腔內
IV期	遠端轉移

超音波或CT檢查，由腫瘤大小、位置、形狀、顯影做間接診斷。如果能做正子掃描全身檢查，更能進一步確定腫瘤惡性度。沒有顯影者可以確定是良性，有顯影時是癌症，除外又可以檢查全身癌組織擴散情形，避免誤診誤醫。如果是第一期可以僅做局部卵巢腫瘤切除而保有生育能力，如果擴散亦可手術達到真正根除效果，以免掛一漏萬。有不少病人接受根除手術切除二十個淋巴腺全部正常，但卻遺漏真正轉移的淋巴腺導致必須術後長時間化療。而卵巢癌化療效果奇差，副作用又多，我診治過的一百八十例死亡病例平均只能存活三·五年（如圖KM存活曲線）。

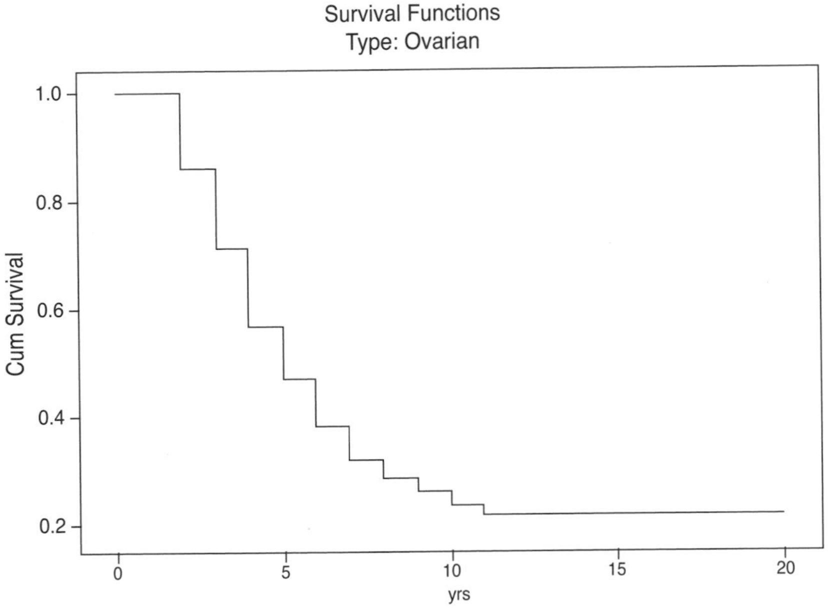

命運坎坷，令人心酸

一位曾經在醫院擔任洗腎室的護士，只有三十歲，婚後離職準備做一位賢妻良母，哪知命運如此坎坷。過去十年在洗腎室工作要輪三班，工作忙碌，天天外食，喜歡油炸速食如炸雞，常常喝三合一咖啡，便秘是常事，也不喜歡運動。結婚後有了第一個小孩，晚上要熬夜照顧小孩，白天要上班，生活極其辛苦。

二〇〇五年開始有腹脹便秘情形，曾經檢查發現有卵巢水瘤，接受內視鏡手術切除。二〇〇八年懷第二胎時，發現有腹水，經3D超音波檢查發現有卵巢腫瘤。抽腹水檢驗發現有癌細胞，二〇〇八年五月接受腫瘤切除，術後接受半年化療，但是二〇〇九年六月又發現復發。

二〇〇九年七月來求診，看他們年輕夫妻美滿婚姻正要開始，兩個孩子還在學走路，尤其是第二個孩子是在她懷孕時罹癌。孩子只有二十九週經剖腹產生下來雖是早產兒，但是經過這一年媽媽辛苦的照顧已經正常發育到一歲多，她一邊要化療一邊要照顧兩個小孩，真叫人不忍。

從二〇〇九年七月到十二月她一邊化療，一邊接受許醫師的整合療法，病情穩定，尤其是沒有什麼化療副作用。二〇一〇年一月十六日電訪聽到她孩子的哭聲，心裡一陣心酸，希望老天能幫助她，勇敢走下去。很不幸二〇一一年四月電訪時已過世。

抱怨連連

這是一位英文老師，四十九歲，個性很強，很專業也很盡責，但是結婚後卻有嚴重的婆媳不睦。先生是乖乖牌，優柔寡斷，病人每天忙於上課教學，下課後又要趕回家煮飯伺候婆婆，做得再好也挨罵。長期壓抑的結果最後是亂翻天，夫妻婆媳親朋都處在戰爭之中。二〇〇八年四月起病人開始有拉肚子及腹痛情形，經內視鏡檢查發現有腹水，事實上在二〇〇八年一月份病人就發生咳嗽不停及陰道出血，但是病人疏忽以為是更年期。二〇〇八年五月她接受腹腔手術發現腫瘤已經擴散到整個腹腔，於是開始化療。

除了婆媳不睦外，病人自己生活也很不正常，常常熬夜失眠，不運動，上班吃便當最喜歡三寶飯，體檢也發現有三高。二〇〇九年十一月來看診時，已經是末期了，腹脹嚴重，走路須人攙扶，問診時只聽她一人抱怨至少二十分鐘，她先生一臉尷尬。我安排她住進希望病房，每次來診所時，只聽她不斷抱怨，夫妻常常在人前吵架。有一次我實在看不過去，對她說：「不要再抱怨了，已經是末期，要珍惜生命，要感恩先生在旁伺候您！」

她聽不進去，又開罵。一個月後她真的走了。

子宮內膜癌

美國 ACI 統計二〇二三年預估有六萬六千兩百例新病例，一萬三千零三十例死亡。台灣二〇二〇年有三千零三十二例，死亡四百四十四例。我經歷過一百五十七例追蹤十五年，平均年齡五十四歲。七十六例死亡（四八．四％），平均存活二．九年，其中二十六例，發現已經是第四期。子宮內膜癌以陰道出血或過多分泌物為主，其他如體重下降，下腹部不適，解尿困難等。因為好發年齡適逢更年期，所以陰道出血常被誤診為月經，在更年期後再度有出血時務必盡速檢查以免延誤。對早期癌可以做刮除或切除子宮即可，一旦到二期後就需要根除手術，切除子宮、卵巢、輸卵管、子宮頸、陰道、周邊淋巴等。子宮內膜癌分期如下：

子宮內膜癌分期

I 期	癌症僅限在子宮內
II 期	癌症侵犯到子宮頸
III 期	癌症侵犯到卵巢輸卵管陰道及周邊淋巴
IV 期	與端轉移

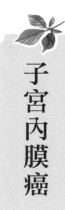

只要不延誤，適時手術，子宮內膜癌預後良好；但一旦復發就難以收拾，再放化療都只是在拖延時間而已。

誤診誤醫的結果

一位電子業的女強人，在德國公司任職，平常是工作狂，好高騖遠，情緒不穩，經常外食，很少喝水，有大腸躁鬱症，不運動，熬夜失眠是家常便飯。二〇〇八年元月肚子痛及陰道出血，去看中醫，接受中藥調理，但是病狀越來越嚴重，不得不去大醫院檢查，結果是子宮內膜癌。因為腫瘤已經不小，先接受放化療讓腫瘤縮小，再手術切除所有子宮卵巢。手術後不到兩星期，陰道摸到腫瘤（是癌症復發？），進一步檢查又發現肺部轉移。醫師再安排放化療，從此一連串的痛苦兵敗如山倒。

二〇〇八年八月她手術後來看我，我一再告訴她提升身體免疫力的重要，要努力做好身心靈之修練，但是她深信西醫，最後不到一年就往生。

許醫師建議，如果：

1有症狀時立即接受詳細檢查不去看中醫，可避免延誤。

2術前作正子掃描清楚了解全身炎症狀況，可避免手術不完全。

3術後立即執行雞尾酒整合療法，可達到「祛邪扶正」之效，而提振免疫力及減少併發症及癌症之復發轉移。

癌症憂鬱症

我不僅手機二十四小時開放，接受所有來自世界癌友的免費諮詢，更利用空檔隨時追蹤癌友之病情。二〇一〇年母親節前夕追蹤一位癌友時，家屬竟告知病人罹癌後憂鬱嚴重，精神失常而自殺。

這位癌友，五十歲，住在台中市藝術村，一位文字工作者，平常就是宅女，生性乖僻，少與人來往，與家人關係不好，有憂鬱傾向。一人獨居，常熬夜寫文章，吃飯隨便，便當是主食，經常便秘，熬夜時也常服用安眠藥。二〇〇七年發現陰道出血，她以為是更年期，不在意。但因為經常經痛，到醫院作內膜切片，竟發現是子宮內膜癌。她接受手術切除子宮與卵巢。術後醫師認為沒有轉移，不需要化療或放療。但是手術後她開始煩惱憂鬱，前後看了幾家醫學中心，儘管醫師都告訴她目前病情穩定不需要進一步治療，但是她卻認為病情嚴重，以致天天失眠服用安眠藥。雖然篤信佛教，常常靜坐養神，但是她的憂鬱越來越嚴重，竟認為自己是癌症末期，要求住進安寧病房。家屬幾次送她進精神病房但是治療無效，一年後有天被人發現在安寧病房自殺身亡。

肺癌

由於空氣汙染日趨嚴重，肺癌病例年年增加，加上有偵測早期肺癌的低計量電腦掃描逐漸普遍，早期發現肺癌機率大增，但整體肺癌死亡率並未降低。二〇二三年美國癌症協會預估全美國將有二十三萬八千三百四十例新病例，十二萬七千零七十例死亡。二〇二一年台灣癌登初次診斷為肺、支氣管及氣管癌者共計一萬六千八百八十人，當年死亡計一萬零四十人（五九．四％）。

我追蹤一千零四十七位肺癌病人長達十五年，男女各半，平均年齡在六十歲左右，全部死亡八百二十三例佔七八．六％。

有任何肺部症狀如咳嗽、咳血、胸悶等，務必盡速就醫接受檢查，如願意自費做低計量ＣＴ，發現病灶超過一公分或小於一公分但是追蹤後有變大者，都必須接受微創切除手術。

如發現時已經無法手術，台灣肺癌病友有六成可驗出 EGFR 基因突變，則可以服用標靶化療。其療效雖然顯著，但是不到兩年就會產生抗藥性而必須換第二代、三代標靶藥，最後通通失效時，就只好回到化療，此時是病人痛苦的開始，預後不佳。

標靶藥雖然有效，但仍然有不少副作用如臉部皮疹、末梢神經炎、甲溝炎等，有少數病人無法忍受。我曾安排幾位肺癌超過五公分的病人接受冷凍或奈米刀治療，不僅輕鬆簡單，腫瘤在三十分內就縮小到不到兩公分，再加上腫瘤內放射性碘粒子存放治療，可讓病人免除痛苦的化療副作用。非常可惜，台灣地區醫師沒有此項技術，因此不建議不鼓勵，不過這種消融治療全部自費至少需幾十萬，沒有財力是無法享受。

肺癌一千零四十七位肺癌病人追蹤十五年

一千零四十七例病理報告證實肺癌者，五百四十三位男性（五一．八%），五百零四位女性（四八．二%），平均年齡六十．五一歲，其中男性平均年齡六二．一歲，女性五八．八歲。全部死亡率（823/1047，78.6%）。男性死亡四百三十八位死亡率（438 /543，

80.6%）女性死亡三百八十五位（385/504，76.3%）。一千零四十七病例死亡組八百二十三例中有三百一十二例（312/823，37.9%）一開始就被發現是第四期（遠端轉移）。

存活組兩百二十四例中只有三十例（30/224，13.3%）是第四期。八百二十三例死亡病例中，三六・七%在一年內死亡，六二・五%在兩年內死亡，七九・七%在三年內死亡，九二・六%在五年內死亡，只有七・四%活過五年最長活到十五年。

由以上統計資料得知罹患肺癌之後，儘管診斷，手術及標靶藥物之進步，絕大部分病人皆在五年內死亡。顯見早期發現早期治療的重要性。

期別：

肺癌在病理組織學上可分為兩大類四種主要類型：小細胞癌（佔五%）及非小細胞肺癌（包含鱗狀上皮細胞癌、腺癌及大細胞癌等）。依肺腫瘤之大小及侵犯程度分為四期：

TMN 分級

T
T0 - 無原發腫瘤 Tis- 原位癌 T1 - 腫瘤<3公分，且腫瘤未侵犯至其他週邊組織。 T1a：腫瘤（≤1 cm）T1b：腫瘤（1 -2 cm）T1c：腫瘤（2 -3 cm） T2 - 腫瘤大於（3 cm ≤5 cm）T2a：腫瘤大於（3- 4 cm） T2b：腫瘤大於4-5 cm T3 - 腫瘤大於5-7公分。 T3Inv：腫瘤進犯胸壁、心包、膈神經。T3Satell：單一肺葉有超過一顆獨立結節。 T4 - 腫瘤（>7 cm）或腫瘤侵犯至縱隔腔、橫膈、心臟、大血管、喉返神經、氣管隆凸（Carina）、氣管、食道、脊椎骨。 T4Ipsi Nod：腫瘤細胞同時出現於同側不同肺葉。
N
N0 - 無周邊淋巴結侵犯、轉移。 N1 - 腫瘤侵犯或轉移至原發腫瘤同側之支氣管周圍淋巴結（peribronchial lymph nodes）、肺內淋巴結（intrapulmonary lymph nodes）或肺門淋巴結（hilar lymph nodes）。 N2 - 腫瘤侵犯或轉移至原發腫瘤同側之縱隔腔淋巴結（mediastinal lymph nodes）或氣管隆凸下淋巴結（subcarinal lymph nodes）。 N3 - 腫瘤侵犯或轉移至原發腫瘤對側之縱隔腔或肺門淋巴結，或有無論同對側的鎖骨上淋巴結（supraclavicle lymph nodes）轉移。
M
M0 - 無遠端轉移。 M1 - 有遠端轉移。若原發腫瘤之對側肺亦發現腫瘤，亦視為遠端轉移。 M1b：單一胸外轉移。 M1c：多重胸外轉移第一期：腫瘤尚在肺臟內部，未轉移至淋巴結。

冷凍或奈米刀消融治療

由於台灣僅有少數醫學中心引進這項技術，病例少經驗不足，且只敢用於簡單微小的實體癌，因此我被迫轉介十幾位病人到大陸接受消融手術，都順利治療完成。兩年前我曾經在台灣消融醫學會發言介紹這些經驗，竟然被禁止，令人扼腕。

病例：

七十六歲老農夫二〇一七年因為氣喘被發現巨大（超過五公分）肺癌，他拒絕任何化療或放療，二〇一八年十月冷凍治療加上碘粒子腫瘤內放療，治療後他繼續從事農場工作，四年後追蹤依然健康生活。

六十八歲工頭發現肺癌由於已經五公分大無法手術，經安排接受冷凍消融，原本病情穩定，無奈家庭糾紛不斷，他承受很大壓力，兩年後肺部轉移，未接受西醫治療，第四年死亡。

七十五歲退休教授，二〇〇七年體檢發現肺腫瘤，二〇一二

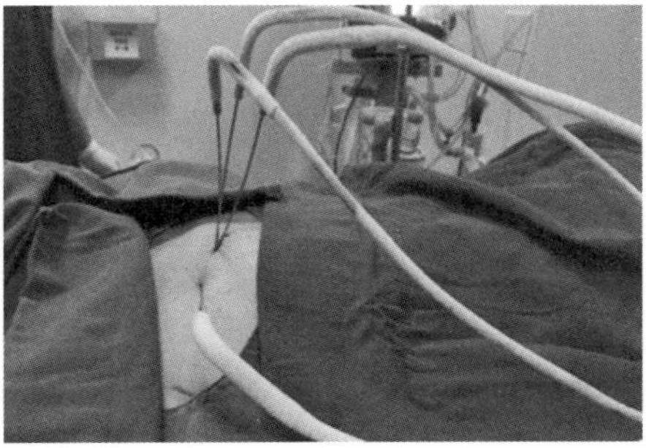

年腫瘤變大經內視鏡手術但拒絕化療。二〇一五年復發，接受冷凍治療，但因為腫瘤沾黏在大血管，只能部分縮小。之後病人力行雞尾酒整合療法追蹤十年都良好，於二〇二三年電訪中其家屬說：一年前回醫院追蹤時，醫師強烈建議化療，不到半年就因為併發症往生。他年過八十，醫師竟然不顧其年邁還要求化療，而病人已活過十年也竟然把持不住接受，這是非常可惜的病例。

PD-1/PD-L1 檢查點免役療法有效嗎？醫師有聽過「快速惡化」的病例嗎？

一位罹患肺癌的女士給我印象深刻。有天她來電諮詢：頭痛嚴重如何是好？詳問之下我大膽說：腦壓增加高度懷疑是腦瘤引起，應盡速到醫院檢查，結果不幸發現是肺癌轉移腦部。在看完她傳給我的腦部 MRI 影像，我立即建議她到醫院做腦部放療，一個月後她來台中看診，很輕鬆，幾乎沒有任何症狀。腦部轉移經放療後已經消失，醫師建議她立即接受標靶治療。

這位女士是一位公司負責人，受過高等教育，談吐優雅氣質不凡，只是工作壓力極大，有失眠問題，缺乏運動。經我詳細解說「癌症整合療法」後自信滿滿地回去。

再往後的三個月她接受標靶治療及最新的 PD-1/PD-L1 免疫療法。一次她的朋友來電說：越治療越惡化，現在呼吸困難需要氧氣。我抽空到醫院探望，知道她花了上百萬的免疫治療，卻惡化了，醫師正要加上化療。癌症已經擴散了，預後非常不好，我知道她來日無多了。

這是一個典型的免疫療法後的「快速惡化」病例。

二〇一八年日本科學家發現癌細胞會釋出一種 PD-L1 的蛋白質與 T 細胞的 PD-1 結合，可以麻痺免疫細胞免被追殺，這重大發現導致藥廠拚命研發出抑制 PD-L1 藥物，的確掀起醫界治癌「手術放療化療」外的第四療法——「免疫療法」。這幾年全球醫界如獲至寶大量使用這種治療，癌症病人以為活命有望，沒想到不出幾年，不僅大失所望，療效有限，很多病人是「賠了夫人又折兵」，花幾百萬而依然惡化。根據最近國際論文的報導，單獨使用這種免疫療法成效不好，必須與化療或標靶治療同時使用，即使同時使用也僅僅讓病人多活幾個月而已。更甚者最近更發現少數病人在接受這種療法後不到三個月，癌症迅速惡化（hyperprogression），原因不明，可能跟病人體內一種 MDM2 蛋白有關。

細胞中有致癌（oncogene）基因如 Ras，也有抑癌基因如 P53，而 MDM2 蛋白質卻可以抑制 P53 而讓癌細胞生長，所以 PD-1 抑制劑無效。

這兩年我在臨床上也診治過十幾位癌症病人使用這種 PD-L1 免疫療法，沒有一人可以存活下來。這種療法在台灣收費約在一年一百萬！最嚴重的是一位球友校長夫人罹患乳癌花了近五百萬，卻活不過五年。

儘管醫學再進步，癌症治療依然是瞎子摸象。我的覺悟是要用「生命面對生命」！

如圖論文發表的病例：左邊是治療前，右邊是治療後兩個月惡化（箭頭）（引用文獻：International Journal of Molecular Sciences）。

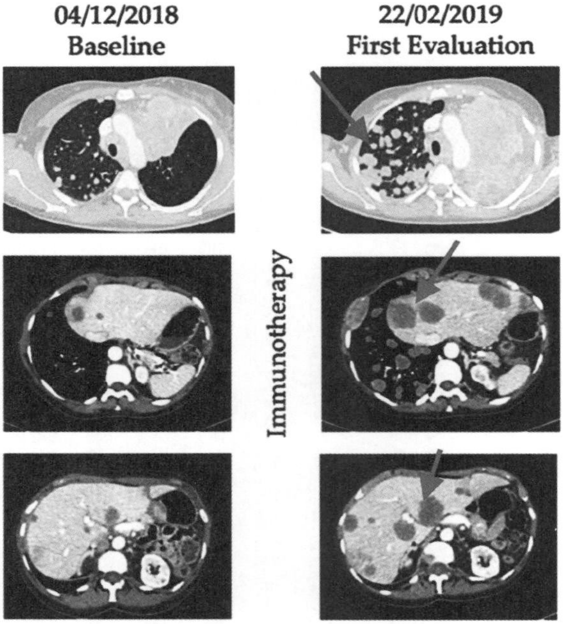

名嘴罹肺癌有感

有眾多名人罹患肺癌，肺癌是可怕的癌症，死亡率非常之高。根據美國癌症協會（NCI

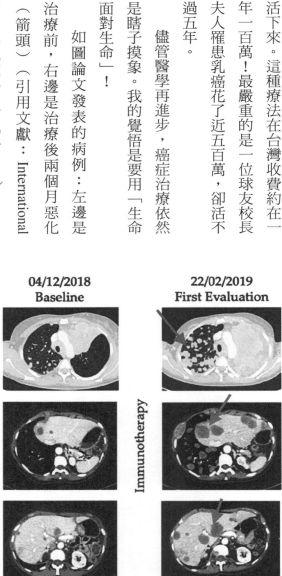

SEER）的統計，五年生存率未轉移者有五三・五%，局部轉移者為二六・一%，一旦遠端轉移生存率降到三・九%。

台灣罹患肺癌的人數年年成長，二〇二一年新診斷為肺癌的人數有一萬六千八百八十人，死亡一萬零四十人。

我個人追蹤約一千零四十七位肺癌病人，追蹤十五年結果只有兩百二十四位活下來，死亡率高達七八・六%。大部分病人發現時都已經非早期，無法手術，所幸因為標靶藥物的治療，降低了死亡率與延長病人的生命；但是任何標靶藥不到二～三年依然會產生抗藥性，屆時將會回到化療，病人的身心受創與日俱增。

最近十年醫界興起「低劑量電腦掃描」（LDCT, low dose CT），在美國從二〇〇二～二〇〇四年三十三家大醫院聯合做一大規模的篩檢（NLST），選擇肺癌高危險群（大菸槍、五十歲以上、無症狀）共有兩萬六千七百三十三人接受，追蹤六・四年，發現可以降低二十%的死亡率。但也發現有一八%是不活動肺癌。

是否要鼓勵民眾或政府推動大規模篩檢？仍然存有爭議。早期診斷雖可發現早期癌症，進而早期治療，當然療效一定提升，但是也會發現過分診斷與過分治療，造成無謂的傷害。如果遇到一位沒醫德想開刀的外科醫師，在恐嚇加利誘之下，病人自己又沒有判斷能力，那只好接受了。

當你選擇接受LDCT篩檢出疑似肺癌，在小於一公分者，建議定期追蹤，大於一公分者幾乎都建議要微創手術，這是可以接受的，因為微創手術簡單安全。

台灣空汙嚴重，肺癌機會大增，個人如何選擇？

許醫師溫馨建議：

1遠離汙染（含二手菸），出門戴口罩。
2整合養生（抗氧化氫水、科學中藥、氣功等）。
3無症狀不需接受早期診斷，有症狀（咳嗽、胸悶等）立即檢查。
4確定肺癌後立即治療，可考慮微創手術或冷凍療法。

無知與逃避，錯誤選擇

今天看到一位肺癌病人，車行老闆、中年、主訴二〇一八年開始有咳嗽，原以為只是感冒，一個月後未好去看耳鼻喉科醫師，治療無效，開始有咳血；再去複診照了一張胸部X光，發現右下肺有一個七公分大的腫瘤，醫師疑是肺癌建議去看大醫院。病人到某家區域醫院家醫科，醫師竟然說這不是他的主治範圍。他轉看胸腔科被建議做切片。

病人在談癌變色心情下，一想到要做侵入性切片馬上逃避，很不幸他去找了一個由一位中醫師所組織的原X點，告訴他切片後造成癌症復發更快，千萬不要去做。病人如獲甘泉，開始加入該團體，接受這個團體的治療及天天飲用薑茶薑湯。

過了半年咳血更嚴重，體重降了十公斤，體力變差。病人再回去醫院照了X光，也做了低劑量的CT，發現腫瘤變大，開始緊張，於二〇一九年來看診。

病人在年輕時得過一次嚴重肺炎，雖治癒但導致長期有氣喘的後遺症，無法做較大的運動及長期的工作。經營的車廠營運壓力很大，雖然財力尚可，但天天外食大魚大肉，喜歡喝可樂，且睡眠品質不佳，常常精神不濟。他雖不菸不酒，但個性內向，少交友，有憂鬱傾向。

在充分了解他整過過程，由於已經延誤一年而他咳血加劇、體重快速下降，顯然病情正在惡化之中，我馬上建議：

1 立即自費做正子掃描，了解癌症是否有擴散。

2 盡速接受切片，做出正確的診斷（肺腺癌最有可能）。

3 如果運氣很好，確定是肺腺癌而尚未擴散，強力建議做冷凍或奈米刀治療，之後再考慮是否標靶治療。

4 進行雞尾酒整合療法（放下壓力、均衡飲食、勤練氣功、科學中草藥、喝好水等）。

再次呼籲所有病友：

1 有病就醫很重要，正確診斷要靠正統西醫：設備好又有健保。

2 早期診斷早期治療，癌症並不可怕，但是如果延誤後果不堪設想。

3 正確知識與資訊請教專家，切忌無知逃避尋求「江湖郎中」、「養生達人」、「原X點」、「生酮飲食」、「抗癌食品」，導致陪了夫人又折兵。

4 確定罹癌後不要慌張，要尋求最有效最安全最不痛苦的治療，更要做到「祛邪扶正」。

5 每天要吃得下、睡得著、動得了、無憂無愁、遠離菸酒等汙染物。

最後化危機為轉機，像我一樣罹癌後健康快樂活過二十二年。

此病人失去聯絡，恐怕是凶多吉少。

過分治療的結果

一位七十六歲肺癌病人來求診，愁眉苦臉，主訴半年前因咳嗽被發現肺癌，開始標靶治療，半年來癌雖未變大但體力衰退很多，體重減少、飲食不振，想來用自然療法。

我問他：「你體力什麼時候變壞的？」

「標靶治療後才開始的。」

「請問你到醫院治療，是希望越來越好還是越來越壞？」

「當然希望越來越好！」

「那，現在呢？越好還是越壞？」

「是越壞，但是如果不治療，醫師說會復發轉移。」

「所以你想繼續惡化下去嗎？」

「希望自然療法能幫助。」

我是西醫，當然不會反對西醫治療，但是西醫治療要適可而止，不能「醫病不醫人」。我所主張的「整合療法」是「醫病也醫人」，如中醫所言：「祛邪扶正」，西醫會祛邪不會扶正，中醫是會扶正卻不會祛邪。

治癌是要祛邪在先，扶正緊跟在後。

由於空汙嚴重，癌症特別是肺癌病例直線上升，我的同學是有名的胸腔外科專家，曾對我說：過去兩年來已用胸腔鏡切除一千例早期肺癌。

標靶藥物的確明顯降低肺癌死亡率，但可惜只有兩年左右的療效，之後就需要換藥。

很多癌症病人惡化在於兩個最大原因：1癌症擴散與轉移導致器官衰竭；2過分治療引起併發症（免疫力下降、營養不良）。

所以「扶正」非常重要，但在不斷祛邪中很難做到扶正！所以「祛邪」必須適可而止，可惜因為看到肺癌死亡率高居不下、醫師寧願多做多給，把治療藥物用來「預防」。很多病人病情已穩定還繼續給藥，要知道治癌藥物都是很毒的毒藥。

另一個肺癌病例，六十歲女性肺癌併發腦轉移，經治療後病情有緩解，繼續接受整合療法，病人好到如健康人一般。但是在醫院追蹤時發現肺癌只縮小未消失，要病人繼續服用標靶藥，我安排正子影像檢查發現正常，表示肺癌已經停止活動沒有功能了。我強烈建議病人要專心與專注在扶正下功夫，但是病人在醫師的要求下繼續服藥；又過一年標靶藥出現抗藥性改成化療，不到兩年因併發症而死亡。

對一位改邪歸正的壞人，繼續加以凌虐，結果是什麼？跟你併了！過分治療的可怕，戒之，戒之！

千萬不要再化療了，要醫病更要醫人！

一位六十五歲婦女由她兒子天拿醫院資料來就醫，主訴：幾個月前開始咳嗽，簡單的服藥無效。只好到醫院檢查，發現是胸部積水，經抽水檢驗證實是肺癌，再經一連串檢查（CT/MRI/PET）。最後證實是肺癌擴散第四期。由於呼吸不順，無法親自前來。經我詳問過程，她是一位辛苦的媽媽，年輕時在玻璃工廠做工。親自撫養三個男生，原本年老可以輕鬆過日子，沒想到竟然發生肺癌而且擴散。

由於病人未能親自來，無法詳細瞭解及充分溝通，只能建議她兒子回去可以試試標靶藥物，一般會有四〇%左右有明顯效果，但同時要力行雞尾酒整合療法…以後的半年，她除了接受標靶治療外也服用科學中藥（THL）。幾天前她兒子再度拿最新的檢查來求診，並說，標靶治療效果不理想，病況咳嗽沒有改善，需要氧氣。醫師說要換成傳統的化療。

我問他病人情形如何？他說：體重繼續下降，食慾不振，呼吸困難，行動緩慢。顯然是惡化了。

我再仔細詳看她的正子掃描，發現癌細胞多在淋巴系統裡。肺癌並不太多。顯見她的呼吸症狀並不是肺癌造成，而是她早年在工廠工作（充滿玻璃粉塵），導致出現所謂「肺矽病」。

這是在污染環境（工廠／礦區／工地／油漆／棉被廠）因吸入過多粉塵所引起。從整個肺部功能看，她只剩下右側一個肺葉正常，所幸積水被抽完還沒有復發。

由於她病情未見好轉且有惡化情形。雖然醫師建議她因為標靶藥物無效要改成傳統化療，我強烈建議她千萬不能接受！我看過太多病人一開始化療不出兩個月就惡化到死亡！

況且從正子掃描瞭解真正問題在「肺矽病」而不是癌症！

強烈建議她繼續力行雞尾酒整合療法！吃好！動勤！睡甜！不要再回醫院了！

我與正統西醫看法作風完全不同，醫師是「醫病不醫人」，我是「醫病更要醫人」！

食道癌

二〇二三年全美國預估有兩萬一千五百六十例新病例，一萬六千一百二十例死亡。二〇二〇年台灣癌登統計診斷為食道癌計兩千八百七十五人，死亡計一千九百五十四人（六七．九％）。

我診治過一百二十八例食道癌，只有十四例存活下來。食道癌唯一治療是進行胸腹大手術，病人術後幾乎是不成人樣，不多久就復發轉移再接受放化療，平均只能存活兩年。所以我建議作正子掃描確定癌組織位置及活性後，以放療為主，手術或化療幫助不大，當然力行雞尾酒整合療法更是重中之重。

痛改前非，力行整合療法，罹患兩種嚴重癌症竟然可以活過十年

在追蹤病人當中發現二〇〇九年來求診的一位罹患雙重癌症的病人，竟然還活得健康快樂。

這是一位五十五歲工程承包商，每天吃著檳榔，來往烏煙瘴氣的工地，菸酒、檳榔不離身已經二十五年以上。在二〇〇八底發現體重減輕、食慾不振、吞嚥困難，先走訪中醫、直銷治療無效，半年後接受醫院檢查及切片證實是下咽喉癌，醫師建議馬上放化療及根除手術。術後必須做氣切，將無法言語，他一聽這診斷，差點昏倒，立即前來台中求診。

在我建議下，他立即自費做正子掃描，意外發現兩個癌症：一個是下咽喉癌及位在食道胃交接的食道癌。既然是兩種癌症，當然不適合大手術，只有選擇放化療。我口沫橫飛的向他說教三小時，告訴他三點：

1立即接受放化療，不要再逃避。

2要立即痛改前非，嚴禁菸酒檳榔，乾淨而清淡飲食，力行雞尾酒療法。

3癌症不會好，要終身做好身心修練。

他正值壯年，事業有成，責任重大，遭此厄運，原本不知所措，茫然無助時，聽我一番

解說與建議，似乎是在落海中抓到浮木一般，馬上從一臉哭喪樣恢復精神，並且向我保證下定決心，立下遺囑，重新做人。

在接受放化療之後六個月，兩處腫瘤都消失，食慾恢復，體重增加。

如果他聽從醫師的治療方式，恐怕早已痛苦而亡。

1 醫師向來很少安排正子掃描，原本只看到下咽喉癌就要求做放化療後立即根除手術，所幸正子掃描意外發現另一個食道癌，避免一次錯誤的大手術。

2 位在食道胃之間的癌症，醫師一般是要做全胃切除的大手術，但是術後幾乎都會復發而必須繼續接受恐怖的長期化療，最後九〇％活不過兩年。

以後追蹤過程中，他真的痛改前非，遠離菸酒檳榔，減少工作壓力，勤練甩手功，大量喝抗氧化氫水、科學中藥，如今健康活過十年了。

許醫師再一次真心呼籲：

1 身體異樣時，立即就醫，如證實是癌症，務必先自費（約三萬五千元）做正子掃描檢查，了解全身癌症的狀況。

2 西醫治療要適可而止，在接受治療前切忌慌慌張張，以為立即接受痛苦的治療可以防止復發轉移。

3 務必做好功課尋求有關癌症的正確資訊，力行雞尾酒療法。

兵荒馬亂

二〇〇九年元宵節過後一位地方醫院的院長偕太太來看診，他是向醫院請假出來看診，夫妻倆一臉緊張樣。問診時他表明自己也是神經外科醫師，只是二十年前選擇開業，現在經營一家地方醫院，雖然院務繁忙，但是很注重養生，太太是慈濟委員，常參加公益活動。平日喜愛喝滾燙的熱茶及醬菜，口味很重。他年年體檢，雖有三高但很輕微，前些日子吞嚥時有些困難，春節過後接受正子掃描，意外看到一個兩公分的上食道癌，已作切片證實。當被告知罹癌後，與太太抱頭痛哭一陣後，住院準備手術治療，手術前在醫院書局看到我的書，立即趕來求診。

這位院長病人未預約前來，當天原本有四位病人求診，卻臨時改時間不來，以致整個下午我與這位院長詳談了四個小時，從神經外科談到醫院經營，從癌症治療到雞尾酒療法。他很專心地聆聽我解說，當最後一句話我告訴他：「每天我的第一句話是感謝、感恩、感動，如果我還有明天，明天一定會更好！」他竟然落下淚，啜泣起來，身旁的太太也留著淚拍拍他的肩膀。好一陣子他才說出一句話：「許醫師，我很感動！」

六年來幾千人聽過我的「癌症解說」，曾經感動過很多人，當場落淚者也有，但是能感動一位醫院院長，當眾落淚是絕無僅有。尤其過去看過那麼多醫師同好生病，不是故作鎮靜，就是驚恐到不知所措，醫師不生病則已，一生病就很嚴重。這位院長病人完全認同我的意見，決定勇敢面對，我再三叮嚀他：

「只接受局部放療並努力執行整合治療是最佳選擇，若能先保護細胞，只做病灶局部放療，把傷害降到最低，甚至放療前的胃造口也可以暫緩，相信在治療期間依然可以由口進食。」

離去前他高高興興的主動與我合影，他太太告訴他一句話：「要發大願呀！」這一句話就告訴我，他們的生命已經重新出發了，老天會保佑他的。

三個月之後，院長夫人來診所諮詢，我詢問他院長近況如何？他說放療剛做完，正在服用標靶治療，因為臉上長滿青春痘，不方便出來。我嘆口氣，因為我很清楚他完全走西醫治療，預後堪憂。

半年後正子掃描檢查已發現有脊椎與肋骨轉移，院長更緊張更積極要尋求最好的治療，我更了解他已經兵荒馬亂了。之後就沒有院長消息，直到一年後在年度追蹤時，再度與院長電訪，這次完全不一樣了，他已經完全失控，無法進食，接受食道擴大術及支架撐開，但是造成劇痛。院長曾經練太極拳十年以上，完全以毅力來忍痛，又做胃造口來進食。

不久傳來他的死訊。

虛有其表

一位工廠老闆，平日相當忙碌，大菸槍且長期受到工廠之汙染，於二〇〇九年底開始有吞咽困難，治療幾個月無效，二〇一〇年三月終於到大醫院接受食道鏡檢查及切片證實是食道癌，之後他立即來我診所看診。我馬上安排正子影像檢查，證實只有食道癌沒有任何轉移，立即安排萬能刀放射治療。病人非常合作，一方面治療二方面接受我的自然補助療法，不出三個月腫瘤完全消失，且完全沒有副作用。病人也開始練氣功。我原本以為這是一個模範病人，但半年後病人又開始有吞咽困難，病人立即回診，經正子影像檢查，發現確實有原食道癌復發。我詢問其這半年來生活，病人都說一切認真執行我的建議治療。我只得再度安排放療，當然復發再放療效果就不好了。

私底下病人太太透露，病人根本沒有好好練功而且又再吸菸。難怪，復發如此快速。原來病人口是心非，生活起居未改。又過一年追蹤病人，家屬說病人已接受食道切除及食道胃吻合術，目前身體虛弱在家休息。半年後病人出現意識不清，送醫檢查發現已經有腦部轉移，再接受腦部放療但是無效，一月後往生。

力行整合療法是王道

二〇一四年初一位五十二歲建築工程師因吞嚥困難就醫，檢查及切片證實是上皮細胞食道癌，經人介紹來求診，正子掃描證實癌症沒有擴散，立即安排醫院放化療。他個性內向是個大悶鍋且常抱怨，飲食是重口味，應酬多幾乎天天酒醉，吸菸二十年且也吃檳榔。不運動常便秘，生活可說非常不健康。但是罹癌之後尤其來求診經本人開導，他馬上痛改前非，力行雞尾酒整合療法、科學中藥、抗氧化氫水、練氣功等，並嚴禁菸酒，改吃素，早起早睡，完全變成一個人。

在放療三個月中，很順利沒有嚴重併發症。一年後二次正子檢查有復發跡象，他接受局部切除但拒絕化療，繼續大量喝抗氧化氫水及科學中藥等整合療法。

一位瓦斯公司工程師六十五歲，吞咽異常就醫發現食道癌，來求診後立即接受放化療，腫瘤消失，他拒絕醫師建議手術及大化療。他生性內向寡言少語，重口味少運動，菸酒應酬多，尤喜愛烈酒，常熬夜做夜工。生病之後，痛改前非，力行雞尾酒療法，不僅生活正常，嚴禁菸酒，更天天甩手大量喝水，力行雞尾酒整合療法。

以上兩位能痛改前非重新做人，追蹤十年後依然健康活著。

原來是假象

一位家庭主婦五十一歲，吞咽異常被診斷為食道癌，立即接受根除大手術及化療，治療後還算順利，飲食正常，定期追蹤。不料兩年後發現復發又再度接受全套化療，半年後就往生。這位主婦雖然生性樂觀，常喝RO逆滲透水，但喜愛辛辣肉食，常有便秘少運動，婆媳不和家庭壓力大，雖接受正統西醫治療，但是只正常（？）活過兩年。

一位退休木工七十三歲，解黑便，意外被診斷出食道原位癌，他自覺無異樣拒絕任何西醫治療，以後幾年平安無事，直到五年後吞嚥困難再回診，竟然發現食道癌已經有九公分之大，他只好接受放化療及根除大手術。治療後也不到半年就往生。他年輕時是重口味，忙於工作菸酒不離身，退休後到山上種菜務農也戒菸，原以為可以戰勝癌症，但事與願違，依然逃不出癌症魔咒。

我常常告誡病人，癌症的危險不在最初的一～三年而是三～五年，因為最初的治療的確有效，但是引起的病人身心不平衡、營養的破壞、體力逐漸的衰退，像溫水煮青蛙，病人自以為脫離險境甚至抗癌成功，殊不知抗癌是要終身的，因為癌細胞永遠在體內，隨時會再活動起來。

胃癌

二〇二一年台灣癌登報告有四千零六十例胃癌，死亡兩千三百一十例。美國癌症協會預估二〇二三年全美國有兩萬六千五百新病例，一萬一千一百三十例死亡。全世界以蒙古、日本與韓國胃癌罹患例最高，這可能與北方民族常吃醃製食物有關。

正統西醫對胃癌治療是以根除手術為主，其他化療療效非常有限，也沒有標靶藥物更不能放療。除非是早期胃癌可以局部手術外，都要大範圍或全胃切除。病人在手術後幾乎都是食慾不振、營養不良或常常胃腸不適，體重急速下降，結果沒多久都復發了，接著給以化療，一～兩年就往生了。

我過去診治過五百一十六例病理證實為胃癌之病人，以五十一～六十歲最多，追蹤十五年，其中三百一十一位死亡（六〇％）平均存活只有兩年左右，其中一百五十一位

（四十九％）在一年內死亡，有十五位有接受過整合治療，勉強活過五年。

而只接受局部切除者有一百二十一位都活過五～十年。

局部切除的好處

一位保險業退休的中年人，平日忙碌壓力大，外食多重口味多食魚肉，常喝咖啡，平日常打網球或高爾夫球，睡眠尚可偶爾會失眠及熬夜，應酬多，菸酒齡達十年上，喜好菸斗。二〇〇六年開始有胃痛一年後作胃鏡檢查，發現有一個三公分胃潰瘍，切片證實是高度惡性胃癌（poor differentiated

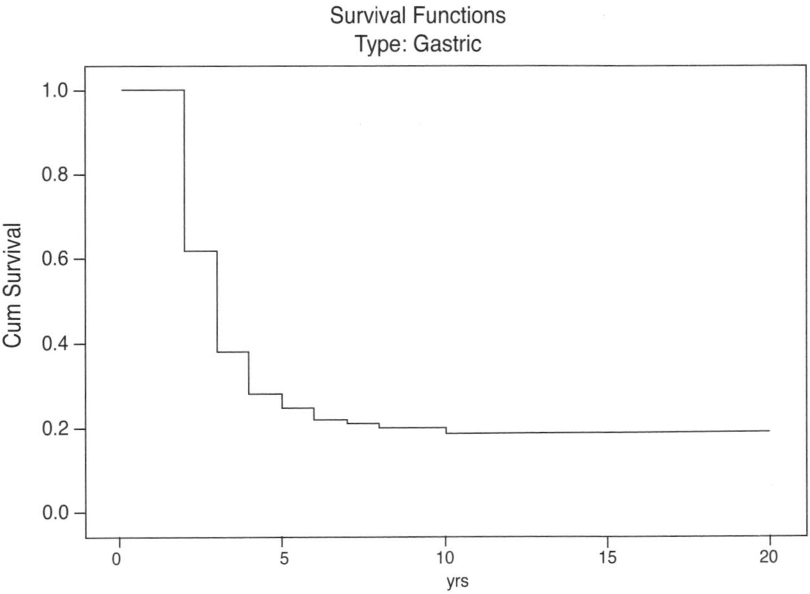

adenocarcinoma），醫學中心建議作全胃切除及淋巴根除手術。來求診時我強烈建議做局部切除，他欣然接收，術後一星期就出院。出院後定期在門診追蹤，沒有接受任何放化療。之後一直很認真執行的整合療法，也在國內外到處旅遊過著健康快樂的生活。

兩年後有天他來門診致謝，這是第一位病人接受我建議接受局部切除之胃癌病人，他一直努力練甩手功，減低工作壓力，均衡飲食，天天飲用抗氧化氫水，提升免疫力。目前已經活過十年。

醫師娘的改變

二〇一四年元月門診來一對母女，穿著體面顯然是受過高等教育。問起病情竟然是這位女兒得了胃癌！這位年輕媽媽結婚後就開始胃痛，且長期吃西藥，到了兩星期前開始劇烈胃痛，經檢查發現是胃潰瘍切片證實是胃癌。醫師建議盡速做胃四分之三切除及淋巴廓清術。她母親遠從美國回來照顧她。

這位三十九歲的病人為什麼會罹患胃癌？原來是她個性使然，她是家庭主婦但是非常忙：

1照顧兩個小孩每天接送學校補習才藝班等。
2照顧公婆起居，她喜歡主導一切，家裡大小事情都是她在主導。
3為了生小孩做了幾年的試管嬰兒，常常打荷爾蒙及催卵劑，造成一些不舒服。
4平時太忙不下廚都是外食，喜歡吃奶製品、速食、零食等垃圾食物加上咖啡及茶。
5每天上網到深夜兩~三點，早上六點半就起床送小孩上學。
6平時不運動，常感覺疲勞及胃痛。
7長期服胃藥，但是越吃越不舒服，
8先生是骨科醫師，公婆也是醫師，對她的病情都主張手術治療。

我給她兩個選擇：

1可以手術：但是是小規模病灶部分切除，切忌大範圍切除，除非肉眼看到淋巴腺腫大異常才加以切除，否則絕不做淋巴廓清術。
2不手術：執行整合治療。

無論是否手術，這位病人今後生活都必須改變。

問題是她的公婆及先生都是醫師，相信她回去後必定一番大戰。

所幸局部手術中發現是早期癌症，不需要術後化療，三年後電話追蹤，她已恢復健康。

化療無用論

一位營造廠老闆平常有胃痛習慣，吃吃胃藥就可改善，兩年前胃出血經檢查是胃潰瘍，服用三合一治療有改善，二〇一五年一次劇烈胃痛到醫院檢查，發現胃潰瘍切片證實是胃癌（神經內分泌癌）。當時腹腔掃描肝臟正常，但是手術中發現癌症已經擴散到肝臟（切除）及腹膜，周邊淋巴也有浸潤。術後立即接受化療及自費標靶治療，但是半年後腹腔電腦掃描發現肝臟有轉移，病人再度接受化療及標靶治療，期間副作用極大，病人難於忍受。一年後二〇一六年檢查肝臟轉移更嚴重，醫院再度建議他接受化療及試用藥，但是病人拒絕後來求診。

病人一年多來不斷的化療，從追蹤的腹腔CT看來肝臟轉移越來越嚴重，化療不僅無效更讓病人惡化。

病人生活糜爛，菸酒不離身，熬夜工作壓力大天天亂吃外食，常常腹瀉及胃痛，長期服用西藥。手術後雖然禁菸酒，生活減輕，但是不斷的化療，導致食慾不振、精神不佳、失眠憂鬱。

事實上癌症惡化都是在病人身體不佳如食慾不振、失眠、精神萎靡，不運動之時發生的，此時化療破壞病人身心平衡正是加劇病情惡化。只要病人在手術後保持吃得好、睡得甜、勤運動，絕對是希望無窮。

延誤病情的是醫師

一位三十五歲年輕媽媽，於二〇〇九年十一月被先生攙扶進來，面有倦容。這對年輕夫妻工作十年，非常辛苦。兩年前自己獨立經營一家茶莊，開始創業，由於有資金困難，需要打拚，天天忙碌到半夜。加上有了小孩，晚上又常常需要起床帶小孩，三餐隨隨便便，兩年來真是疲於奔命。病人懷孕期間，曾經貧血昏倒（血紅素降到三．六），被診斷是有地中海貧血。

二〇〇八年底開始胃痛，先吃吃藥，後來到醫院被診斷是胃潰瘍，有幽門桿菌，服用三合一半年，症狀時好時壞。二〇〇九年九月終於被診斷出胃癌而且已經有腹腔轉移（Borrman type IV），無法手術。她接受化療，但不到兩個月，病情即惡化，開始出現腹水，體力極差、食慾不振，來看診時已經是嚴重貧血及腹水，是應該住院。

我安排病人住院先由西醫作一般治療，再來診所接受諮詢，前幾天略有起色，但是一星期之後，半夜病人突然昏迷進加護病房，疑似出血休克當晚急救不起死亡。

許醫師評論：

1醫院診斷錯誤，延誤病情達半年以上。

2化療對胃癌根本無效，難怪病人一接受化療不到兩個月，就急速惡化。

3病人自己生活品質不佳，長期壓力導致身體癌化。

所有罹癌都有原因，不外是壓力、飲食、汙染、胃腸不適、不喝水、不運動、睡眠不佳等等。

躁鬱症的病人

二〇〇八年七月二十四日門診來了一位滿臉凶相的病人，他從小就叛逆，父子關係不好。結婚後婆媳又不睦，他的親朋似乎都是他的敵人。他是國中老師，負責升學班，每天工作二十小時以上，天天輔導學生到晚上十點，每天回到家都疲累不堪。一回家又面對關係不佳的家庭，所以生活壓力非常大。由於工作關係都是外食，且常常喝咖啡及茶，便秘也是家常便飯，當然很少運動，睡眠也很不好，晚睡早醒是他的作息。雖然沒有菸酒，但是卻有嚴重生活的缺失，也是罹癌的標準体質。十三歲時就因為十二指腸潰瘍接受部分胃切除手術。

二〇〇七年四月間因為胃痛到台中某醫院接受胃鏡檢查，切片是良性。經過四個月三合一服藥治療無效，再作第二次胃鏡結果是惡性，又到癌症醫院作第三次切片還是胃腺癌。一個月後他接受全胃切除及淋巴根除手術，手術後接受九次化療及二十五次放療。在放化療近十個月中，他承受所有的副作用及後遺症，如食慾不振、失眠、便秘、體力不支、白血球下降等。因為這些身體的痛苦加上周遭親友的阻力，使得他得躁鬱症，一度要自殺，也要殺人。為安全起見，家人強迫他住進精神病房。

在問診時，這位病人依然充滿惡言，他竟然說出有天不測時，他會殺光光他的父親及家人，要他們來陪死。經過三小時的癌症說明，讓他凶相好轉一些，我忠告他：人之將死，其心也善，希望放下所有的怨恨，生命重新出發。

不多久，得知病人已死亡。

胃癌肝轉移，如何是好？

一位年過七十的退休老人，年輕時常有胃炎發作，去年被發現胃癌來看診，經安排正子掃描後發現的確有一個三～五公分的顯影（如圖），我強烈建議僅需做局部切除，但是台灣正統西醫是絕對要做「根除手術」（包含清除胃部周邊淋巴）。

病人回去找一位外科醫師說可以盡量切少一點，就動了Billoroth II with route-Y手術（如圖）。手術算是順利，但是術後病人卻常有腹部不舒服，胃鏡檢查發現有胃腸結合處潰瘍，需長期服用制酸劑。原來醫師還要求服用化療、因為手術切除二十幾個淋巴其中有兩淋巴感染。但是病人因體力不濟沒有接受。

一年後來電說追蹤檢查發現肝有多處轉移，如何處理？

詢問病人身體狀況：體重有下降飲食還好，排便正常，沒有腹脹。

過去我診治過五百一十六位胃癌病例，以五十～六十歲居多，三百一十一位死亡（六〇%），大部分接受正統西醫治療，其中一百五十一位（四九%）在一年內死亡。相反只接受局部切除者一百二十一位，都至少活過五年，更有人已經超過十年。

我強烈反對正統西醫對胃癌做大範圍根除手術！給以這位病人的建議：

1. 正統西醫對胃癌一旦轉移，只有化療但療效很差，既然肝已轉移，表示第四期必須儘速做正子掃描以了解全身癌組織轉移情形，醫師只做腹腔CT是不夠的。
2. 如果正子掃描不顯影或顯影不強，表示癌細胞惡性度不強可以考慮繼續追蹤。
3. 如果強烈顯影可以採用冷凍消融治療以減少無效且不需要的化療（兩敗俱傷）。

4.立下遺囑放下一切力行雞尾酒整合療法。

5.每天要吃到好（少量多餐），動得勤曬太陽，大量喝抗氧化氫水，好眠熟睡。

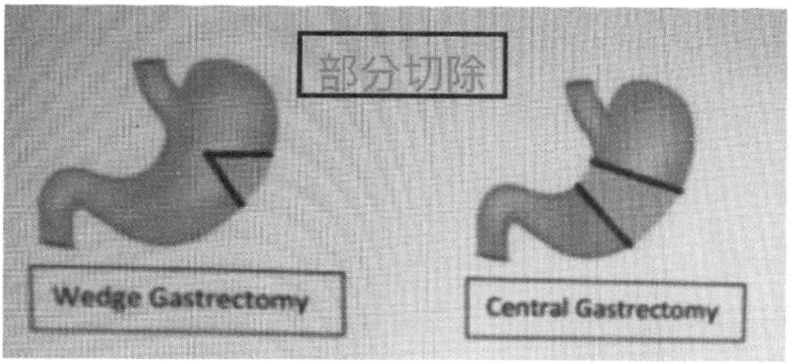

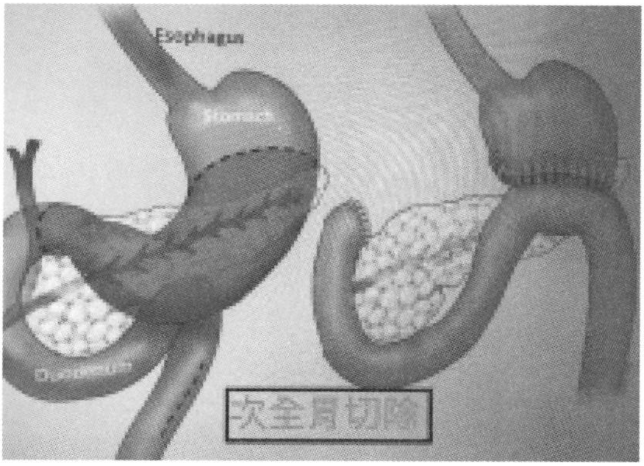

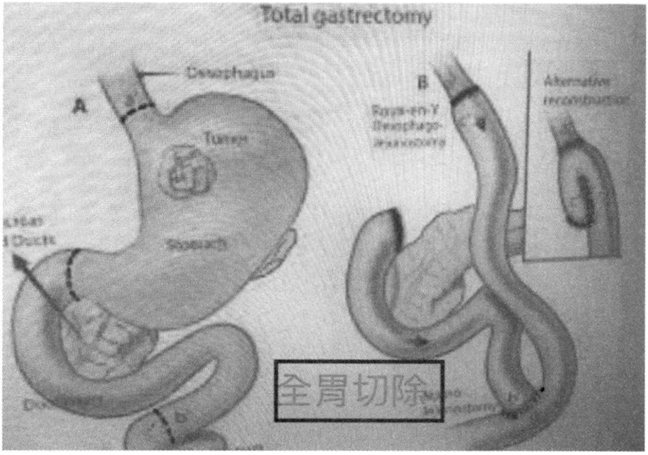

肝膽癌

二〇二〇年台灣癌登發現肝及肝膽管癌計一萬零九百八十二人，死亡計七千七百七十三人（七〇．七%）。我診治過七百二十九位病例，有一百五十位膽道癌，追蹤十年。肝癌死亡一百五十九位（二一．八%），膽道癌只存活五位。大家都知道台灣是肝炎盛行區，肝炎經過幾十年後轉變成肝硬化再惡化成肝癌，而肝癌除早期發現可以手術有效，其他尚可以選擇奈米刀或冷凍消融治療，其他化療或標靶治療幾乎是無效的。三十年前台灣是國際上第一個全國嬰兒開始施打肝炎疫苗，目前肝炎帶炎者已經從過去人口的一五%降至一%，幼兒更低到〇．八%。肝癌病例當然也大幅減少。

至於膽道癌發生率甚低，但一旦發生只有盡速手術，因為其他放化療是完全無效，我的四姊就是罹患膽道癌，因為已擴散無法手術只能化療，一年後就往生。

自以為是的潛水健將

一位五十四歲印刷廠老板也是潛水老手，是一位行動派，閒不下來，平常工作很忙，工作之餘就是潛水，年輕時就知道是B型肝炎帶原者，中年後發現高血壓，有定期服藥，血壓控制還可以。為人豪爽，交友廣闊，菸酒不離身。他年年定期體檢，於二〇〇八年二月發現胎兒蛋白超過兩百。醫院建議進一步檢查，他聽朋友建議先改變飲食，三個月後再檢查胎兒蛋白增高到四百以上，他不得不接受腹部CT檢查，發現肝癌，由於靠近門脈血管無法手術，醫院安排栓塞。二〇〇八年三月來求診，我告訴他栓塞只能短暫效果，無法治好肝癌，希望他改變生活作息，提升免疫力；但是他自以為身體一向很健壯，對肝癌不以為意，似乎認為我是在危言聳聽。

以後半年中接受兩次栓塞，胎兒蛋白下降到二七，GOT及GPT也正常，此時他又恢復原來的生活，一方面接受「肝恩能」治療，一方面服用家人為他準備的酵素、綠草精等。每次回診他都表示精神很好，常常去潛水。

十個月後開始出現肚子痛，回醫院檢查肝癌又復發，且有骨頭轉移。醫院安排作第三次栓塞及骨頭放療，但是效果不理想。再過三個月回診時，已完全走樣。原來充滿信心的潛水健將，竟然瘦了一圈，精神萎靡，變成標準癌末病人。又過兩星期家屬來電說他兩腳無力，醫院檢查現是脊椎轉移，要開始化療。半年間追蹤電訪時最後一次聽到他的病況是已經下肢癱瘓，神志不清。他的生命已快結束了。

輔導癌症病人，我最擔心這種自以為是的病人，這些病人主見很強，很難心念轉變，要他改變如登天之難。即使勉強同意也效果奇差，因為他內心不改。等到惡化再回頭，多半要求速成，已無心努力，其後果可想而知。

說多慘就有多慘

最近接到家屬來函：「我先生是在×××醫院肝臟移植，去年五月開刀，第三天有血塊重開，可能痲醉不夠，術後說他痛苦到地上若有洞很想鑽進去。出院後定期追蹤，一年後開始先從脖子痛肚子痛全身開始不舒服，按摩洗溫泉都無效，回醫院檢查發現腫瘤佈滿整個肝臟，病人幾乎要崩潰，主治的名醫教授只說：『運氣不好』，就轉診到血液腫瘤科化療。只一次化療身體很虛弱不能自己走路，吃不下東西，手腳無力，排泄困難，導致要洗腎，全身積水，日日消瘦，腫瘤也沒消除，多重器官衰竭無可救藥，瘦的沒力氣就走了。」

這位病人只是有B型肝被發現有肝腫瘤，先電燒，一顆靠近血管無法手術，醫院建議肝臟移植，術後不到一年整個肝臟佈滿腫瘤，轉診到血液腫瘤科做化療，就一路惡化到死亡。過分治療就是這種結果！

醫院陷阱

二〇一五年三月間一位機械廠老闆來看診，五十七歲，他有B肝與糖尿病十年，平日生活在高汙染的環境（他是黑手起家），百分百外食，常便秘、失眠、不運動，也是菸槍，身為老闆工作壓力很大。曾體檢發現有肝腫瘤當時被認為是良性，二〇一二年發現肝腫瘤接受左肝切除，他的主治醫師是醫學中心換肝的權威。這位名醫慫恿他接受換肝，經配對由他兒子捐肝，於二〇一三年九月換肝。花費兩百萬，手術後大量服用抗排斥藥，沒想到一年後發現復發，接受栓塞治療，到二〇一五年肺部轉移，又開始化療，一連串的噩夢從換肝之後開始。

肝癌是無法治癒的病，雖然治療上有多種選擇如手術、栓塞、熱療（RF）、冷凍療法（cryoablation）、放療、標靶治療，最後換肝，但是都是治標無法治本，患者必須大徹大悟，懺悔，立下遺囑，生死看開，努力提升免疫力。

一位印刷公司老闆四十五歲，平日忙於工作，忽視了母親垂直感染的B肝，他不僅是一位大菸槍，更是大魚大肉，且個性不開朗常生悶氣，喜歡三合一咖啡，很少運動，更常熬夜，玩網路麻將，一天至少一包菸吸了二十年。

二〇一一年六月在一次體檢中，發現胎兒蛋白 aFP 超過三百，超音波發現肝腫瘤。他立即到高雄長庚住院接受一連串的檢查，因為有肝硬化且門脈靜脈已被侵犯，無法換肝，只好接受栓塞。接著又開始服用蕾莎瓦（nexavar）所謂肝癌標靶藥，再接受放療，如此過了半年，身體越來愈虛弱，食慾不振，手腳麻木，他受不了才來求診。

正統西醫肝癌治療是以手術為主，不能手術者則採用栓塞、熱療（RF）或冷凍（cryoablation），最後是放療，至於化療 nexavar 療效有限。病人務必能力行我的整合療法幫助很大。

死裡逃生

一位台灣人嫁到香港，從事旅行社，家境很好，因工作忙碌，夫妻不和睦，她白天過忙，晚上則到 DSICO 跳舞放鬆，後來先生發生外遇，她天天鬱鬱寡歡。平日喜愛美食，尤其是海鮮，重口味，天天喝咖啡，晚上睡不好，常常熬夜，吸菸多年但已戒菸，不喝酒。

她有B肝多年，有定期檢查一直沒事。但是二〇〇五年起 GPT GOT 逐漸升高，被告知有肝硬化。在二〇〇六年二月她自己摸到肚子有腫瘤，醫院檢查出肝臟有兩個大腫瘤，最大已經有十三公分，AFP 肝癌指數高達一萬以上，由於太大無法手術及栓塞。香港一位教授看她（一九六六年生）還年輕，給以最強最毒的化藥，腫瘤縮小一半，再接受肝臟手術（二〇〇六年七月），切除腫瘤。術後她生活改變很多。哪知一年後二〇〇八年八月發現復發，再次接受肝癌切除，並於術後做栓塞。一連串的治療給她帶來很大的痛苦，她幾次求死但因為念及小孩，而勇敢面對生命的挑戰。

由於肝硬化，切肝手術及肝癌又復發，西醫已經無法再治療，唯有換肝一途，終於於二〇〇八年底花幾百萬到大陸杭州換肝。第一次肝太大手術失敗，再度作第二次換肝，前後幾近一年花掉二千萬，幾乎傾家蕩產，幸虧先生願意支持她。

二〇〇九年十一月，她回台灣從台南來台中求診，雖然尚未發現癌症復發，身體也沒有症狀，因為 AFP 又高起來，希望我能幫助她。病人已經吃過所有化療藥，包括尚未上市的 sutent、afinitor、nexium、progral 等，CT 顯示巨大肝臟，尚未發現復發。

在她聽完我的三小時癌症解說後，她略微放鬆，在診間我給她建議：

1 已經接受過所有現代西醫的治療，再復發西醫已經是束手無策了，除抗排斥藥外，所有西醫化療要逐漸減少。

2 目前尚無症狀，飲食正常，也沒有腹水或黃疸，表示肝功能尚可，趕快力行整合療法。

3 寫好遺囑，生死看開，勇敢走出來，放下所有壓力，更要發大願。

4 要天天感恩、感動、感謝。

想念美麗而優雅的四姊，談癌症惡病質 Cachexia

一位大陸高官罹患直腸癌接受一連串正統西醫治療外，更遠赴美國接受最新免疫療法，仍然遏止不了癌症蔓延。她曾來台中求診，經開導後終止痛苦而無效的治療，之後平靜活過三年，有天來函說：「我已盡力了，累了，感謝大家及許醫師的關懷」，她在感恩感謝中離世。

記得幾年前去病房探視一位卵巢癌末期病人，她已經住院半年一直在接受化療，體重只剩二十三公斤，與我詳談之後就出院。某日接獲她來電說：「我在公園做日光浴，好溫暖！」半年後她終因惡病質而往生。

我的四姊是一位高挑優雅的鋼琴美女，在我二〇〇三年罹癌之後第二年，她竟然不幸罹患膽道癌已擴散無法手術。四姊夫是醫院神經科主任，在無法選擇下接受無效的化療，半年後我去病房探視，讓我嚇一跳，四姊瘦成皮包骨，簡直是一具骷髏，但她神智尚清楚，我緊握她的手安慰她，一個月後她走了。

看過數不清的癌症病人被正統西醫所謂治癌三大法寶，在過分治療、醫病不醫人的錯誤政策下痛苦而折磨到不成人樣，心中之痛無法形容。

三位藝術家之死

在追蹤七百五十位肝癌病人十八年後，已有五百四十七位死亡，死亡率達七二．九％，這些死亡病人都存活不到三年，其中有一百一十一位病人未治療平均只存活不到一．五年。不治療原因有三點：1年紀太大；2病情末期；3不相信西醫而尋求另類療法。

在死亡病例中我印象最深刻的是三位傑出的藝術家：

一位正值壯年四十八歲的旅日雕刻家，從小因垂直感染而罹患肝炎，因為沒症狀又年輕，加上事業、工作正在積極發展，非常忙碌，並未定期追蹤，終於病倒，被檢查出胎兒蛋白高達三千，肝臟多顆腫瘤。來求診時情況尚稱穩定，但他不想積極治療，我提供雞尾酒療法，還建議他接受血管栓塞，可惜做完後不僅沒有改善，還發生黃疸，一年後就往生了。

一位來自法國的俄裔鋼琴家，已知是肝炎帶原者，沒有定期檢查及治療，一次受邀來台灣表演，卻發現身體不適，就醫時發現有腹水及巨大肝癌，至少十公分以上，已無法手術。曾建議做血管栓塞，但機會不大。這位鋼琴家，外表氣質非凡，一表人才，溫文儒雅，出口成章，真是標準的藝術大師。在了解他不想西醫治療後，我提供整套的整合療法給他參考。但是有一天他因劇痛掛急診，我趕去後請我姊夫（時當醫學中心院長，也是台灣肝炎專家）會診，但因為是肝癌破裂引發急性腹膜炎及休克，即使是緊急開刀也非常危險，最後未治療而往生。只活一年。

一位大學藝術系主任是非常出色的畫家，三十年前就知道是B型肝炎帶原者，在醫學中心定期檢查追蹤及治療，但是十年後依然發生肝硬化，二十年後又發現有三公分肝癌，先接受酒精注射，之後復發被建議做肝移植。因為沒有症狀，他接受血管栓塞（TAE），沒多久復發，又接受手術切除，這期間他依然不間斷的教學、研究、講學、畫展，又當藝術館長，生活過得忙碌而充實。幾次電話追蹤都表示有定期回診及治療，我叮嚀他要減少壓力，生活改善，適當飲食。沒想到二〇一五年追問時，他的系所師生正在替他辦追思會，活了十三年。

許醫師建議：

(1)肝癌多半是有肝炎病毒，歷經十～二十年後變成肝硬化，之後再發生肝癌。

(2)肝炎病毒以B肝最多，來自生活中感染，其次是C肝（輸血手術感染），從八〇年代開始台灣全國小孩從小開始施打疫苗，歷經三十五年成效顯著，肝炎帶原者從人口一五％降到一％，每年肝癌死亡病例是年年減少。二〇二一年統計約在一萬零七百七十五例新病例，死亡七千九百七十例，肝癌也降至第三位死亡最多的癌症（次於腸癌與肺癌）。

(3)目前肝癌治療多是以手術切除為主，其次如血管栓塞（TAE）經皮酒精注射（RF）、熱燒灼、冷凍或奈米刀消融治療（IRE），最後是換肝。唯一標靶藥物治療或放療（Ｙ-90），不僅療效有限又非常昂貴。

(4)奈米刀消融手術，安全有效，將是最好的選擇，可惜台灣技術未臻成熟，只好安排到國外治療。

(5)任何發現肝炎帶原者務必定期檢查，一方面治療肝炎一方面提早發現肝硬化或肝癌，早期發現早期治療是唯一方法。

(6)換肝是大手術，肝來源很少，屍肝不易等到，可以用活肝。手術成功率目前不差，但復發率超過五成，在追蹤二十八位換肝病人已經有十七人死亡，但有十一位病人活過十年以上。

痛改前非，努力活下去

一位年輕的科技新貴（三十九歲），有來自母親垂直感染的肝炎，沒有定期追蹤，於八年前一次腹痛被檢查出肝癌已有七・二公分。接受多次動脈栓塞、手術，兩年後發現肺部轉移有兩公分，接受放療後好轉。這幾年又接受檢查點免疫治療（PD-1），目前狀況良好已在工作中。

罹癌之前，身為科技公司工程師，在血汗工廠做事，由於是責任制，幾乎是賣命工作，三餐是便當解決。很少運動，熬夜是常事，雖無菸酒惡習，但生性內向，負面情緒多，曾有憂鬱傾向。

罹癌之後，在父母家庭全力照顧下，除改變工作環境，飲食改善，勤練平甩功，早起早睡，開始茹素。至今已過八年，雖尚在追蹤治療中，但至少身心健康，恢復工作。

肝癌併發肺部轉移，是極其嚴重，後果不堪設想，如果全盤交給醫師治療，死亡率極高。所幸他來求診後接受我的開導與解說，能痛改前非，努力活下去。

二十年來診治過近兩萬例癌症，五千例死亡，但也有五千例活下來。生與死之間差別在哪裡？我非常的清楚。

(1)癌症種類繁多，從不需要治療的甲狀腺癌、惰性癌、老年攝護腺癌、濾泡型淋巴癌，到死亡率極高的胰臟癌、食道癌，只要早期診斷，不要延誤，治療適可而止，存活率極高。

(2)西醫治療要適可而止，目前西醫的 SOP 是趕盡殺絕，兩敗俱傷，同歸於盡。醫學越進步，所採用的治療方式卻越來越毒。有不少安全有效簡單輕鬆的方法如冷凍、奈米刀治療，台灣醫師絕不採用甚至反對?!很遺憾。

(3)祛邪扶正很重要，西醫可以祛邪，很快讓癌組織縮小，但卻醫病不醫人，更不懂得扶正。癌症起因雖不清楚，但在治療期間務必保持能吃能動能睡，能力行雞尾酒整合療法是上上策。

歷經二十二年的臨床經驗，我很清楚知道如何面對癌症，如何協助病人輕鬆過關，可惜只有二〇%病人相信我的建議，而正統西醫甚至對我霸凌、打壓，但為了眾多痛苦無助的癌症病人，我即使受盡無情的汙衊，還是發大願無條件提供協助。

台灣已有五十萬人罹癌，每年超過五萬人死亡，這些都可以經整合療法而活下來，希望大家告訴大家！

與肝癌末期病人的一席話

一位黃疸腹脹消瘦的病人從台北慕名而來看診，他是母親垂直感染的B肝帶原者，有定期檢查。他是一位木工師傅，最近半年因為工作忙碌，常加班趕工沒有回診，有天腹痛掛急診，超音波檢查竟然發現五公分的肝癌，他立即接受手術（切除右肝）。術後復原不錯，沒想到三個月後又發現復發，再度接受第二次手術，術後緊接著接受標靶治療，從此惡夢開始。體重下降、食慾不振、體力衰退、失眠，不到半年出現腹脹黃疸，醫師告知可以採用免疫療法。

生病前他是脾氣暴躁，夫妻不睦，也是大菸槍，一天至少兩包；罹癌後直到吃不下才戒菸，平日完全外食，喜歡吃燒烤、油炸食物。

詳看他的醫療資料、影像、治療過程，我只能嘆口氣，如果他能在手術前來看診，今天就可以健康活下來。他的惡化完全是標靶治療後開始的。如今肝臟腫大塞滿腫瘤，黃疸指數高達二九（超過二〇就可能肝昏迷），的確是癌末。

如果他術前來看診，我會立即：

1 立即安排正子掃描確定全身癌症狀況。

2採用冷凍或奈米刀治療，簡單、安全、有效。
3立即力行雞尾酒整合療法。

我告知他真相，已經無藥可救，來日無多，但是在最後時日切忌病急亂投醫，而是努力力行雞尾酒整合療法，期待奇蹟出現。

1立下遺囑，生死看開，不是放棄而是放下。
2少量多餐，乾淨飲食，常喝抗氧化氫水。
3勤練平甩功。
4科學中藥THL。
5好眠熟睡。
6內心要感恩、感謝。

兩個月後傳來他的死訊。

胰臟癌

胰臟癌是所謂癌中之癌，因為診斷困難，治療效果奇差，幾乎百分百兩年內死亡。二〇二三年美國預估有六萬四千零五十例新病例及五萬零五百五十例死亡。台灣二〇二一年癌登有三千一百九十例，死亡兩千六百五十九例。我診治過兩百六十九例胰臟癌，只有十四例存活下來，兩百五十五例在兩年內死亡。

台灣與大陸癌症消融手術的差異

台灣號稱醫療水準一流是真的嗎？

一位遠從宜蘭來的農夫，三年前因體重減輕，腹脹腰痛被檢查出罹患胰臟癌，接受了「惠普」根除大手術（Whipple operation），手術順利。但是從此食慾大減、嚴重腹瀉，體重減輕，再沒有體力下田工作，今年初追蹤時腹腔ＣＴ被發現疑似復發約三公分，開始接受化療。從此惡夢開始，一連串併發症：頭髮掉光光、食慾更差、體重嚴重減輕、精神不濟、腹瀉更嚴重。求診時詢問：如何是好？

我給他的建議：

(1)做正子掃描確定是否真的復發，ＣＴ只能疑似有腫瘤，也許是纖維化或黏連？如果正子掃描正常，根本不要化療。如果確定復發，因為沒有症狀，依我追蹤近三百位胰臟癌病人即使完全接受西醫治療，也只延長一～兩年，死亡率高達九〇％。我是不建議化療，那做什麼？等死嗎？

(2)如果確定是轉移，我強烈建議消融手術（冷凍或奈米刀）治療，安全而簡單不痛苦，但要到大陸一家專門醫院施行，台灣雖然有醫師專精此技術，但是卻在開刀房只在超音波導引下執行，術中無法百分百確定腫瘤是否消除完全。最近就有一位教授直腸癌十年後正子掃描證實後腹腔淋巴轉移（約五公分），花了五十萬到台北國家醫學中心接受奈米刀（IRE）消融治療，術後醫師告訴病人腫瘤完全消除，但正子掃描卻顯示腫瘤只消除三分之一。醫師是最會說謊的專家！

(3)在大陸是直接在CT檢查室在CT超音波雙導引下進行，術中可以立即進行CT檢查，以證實腫瘤是否完全消除。我轉介了十多位癌症病人接受大陸的消融手術都平安回來且繼續存活多年。

(4)當然癌症是不可能痊癒，是要終身面對，所以病人要立下遺囑，生死看開，在無後顧之憂之下，全心力行整合療法。

(5)胰臟癌病人有增加的趨勢。我的姊夫陳院士一生專心於肝炎肝癌研究，有「台灣肝帝」之稱，但生性嚴謹，太專於研究，又忙於教學及論文寫作、國際會議、台大醫學院長的行政，忙到七十歲才被迫退休。沒想到二〇二一年三月罹患胰臟癌，我建議大陸的消融手術，不被他接受反而只接受所謂B細胞免疫療法，不到四個月就往生。

無論是農夫、教授、學者，一樣罹癌，如果能適時接受適當、安全、有效的治療，加上力行雞尾酒整合療法，存活下來的機會是很大的。

家屬的後悔

一位住屏東家庭主婦，六十歲，於二〇〇七年七月開始有拉肚子及體重下降現象，二〇〇七年十月到醫院檢查發現胰臟腫瘤，經切片證實是胰臟腺癌，由於無法手術，建議化療。病人於二〇〇七年十一月來求診，我告知胰臟癌除了手術略有幫助外，化療不僅完全無效而且更會加速病人痛苦死亡，但是病人家屬依然回醫院接受一年化療。化療期間病人承受相當嚴重的副作用，到二〇〇九年三月電話追蹤時，病人病情惡化中但仍持續化療，又過半年二〇〇九年七月病人腹脹、疼痛、嘔吐，病情直轉急下，一個月後死亡。

從發現癌症到死亡，共兩年。於二〇一〇年母親節與她家屬電話，他先生非常後悔當初不聽我的建議。

笑笑功的老太太

一位八十四歲的老太太於二〇〇九年五月自己摸到肚子大起來，到醫院檢查竟然發現到一個超過十二公分的巨大惡性腫瘤。疑是胰臟癌，由於病人年事已高加上腫瘤太大而無法手術。病人一向樂觀快樂，即使罹患如此可怕的癌症，還常常參加笑笑功，到三年後電話訪問得知她還活到好好的。

誤診誤醫害還被蒙在鼓裡

一位汽車修理廠的老闆，平常在廠區忙來忙去，整天生活在廢氣之中，壓力很大，菸酒不離身，很少運動，喝RO逆滲透水，常常失眠，因為有B肝會定期檢查。二〇〇八年七月發現腹腔腫瘤，立即住院檢查是胰臟頭有兩公分腫瘤，醫師認為是惡性，建議手術。二〇〇八年九月來求診，因為切片不易做，我建議他先做正子掃描確定腫瘤是否良性惡性。如要手術務必盡量做小，最好做局部腫瘤切除，千萬不要做根除手術。

半年後電話追問病情，她太太說已手術一切順利，現在在休養中。我原先要恭喜他，哪知他太太也很高興說醫師說是良性的，我一聽是良性腫瘤，直呼真倒楣。

良性腫瘤竟然接受根除手術，這真是誤診誤醫又一例。我問病人現在身體狀況，她說先生在術後瘦了十幾公斤（從六十五公斤降到五十公斤），體力退步很多，很少出遠門。我深知他再也好不起來，因為這大手術讓他得不到好營養了。

大腸直腸癌

大腸直腸癌是世界文明的通病。二〇二一年台灣癌登統計結腸癌一萬零三百四十七例，死亡四千八百六十九例；乙狀直腸癌五千八百九十一例，死亡一千七百八十八例。美國預估二〇二三年有一萬零六千九百七十例結腸癌，四萬六千零五十例直腸癌，五萬兩千五百五十例死亡。過去二十二年我診治過六百六十八例大腸癌，其中四百九十例死亡（七三．三％）。一千一百六十八例直腸癌其中六百七十八例死亡（五八％）。腸癌症狀左右不同，右腸癌只要是以腸阻塞如腹脹、排便不順為主；左腸癌以排便習慣改變、腹脹、便血為主。而直腸癌以便血為主。胃腸不適是現代人的通病，因為生活緊張、飲食隨便，加上環境染汙導致所謂「禍從口入」。年過半百後定期檢查腸鏡是健保所提供。

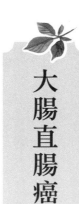

這是什麼醫學中心，真是醫病不醫人

今天電訪一個病例。一位八十五歲退休的國中美術老師，八年前因十二指腸潰瘍做過胃手術、五年前放有心臟支架，兩年前出現便秘，排便習慣改變，經檢查發現右大腸癌及直腸癌。醫師做了右半大腸切除術及乙狀結腸切除及淋巴廓清，術後病理報告淋巴有浸潤，做了十二次化療，八十五歲老先生經過這一連串治療，已經皮包骨生不如死。哪知道三個月後追蹤，癌指數（CEA）又升高，醫師又安排第二輪化療，只打了兩針就發生腹脹劇痛，檢查後證實是腸穿孔造成腹膜炎，緊急開刀。術後住進加護病房，但是腹腔引流管一直有惡臭液流出，病人全身水腫，終至敗血症而往生。

在電話訪談中老先生的遺孀一直問我，這樣子治療對嗎？我很想告訴她：「當然錯了，而且錯得離譜。」但是老先生已經往生了，再談也沒有用，說穿了反而讓她二次傷害。

這是非常嚴重的「醫病不醫人」。

1 已經八十五歲了又有心臟病，罹患大腸癌直腸癌，手術目的不是要「趕盡殺絕」，而應該只做腫瘤切除讓腸子暢通即可，根本不應該做大範圍根除手術及淋巴廓清。

2 術後病理報告淋巴轉移（十九個淋巴有兩個感染），醫師毫不遲疑立即給以全套十二次化療。為了這兩個淋巴感染竟要做全身化療，雖然合乎目前醫界的SOP，但這完全不合人情，就好像為了兩個小偷實施全國戒嚴，這是過分治療，何況是對一位高齡八十五歲的老先生。

3 追蹤時間發現CEA癌指數升高，就又要立即給以第二輪化療，難怪老先生經不起化療，因嚴重營養不良導致腸破（腸傷口尚未癒合）腹膜炎引起敗血症而往生。

這位老先生如果只做腫瘤局部切除，不再繼續化療，同時給以雞尾酒營養輔助，很可能現在還活生生的。正統西醫標榜「實證醫學」，號稱所作所為都合乎醫學的SOP，卻完全不講人情更不合乎人性。

面對癌症的自討沒趣，賠了夫人又折兵

一位大腸癌病人兩年前發現大腸癌後接受手術及化療，腫瘤消失，醫師還繼續給予「預防性」口服化療。上星期追蹤CT發現肺部有陰影疑似肺部轉移，來求診問我：是要化療呢？還是微創手術？

詳看CT，只有一個〇．七公分的病灶而已，為這個不到一公分的陰影，讓幾百兆細胞

在緊張煩擾，你不覺得可笑嗎？更可怕的是為這小小疑似轉移，就給以全身化療，不等於為抓一個小偷卻全國戒嚴，不是小題大作嗎？

一位罹患直腸癌已經八年的病人，為癌症緊張煩擾不知所措來求診。去年正子掃描後發現腹腔淋巴轉移，開刀將兩個位在表面腹膜上的淋巴切除，醫師要求化療，經我建議改到台大接受奈米刀消融手術處理深部淋巴轉移。不料，今年初正子掃描追蹤，發現腹腔又有淋巴轉移，因疫情已經趨緩大陸解封，我安排他到大陸接受奈米刀治療。兩次奈米刀經兩岸專家執行，至少花了一百五十萬。

所有醫師都強烈建議「化療」，我的意見跟所有正統醫師都相反。理由：1一旦化療，就是做到死亡為止；2化療之後，雖然有標靶藥副作用較輕，短時間有效，但依然會讓病人逐漸惡化，像溫水裡的青蛙，慢慢被煮熟而不自知；3雖有轉移但沒有症狀，表示癌細胞不作怪，病人免疫系統可以自行處理，只需要繼續觀察即可；4生活重點在力行雞尾酒整合療法，要退而不休，活出生命，尤其是無欲則剛，心念轉變，勤練氣功，大量喝抗氧化氫水，經濟能力可以時，大量喝科學中藥THL，均衡飲食，好眠熟睡。

淋巴轉移沒有症狀，根本可以不去理它，但是醫師「見到影子就開槍」強烈建議化療，我二十二年來沒有接受任何檢查，健康快樂到今天，儘管有人批評我是「鴕鳥心態」。我寫了一篇「快樂的鴕鳥」。看到一大堆「痛苦的獅子」經常跑醫院，每天愁眉苦臉，做一大堆檢查，繼續接受更毒的化療。像某立委女兒六百萬花費，七十次化療，最後痛苦而亡，真是「賠了夫人又折兵」，戒之，戒之，戒之！

原來是假象

一位來自西螺的五十三歲婦女來求診，陳述她二〇〇七年十月開始發現有血便，起初以為是痔瘡，兩個月後腹部開始疼痛，在中秋節當晚吃了一些湯圓，就疼痛不停。她到附近診所就醫服了一些藥物暫時止痛。但是以後發現胃口逐漸不好，腹部常常漲漲的，排便也不順暢。三個月後不得不到醫學中心經一連串檢查發現是乙狀結腸癌，醫師安排立即手術。手術中發現癌症已經侵犯到膀胱、子宮、卵巢及腸系膜，如果要根除手術將必須切除所有器官，這是大手術。手術中醫師詢問家屬是否要動大手術？家屬決定放棄大手術，於是醫師做了大腸造口，腫瘤完全未切除。

來求診時當日病人顯得非常虛弱，有些蒼白、很瘦，已經顯出癌末外觀。經兩小時說明，再與她討論治療計畫，我真誠地告訴她：病情很壞，就西醫來說是第四期，既然無法手術唯有放化療。但是她體質太差，恐怕受不了，我建議她提升身體免疫力。

她從事有機蔬菜栽培已經十年，而且茹素十年以上，平日自以為非常注重養生，沒想到竟然會得到大腸癌！我追問她十年前在做什麼？她說是在台北一邊求學、一邊工作，生活很不正常，飲食很隨便也不定時，直到她母親生病後才回老家來照顧母親。回老家後就開始從事有機蔬菜栽培，但是生意不好，有財務壓力，心情不好。她也皈依法鼓山，每天禮佛，雖然生活不是很舒適，但精神到還滿好的。

我照例詢問她心情如何？她回答說：早已把生死置之度外，寫好遺囑，準備死亡。說話時一臉正經，我讚揚她心念轉變如此之快，更鼓勵她勇敢面對，說不定會有奇蹟出現。她露出微笑，似乎真的心理已經調適過來。臨走前我一再鼓勵與叮嚀要天天練功呀！

沒想到當晚她的朋友來電問我到底跟她說了什麼？我奇怪問：發生什麼事？他說病人回到家裡就神志渙散，傷心不已。我回答這位朋友說：她走之前還滿正常？難道是假象？她是外表裝得很鎮靜，其實內心很恐懼？

許醫師評論：

1 一切都是假相！人要心念轉變實在太難了。我希望她只哭一次，不能再哭第二次，再傷心下去只有死路一條。

2不要以為茹素與食用有機蔬果就可以免除罹癌機會，癌症發生原因無人知道。事實上癌症是慢性病，是十年二十年習性所累積下來的。病人最近十年雖然從事有機食物，但是十年前生活卻很亂，儘管皈依佛門，財務困難仍讓她無法釋懷及放下。壓力是萬惡之源，因為如此就種下罹癌原因。

與即將進入安寧病房病人的一席話

二〇二四年龍年春節前接到一通來自新北市的電話，希望在春節年假期間來台中與我詳談，他說罹癌兩年多，連續接受手術，幾十次化療及放療，越治療越惡化，即將被安排進入安寧。

我告訴他因為診所初五才開張，而他身體狀況不佳，很難遠行，所以請他先將資料寄給我再用視訊詳談。

今天接到他的資料（住院病歷及影像光碟）。詳看後與他用line詳談，首先我先確定他的治療經過。

他是肚子腫脹疼痛一週後到醫院檢查（二〇二二年四月）證實是横結腸癌，因已經阻塞，所以立即進行左半結腸切除，病理報告是淋巴有感染（T3N1M0），術後接著化療幾十次，從二〇二二年六月至今。一年後追蹤發現肝臟轉移，顯然化療無效，醫師安排肝臟放療（二〇二三年十一月），不幸放療後開始劇烈腹痛，醫師給予嗎啡止痛。當然這段期間，體重每月都下降三~四公斤，精神體力大減，食慾不振。他接受如此完整的治療，卻一路惡化，最近一次檢查又發現肺部也有轉移，醫師認為治療已無效，替他安排安寧緩和照顧。

他活得很痛苦，不知如何是好？

這種病例我已經經歷過千百例，病人死亡最後都是癌症全身轉移導致內臟多重器官衰竭。但讓病情一路惡化主要是兩個原因：

1病人自己的延誤、無知、逃避又不知悔改。

2西醫治療的副作用。

我告訴他以下幾點：

1既然醫師承認治療無效，準備安寧照顧，那就從今以後不要再回醫院。

2雖然檢查發現有肝肺轉移，但還沒有到最後絕望。

3他身體精神體力食慾的惡化絕大部分是治療造成，尤其是化療傷害最大。

4 如經濟能力許可的話，可以自費做一次正子掃描，充分完全了解癌症分布狀況，有可能安排冷凍或奈米刀治療。

5 今後改變治療方向：不醫癌症要醫人，要學習與癌共存。

6 立下遺囑，生死看開，「放下」所有壓力，努力力行雞尾酒整合療法。

7 他經濟能力有限，只要他願意接受我的建議，我可以全力提供協助。

直腸癌

直腸癌成因的重點——不只是在吃進什麼，更重要在排出什麼？

有位名人罹患直腸癌，歷經八年抗癌而依然過世，網路掀起討論直腸癌的成因：為什麼生活很規律，飲食很正常且很乾淨，是健康乖寶寶，還在四十歲前罹癌？

有醫師回答記者的提問說：

1 雖然飲食正常與乾淨，但是常常吃甜食，導致身體長時間發生「胰島素阻抗」，因糖累積而發炎，發炎是癌症的成因之一。

2 直腸癌好發在五十歲左右，在四十歲前就罹癌，極可能是身體有致癌基因（如Kras）被激活或抑癌基因（如P53）失能所致。

我認為正統醫師疏忽甚至錯誤的觀念：

1糖是致癌物，少吃為妙，尤其是倡導生酮飲食，於是不少人嚴格執行「少糖」飲食（嚴格限制糖只能佔五％，而正常飲食是五〇％），絕不吃任何含糖食物，包括各種蔬果（西瓜、鳳梨、百香果等）。

2大家都知道「排便習慣改變」是罹癌的症狀，要接受檢查，但卻指出便秘不是「改變」。

二十年前我就是罹患直腸癌三期，這期間又診治過上千例直腸癌，並追蹤超過十五年，分析這個大數據後，在此我特別強調一點：飲食乾淨少燒烤油炸當然重要，但是不只是「吃進什麼」，更重要的是「排出什麼」！所以請大家每天注意你的排便。

健康排便七大重點：

1排後輕鬆且舒服，沒有裡急後重之感。

2沒有臭味，排便是廢物當然有臭味，但是太臭太酸表示「壞菌、腐壞、毒素」。

3黃褐色，顏色來自綠色膽汁經氧化後所呈現，其他顏色都是不正常。

4成形，軟硬適中。大腸功能之一是吸收水分，正常的排便就是呈現直腸的形狀。太乾太硬太軟，如羊便或稀便或水瀉，都不正常。

5沒有伴隨黏液分泌：分泌黏液是為了排除異物，有黏液表示腸內有過多「異物」。

6排便時間及次數，大多數人是起床後排便，最理想是三餐飯後一天三次。老年人常常是多次。

7漂浮。小孩因腸功能較佳，飲食較乾淨，便便能浮上來，大人尤其是老人常是下沉。

為要有正常而良好的排便，必須做到下列七點：

1生活無壓力，壓力是萬病之源，有壓力胃腸必定受影響。

2勤運動、曬太陽，運動可以促進胃腸蠕動。

3儘量少長時間久坐或憋尿憋大便。

4大量喝抗氧化氫水，水是生命之源，尤其是具有抗氧化可減少發炎之功效的氫水。

5多食纖維蔬果或益生菌，尤其是醫療級或個人化益生菌（每天五十億以上）。

6好眠熟睡，睡得好，精神就會旺盛。

7少吃中西藥或來路不明的產品。

請醫師拿出良心來！直腸癌放化療之後

最近接獲幾位大腸直腸癌患者求診求助，希望我提供意見。他們都是接受放化療之後被告知腫瘤未消失，還有癌細胞必須盡速做人工肛門及大化療。

國健局的報告（二〇二二年八月）：二〇二〇年大腸直腸癌發生人數已達一萬六千八百二十九人，死亡數增至六千四百八十九人，死亡率上升九．八％。

我已經診治過超過一千位直腸癌病人，不斷地看到悲慘的病例（立委女兒，八年抗癌，六百萬花費，最後走完痛苦而無助的人生）。二十二年前我罹患直腸癌在放化療之後，腫瘤消失再做一次腸鏡及切片，沒有發現癌細胞，醫師竟然要求我接受暫時人工肛門及大化療，我認為已經看不到癌細胞為什麼要再手術？醫師說：雖然影像看不到癌細胞，但是淋巴感染已非早期，要繼續手術及化療！當時我拒絕了，醫師預測我活不過三年。結果呢？我健健康康快快樂樂活到今天（而當年我的主治醫師得了胃癌接受化療，不到三年就因腦部轉移而往生），我是最成功的病例應該列為國寶，醫界竟然視我為眼中釘，是江湖郎中，是庸醫惡醫，必須剷除，五年前群起打壓汙衊，逼我到法院提告。

在此，很慎重的提醒所有直腸癌及其他癌症病人，在接受治療後務必再做一次檢查（最好是正子掃描）及大腸鏡及切片，且一定要看到報告才能確定是否有殘存癌細胞？千萬不要只相信醫師口頭說明，報告看不懂可以請教有醫德的醫師提供解釋及意見。如果主治的外科醫師只想開刀賺錢，不做第二次腸鏡及切片，可以請其他的胃腸內科醫師做，這是非常重要的。如果經濟能力許可，最好自費做正子掃描來確定全身癌組織狀況。

根據每年幾百篇國際論文，早就發現直腸癌在放化療之後有四〇～五〇％腫瘤會消失，所以現在國際上已經訂出 WW 作業原則：放化療之後必須做第二次腸鏡及切片，如果是 cCR（影像無癌細胞）或 pCR（切片無癌細胞），都可以觀察與等待（watchful waiting, WW 原則）。而台灣醫師竟然不接受國際 SOP，不僅不安排第二次腸鏡及切片，更威脅恐嚇病人盡速接受人工肛門及大化療。這是無法令人苟同的作法。

即使有殘存癌細胞也可以用內視鏡做簡單局部切除（黏膜下切除）即可。

錯誤的觀念錯誤的選擇

一位某大報名記者工作忙碌，常熬夜、大量喝咖啡、應酬多，雖不吸菸但是常喝酒，經常外食。二〇〇七年八月發現便血，經醫院檢查切片證實是直腸癌，病理報告顯示是分化良好低度惡性細胞。那時他看到我的第一本書《感謝老天，我得了癌症！》立即來求診。我當時建議他，立即接受放化療及整合療法，很快就會恢復健康。他很認同我的意見，但是回去後竟然以為症狀很輕，自己選擇練氣功、心靈禪修、吃素，雖然有到醫院定期檢查，但不接受治療。直到一年半後由於肛痛厲害加上大量便血，他不得不就醫，檢查發現腫瘤很大，他只好接受放化療後等腫瘤縮小再接受根除手術，做了永久性人工造口。

在電訪中聽到他的過程，我心中直喊著：笨！笨！

許醫師評論：

一個簡單的癌症，因為逃避加上錯誤的觀念，導致錯誤的結果，令人扼腕！

直腸癌治療必須接受醫院的放化療及提升身體免疫力，只要兩三個月就有機會恢復健康，輕鬆愉快。千萬不要以為練氣功、心靈禪修、吃素，就可以治療癌症，就可以與癌共存。

我是在醫院放化療的同時，很認真的執行整合療法！二十二年來來真是輕鬆愉快，健康快樂！反之，完全遵照醫院的安排，放化療後再接受手術、再化療、再接回人工造口，結果真是過猶不及。

真相大白

二〇一七年五月二十三日，一位素味平生的醫學中心年輕吳醫師在上午門診時間脫班舉行全國記者會，指出一位直腸癌病人被許醫師誤診延誤導致病情惡化，轉診到醫學中心治療死亡，一時各大報紙都以巨大篇幅報導，台中市衛生局接獲檢舉在未詳細調查之下，竟將我以詐欺及延誤病情致死移送地檢署調查。所幸檢察官的詳細檢查，於二〇一八年二月二十七日不予起訴，讓真相大白，事實如下：

・二〇〇九年七月二十八日：第一次前來就醫，這是一位直腸癌病人經數家醫院診斷出直腸癌，病人不願接受正統西醫治療，經本人詳細問診，發現與我當年的直腸癌相同，乃立即安排到醫院接受放化療及正子掃描。

・二〇〇九年七月三十日和信醫院門診，同年九到十二月在林新醫院接受四十次放療。

・二〇一〇年一月開始在台中榮總接受化療，同年九月大里仁愛醫院就醫，二〇一一年八月在榮總注射式化療。

・二〇一一年九月腸道繞道手術，同年十月至二〇一二年二月第三次化療。

・二〇一二年二至六月台中榮總症狀治療，同年十至十一月台北榮總放化療。

・二〇一二年十二月二十六日病逝台北榮總。

這期間本人每年電訪，得知二〇一二年復發，二〇一二年五月第二次來複診發現病情已經惡化，我只能建議回醫院治療。

吳醫師在二〇一七年當年剛剛完成住院醫師訓練，接受到此病例只看到病人病情惡化，竟未詳看病歷就不僅認為是本人誤診又詐騙病人購買昂貴產品，事實上病家只買一部四萬五千元的電解水機，而一位同行的蔡醫師向衛生局檢舉本人，衛生局竟也不查明事實竟將本人移送地檢署。幸賴檢察官明察秋毫還原真相。

九百一十六例乙狀直腸癌（rectosigmoid cancer）追蹤十二年臨床統計分析報告暨評估「觀察與等待」原則之臨床應用

（＊本文投稿台灣醫界被拒）

許達夫 Tafu Shu M.D

Key words: RSC（rectosigmoid cancer）,CHM（cocktail holistic medicine）,WW（watch and wait）CAM（Complementary alternative medicine）

前言（Introduction）

由於症狀與治療之不同，一般大腸癌分成結腸癌與乙狀直腸癌（rectosigmoid cancer

RSC），RSC治療原則以手術為主，再輔以術前或術後放化療。術前放化療可顯著讓腫瘤縮小或消失，保留肛門之機會大增，如果有浸潤到腸壁或附近淋巴（第II～III期），則需要術後放化療。根據國健局的最新報告，二〇一四年乙狀直腸癌（RSC）初次診斷者共計六千零五十一人，死亡者共計一千五百四十人。發生個案數佔全部惡性腫瘤發生個案數的五．八七％，佔全部惡性腫瘤死亡人數的三．三四％。

根據歐盟二〇一七年報告RSC年度發生有十二萬五千例，佔大腸癌三五％，美國癌症協會（American Cancer Society）官網報導：大腸直腸癌（colorectal cancer CRC）是美國第三位最常見的癌症，卻是第二位最常見死亡的癌症，二〇〇八年全美國有十四萬八千八百一十病例及四萬九千九百六十例死亡，早期大腸癌（I～II期）五年存活率達九〇％，局部轉移（III期）六八％，一旦遠端轉移（IV期）五年存活率降至十一％，由於篩選（screening test）的推廣，美國大腸癌發生率有逐年降低之趨勢。根據美國國家癌症機構（National cancer Institute, NCI）預測二〇一七年新增大腸癌九萬五千五百二十例，SRC約三萬九千九百一十例，預測兩者死亡病例達五萬兩百六十例。而台灣地區卻逐年增加。

儘管正統醫學有長足之進步，治療效果也不斷的提升，但是治療期間的併發症與後遺症，仍然讓病人感受相當程度之痛苦，很多病人因此未能完成全部治療或中途放棄，而選擇另類療法。然而另類療法五花八門，雖難有科學依據，但也有一定之療效，因此美國NCI早在一九九八年十月就成立另類療法之中心（Office of Complementary Alternative Medicine, OCCAM），目前CAM仍被認為是補助療法，無法替代正統治療。

作者（Shu）在二〇〇二年底便血被診斷出直腸癌第三期（Duke III），接受放化療後腫瘤完全消失，拒絕當時西醫建議的手術治療而從事及專研另類療法，並於二〇〇四年成立癌症自然診所（Dr. wellness center）。從二〇〇五年到二〇一七年將近十二年中有兩萬癌病病人前來看診，其中資料完整的有一萬兩千例。本報告就是其中一千零七十三例RSC的臨床統計分析。

資料（Materials）

資料收集是以有病理報告證實為乙狀直腸癌（RSC）期間從二〇〇五年五月到二〇一七年六月來許醫師自然診所求診的病人。看診主要採全人醫學（CHM）分三階段：

（一）充分了解病情與就醫狀況：病人皆須提供完整醫院資料，就醫病歷，切片或手術病理報告，手術紀錄及術前術後影像檢查報告及光碟。

（二）了解病人罹癌前生活狀況：病人需填寫一份個人資料調查表，主要在了解病人罹病前後生活狀況：

1壓力：個性、情緒、家庭、工作職場、財務。

2飲食：習慣、葷或素、飲食內容、外食、定時定量、喝水、菸酒等。

3運動：有無固定運動、氣功、運動種類。

4排便：順暢否？次數？惡臭否？顏色？成形？

5睡眠：好眠？失眠？惡夢？熬夜？藥物？

6體質：虛寒、過敏、冷熱？流汗？

7過去病史（其他疾病、有無服藥）及家庭史（家屬成員有無罹癌等）。

（三）綜效醫學（integrative medicine）：在了解病人病情、就醫狀況及其生活細節後，就進行以下綜合討論：

1參與醫學（participatory medicine）：此時病人與全家或相關親友一起參與，加強罹癌病人周邊之助力。

2由醫師說明正統西醫治療之原則（guideline）：如何選擇適當之治療及其可能發生之併發症或後遺症。就病情與檢查資料建議西醫治療，或提供更先進更安全之治療如精準醫學、免疫細胞療法、冷凍療法（cyroablation）或奈米刀療法（irreversible electroporation）。

3 闡述「與癌共存」之觀念與態度及整合治療（CHM）。

4 協助病人自己做出恢復健康之計畫。

（四）電訪：由於病人來自全台灣各地，有一〇%來自海外，多數病人常只來看一至兩次。為要了解病人病情發展，每六個月到一年電訪一次（telephone-based review），了解後續治療過程及有無併發症或後遺症，如果死亡，要查問其死亡原因及時間。

原有一千一百零六位 RSC 病人，排除三十三位拒答或失聯的病例，總共有一千零七十三位病人進入此臨床分析。

研究方法與目的（menthols and research purposes）

一般正統西醫研究報告皆是以癌症期別（cancer staging, TNM）為基礎，且大多以短期二至五年為研究期間。常用的癌症分期是 TNM 系統，詳細可分成五種：

1 cTNM（clinical stage）：最初診斷時的分期。

2 pTNM（pathological stage）：切片後病理的分期。

3 yTNM（neoadjuvant stage）：治療期間的分期又分兩種。1ycTNM（pre-therapy）：放化

療後手術前之分期；2ypTNM（post-therapy）：手術及放化療後之分期。

4 aTNM（autopsy stage）：死後病理解剖之分期。

5 rTNM（retreatment）：復發後之分期。

為求簡單，有學者分成淋巴未侵犯（node-negative）相當於第Ⅰ～Ⅱ期及淋巴已侵犯（node-positive）相當於第Ⅲ期及轉移第四期來討論。

鑒於眾多（四〇～七〇％）病人在遵循正統西醫治療之同時又選擇多種另類療程，本研究首先以病人就醫模式來探討，分以下四種模式：

1 標準模式（Guideline Treatment，G組）：完全依照目前正統西醫準則來治療者。

2 延誤模式（Delayed treatment，D組）：在切片病理報告證實後卻延誤治療達六個月以上者。

3 部分模式（Partial treatment，P組）：經最初之治療（放化療或手術）腫瘤消失後即拒絕進一步接受治療者。

4 未治療模式（No any treatment，N組）：完全不接受正統西醫治療者。

本研究的目的旨在探討標準治療模式與部分治療模式之間對於RSC病患存活率是否存在顯著差異。根據研究目的，樣本需要取得適當的數量，才能夠有足夠的統計考驗力來考驗兩種治療模式之間的差異。本研究之病患共一千零七十三名，依上述四種就醫模式，其分布如表一所示。就統計考驗力而言，考驗的治療組別必須要有足夠的人數，方有足夠的統計考驗力去拒絕虛無假設。本研究之G組與P組樣本人數皆滿足統計要求。

本研究樣本一千零七十三人之年齡分布為常態分配（Kolmogorov-Smirnov Z = 1.105, p = 0.174），其平均數為五七・七三，標準差為一二・六二，分布概況如圖一。就性別之分布，男性病患五百九十三人；女性病患為四百八十人。性別

表一　研究樣本之治療方式分布

分組	G 組	P組	D組	N組	total
人數	789	127	117	40	1073

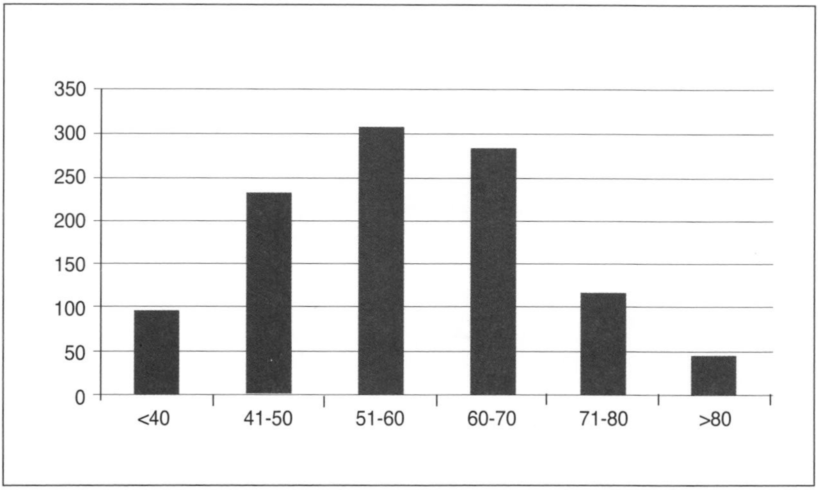

圖一　直腸癌（RSC）年齡分布

人數比為一．二四，男性罹患RSC風險高於女性。本研究樣本與國建局二〇一四年所發布之直腸癌人數男性三千六百五十九人，女性兩千三百九十二人之比率相近。

研究結果（Results）

本研究之目的在於比較接受部分模式治療之病患其存活率是否有顯著不同於接受標準模式治療的病患。所以要注意兩組的同質性，以求比較之公平性。本研究以可能影響癌症之變數：初診為四期之患者，病患之年齡與病患之性別做為兩組同質之判斷標準。表二為G組與P組之存活與死亡人數分布和初診時為第四期人數分布。因考慮最初診斷為遠端轉移第四期病人存活率偏低，本資料庫（1073）第四期病人有一百六十九例追蹤十二年只有三十一例存活，佔一六％，而美國NCI SEER更低只有一一％，第四期病人多半在無可選擇之下接受正統西醫治療（即G組），本資料庫統計最初診斷為第四期病例在G組七百八十九例中有一百六十一例佔二〇％，而P組一百二十七

表二

	G組	P組	total
全部人數	789	127	916
死亡	443	34	477
存活	346	93	439
初診斷時為第四期	161	8	169

例中只有八例佔六%。經統計考驗發現G組患有四期的比率顯著高過P組（χ^2＝14.47, $p<.001$）。在存活率上的比較可能會有失公平性，故本研究排除在最初診斷時已經有轉移的第四期病例。所以最後進入研究分析者G組有六百二十八例，P組有一百一十九例。

性別與年齡

兩組在年紀之分布上，經由Kolmogorov-Smirnov法檢驗，兩組病患在年紀上的分布均為常態分布，G組之病患平均年齡為五七．四四，標準差為一二．三五，KS test之p值為○．四一一；P組病患平均年齡為五九．二八，標準差為一三．五五，p值為○．七九八。兩組在年齡之變異數同質性檢定上，Levene Test為一．五二○，P＝○．二一八，鑑定為同質。其兩組年紀之差異，經單因子變異數分析之結果，F值為二．一六九，P值為○．一四四，兩組在年紀上並無顯著差異。換言之，兩組之存活率比較不會因為年紀之因素而受到影響。

此外，兩組之性別分布分別為：G組男性病患為三百四十四人，女性為兩百八十四人；P組男性病患為七十一人，女性為四十八人。經檢定後發現，性別與病患接受治療之模式之間並無顯著之相關，也就是兩組治療模式男女之比率並無顯著差異，χ^2＝.968，p值為○．三二五。

G組與P組治療模式之比較

就G組與P組兩組治療模式在轉移四期與生死的人數來看（表三），G組死亡人數為三百零七人，P組為二十九人，經統計檢定，G組病患死亡之比率顯著的高過P組（χ^2 = 24.30, $p<.001$）。就病人轉移四期的人數來看，G組共有三百五十七人，P組則有三十二人，經統計檢驗後發現，G組病患轉移四期的比率顯著高於P組（χ^2 = 35.97, $p<.001$）。在G組病患轉為四期之風險（Odd ratio）為一．三七，在P組為〇．三七。根據研究的樣本顯示，病患接受G組治療其轉移四期的風險高於P組三．七一倍。

研究進一步以兩組病患之生存期限為變項，針對兩組生存與死亡的病患，以 Kaplan-Meier 法，來比較G、P兩組病患之間，其生存率是否存在顯著的差異。研究結果如表四與圖二顯示如下：

研究顯示，兩種治療之間對於存活率的影響有顯著差異。如表四顯示 Log Rank test（Chi square23.86, $p<.001$）及 Breslow test（19.87, $p<.001$），均指出接受P組治療的病患其存活率顯著優於G組。而 Log Rank test 在於檢定治療方法間在晚期是否有所差異，及 Breslow test 在於檢驗近期是否有所差異。

圖二是以月為單位來解析G組與P組不同治療的生存分析。圖中黑線代表P組之生存

表三　G 組與 P 組在治療期間轉移四期之人數與兩組之生存與死亡的人數

治療組別	轉移四期	未轉移四期	生存	死亡
G組	357	271	321	307
P組	32	87	90	29

表四　Kaplan-Meier 之檢定結果

統計檢驗指標	Chi-Square	Sig.
Log Rank （Mantel-Cox）	23.86	.000
Breslow （Generalized Wilcoxon）	19.87	.000

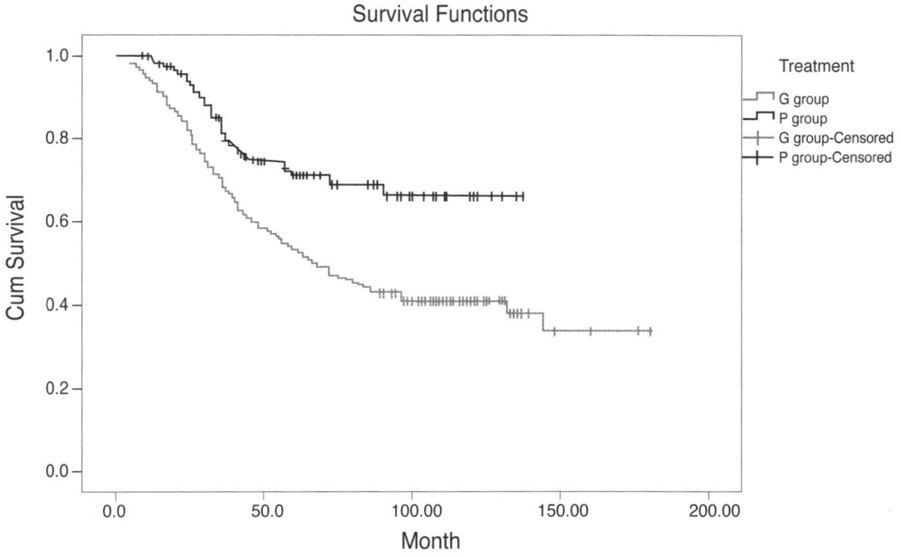

圖二　Kaplan Meier 之 G 組與 P 組的生存率比較圖

率，灰線為G組織生存率。如圖所示，黑線一直維持在灰線上方代表接受部分模式治療之病患的生存率顯著高於接受標準模式的病患。而表五顯示兩種模式在接受治療的前兩年生存率都急速下降。但P組病患在第四年之後生存率開始穩定，在第八年的時候生存率維持在〇．六五上下；而G組病患之生存率大約在第五年之後維持穩定但生存率在第八年時僅維持在〇．三七，大約是P組生存率的一半。

討論（Discussion）

癌症如何而來，至今眾說紛紜，治療也五花八門，儘管全球各政府與科學家都在努力尋求解決之道，但是總體成效有限，癌症死亡率依然偏高。目前主要治療還是以手術為主，次為放療與化療。而醫學科技的進步的確明顯提高療效、降低副作用與併發症，甚至某些標靶藥物的臨床使用讓一些癌症得於獲得緩解或甚至治癒。

表五　G 組與 P 組之存活率比較

存活率/（標準誤）	第一年	第二年	第三年	第四年	第五年	第八年
G組	.881（.012）	.732（.016）	.595（.018）	.524（.019）	.458（.019）	.371（.020）
P組	.961（.017）	.870（.030）	.760（.040）	.737（.042）	.706（.045）	.657（.054）

「早期診斷早期治療」是大家的共識，癌症早期篩檢日新月異，但是推廣仍不普遍。加上氣候變遷，環境汙染日益嚴重，罹癌人口不斷的竄升。本資料顯示有七三%（789 / 1073）病人罹癌之後選擇到醫院尋求正規西醫治療（G組），只有一二%（127 / 1073）因感受治療之痛苦及療效之不確定，在經過放化療或手術得到初步療效後，拒絕進一步治療（P組）。P組又分兩種狀況，一是放化療後腫瘤消失拒絕進一步手術，一是手術切除腫瘤後拒絕醫師建議之放化療。

在目前正統西醫的準則（guideline）仍然建議即使放化療後經檢查證實腫瘤消失時仍需要做預防性手術，或在手術後病理報告顯示非早期癌症如有浸潤或淋巴感染時都應該進一步放化療。但有越來越多文獻顯示一個觀點：在初步治療腫瘤消逝或縮小後，暫緩進一步治療，定期追蹤仔細觀察與等待，如有復發跡象時再進一步治療，所謂的「watch and wait」這個觀點已引起越來越多的討論，從本報告中更得到正面的支持。

P組中有八例在最初診時已發現轉移，三位骨轉移接受放療而穩定活下來，五位死亡者，其中有一位肺轉移、一位肝轉移，一位腹腔擴散，兩位骨轉移雖經治療仍於兩年內死亡。另外有三十二例在追蹤十二年間發生轉移，其中除兩位死於敗血症外，二十七位死於全身轉移引發多重器官衰竭，而另有三位存活下來，兩位併發肝轉移接受肝切除，一位骨轉移接受放療。轉移成第四期者雖經治療能存活下來是很困難，尤其是內臟轉移更困難，因此在密切追蹤中一旦發現轉移立即接受治療是絕對必要的。

比較這兩組剛開始沒有差別，甚至剛開始治療時，G組會比較好。等到兩年後差異開始拉大，其可能原因是G組的病人開始治療的確有效，而併發症及抗藥性也尚未出現，但在兩年後併發症及抗藥性開始出現，療效降低或無效，甚至面對轉移。此時醫院都給以第二階段治療，也就是進行破壞性更大的手術或用毒性更強的化療，導致病情越來越壞。而P組在最初得到適當正統西醫治療後，得到腫瘤消失或縮小或症狀改善，之後即積極進行全人醫學（CHM）及綜效醫學（IM）治療，既無西醫治療的併發症或後遺症之傷害，更在不斷的提高營養與免疫力之下，而獲得更多存活之機會。但在本資料中並未提出這方面之佐證，仍需要日後進一步之研究。

作者（shu）根據個人十二年兩萬例癌症病人之臨床經驗，終體會出治癌最佳良方，乃結論出「癌症整合治療 CHM」。主要進行以下重要恢復健康之計畫。

(1)西醫治療適可而止，盡力將傷害降至最低，如果放化療後腫瘤消失不再進行手術，要手術也要盡量以減輕症狀的局部手術為主而避免根除手術，術後除非轉移為第四期外盡量不接受預防性放化療。

(2)身心輔導，談癌變色，每位癌症病人都是緊張恐懼，早日穩定情緒就會穩定病情，要教導病人減少生活壓力，穩定情緒，正面思考並加強周邊之助力。

(3)營養補助，經個人化新陳代謝檢查及益生菌檢驗，提供個人化有機營養素及益生菌之投予，確保病人維持正常飲食與排便順暢。

(4)免疫力提升。

(5)勤練功與適度運動，維持身體之正能量與活力，強烈建議早中晚各三十分鐘平甩功。

(6)免疫細胞療法。

癌症是慢性病，其治療更是長長久久，從臨床經驗可以清楚得知很多病人經治療得到初步療效後，即使是早期病例在往後追蹤當中發現復發，之後接受更大的手術或毒性更強的化療而病情惡化，這是導致癌症死亡攀升的原因之一。相反在得到正統西醫治療後立即進行整合療法，不斷的維持良好營養與免疫力，加上病人之努力減低壓力，遠離汙染，發揮自癒力及展現堅強之生命力，其存活率顯著提升。這從 **K-M curve** 生存曲線就可以清楚看到這點，在長期追蹤達十二年後，P組存活機會是G組的兩倍。

癌症的可怕不在第一次被發現時，當時的治療可以看初步明顯療效，但是在往後追蹤時如果發現轉移，這是惡夢的開始，因為轉移後的第四期病人存活率立即下降到一一%左右。

主要是正統西醫所提供之治療有其極限，而併發症與後遺症越治療越高，導致病人身心受創而致病情惡化。在追蹤十二年期間G組復發是P組的三．七一倍，這印證了降低西醫治療的副作用。而全力維持病人良好的營養與免疫力，是避免癌症復發及提高生存率的最佳良方。

然而因為病人多只來看一至兩次，日後單從電訪中所得到之資料無法得知治療細節，如併發症與抗藥性何時出現及其嚴重度，病人生活品質（quality of life）及身心狀況等，或只知復發轉移但其發生時間難以確定，以致無法以統計分析。本研究僅只能就轉移率與生存率來探討。

本資料經過嚴謹之統計檢驗，除與國家大數據在年齡、男女比相近外，更證實G與P兩組為常態分布，同質性雷同，在差異比較上具有相當之統計意義。更在轉移率、生存率上證實P組都遠優於G組，且追蹤時間越久，差異越大。這說明了作者平日從臨床經驗中所得到的觀點：「西醫治療要適可而止」及「全人整合療法」有顯著之幫忙。

正統西醫臨床上常以癌症分期（cancer staging TNM）來分析，此臨床分期是由醫師及醫學角度來制定，忽略了病人就醫態度與病人在恐懼害怕所選擇的治療模式。大家都知道談癌變色是人之常情，在西醫治療沒有保證且副作用極多的情況之下，很多病人在接受西醫治療期間常常也同時選擇另類療法（complementary and alternative medicine, CAM）。然 CAM 錯綜複雜，常被正統西醫批評無嚴謹之科學實證而加以排斥，作者所建議的CHM是在四大理念下所設計：

1尊重生命；2保護細胞；3提升免疫力；4發揮自癒力。

而所建議的補助品皆須要合乎以下五大條件：

1來源清楚；2有科技數據；3臨床證據；4國際論文佐證；5正派經營。

所有病人都在充分了解正統西醫治療之優劣點及整合療法，自己做出對自己的最佳選擇，擬定恢復健康計畫並積極去執行。

統計僅僅提供為對某一情境的科學檢定讓吾人有科學思維與正確判斷之依據，但是治療癌症還是需要個案處理，因為每個病人個性、情緒、生活壓力、家庭狀況、教育程度、生活習慣、周邊助力或阻力與環境因素，在在影響其對癌症發生所引發的反應、認知、判斷、抉擇都不相同。癌症治療之預後不僅僅在正統西醫之分期，更重要在病人生命力與自癒力之發揮與否。

結論（conclusions）

癌症成因未明，治療五花八門，正統西醫所給以之最初治療，其療效是有目共睹，尤其是早期癌症幾乎可以痊癒。但是癌症是慢性病，短時間的緩解並未解決癌症日後復發之威脅，中醫所言：「祛邪扶正」，清楚點出在治療破壞身體之時，更需要扶正病人。作者所提出之全人整合療法正是在作扶正之工程，既要協助病人早日走出癌症之陰霾，遠離汙染、勤練氣功與運動，更要提供有科學根據之補品，維持病人之良好營養，提升免疫力，發揮自癒力。

然要充分而有效的治癒癌症，有賴日後醫學之持續進步如基因療法、精準醫學以及有志之士之群體通力合作。

腎臟癌

台灣癌登二〇二一年有一千七百三十五例腎臟癌，五百七十五例死亡，美國癌症協會預估二〇二三年有八萬一千八百例，死亡一萬四千八百九十例。過去二十年有兩百一十三例腎臟癌來求診，追蹤十五年後一百三十四例死亡（六二．九％）。腎臟癌以無痛血尿為主要症狀，其次為腰痠腫脹，治療以手術為主，放化療效果不好，一旦轉移即使積極治療幾乎是注定幾年內死亡。腎臟是人體最主要之排毒器官，每天至少處理一萬五千CC血液，二十四小時三百六十五天不休息，腎細胞可說盡心盡力為人體服務，毫無怨言，上帝造人給吾人兩個腎臟，人卻不自愛，所謂自作孽不可活。罹癌之潛在因素有菸酒、肥胖高血壓、洗腎、長期服用有毒的藥物等。有不少病人被誤診為結石而延誤治療。

誤診誤醫令人扼腕

一位五十歲從兵工廠主管退休後，開始作顧問及玩起股票但是被套牢造成財務危機，不幸家裡有一位蒙古症殘障兒子，夫妻又不和加上他個性是衝動型、好管閒事且忌妒如仇，生活壓力一籮筐。平常以外食及速食居多，長期喝RO逆滲透水，不運動，排便不順，不好入睡，退休後經常覺得勞累。

五年前開始出現無痛之血尿，到泌尿科被診斷為膀胱結石，經治療後有改善，但是開始出現經常之腰痠，小便有困難，醫師認為是攝護腺肥大給以治療，但情況時好時壞，就這樣治療了整整五年。等出現呼吸困難病人才警覺不對勁去就醫，哪知檢查竟然發現是腎臟癌已轉移到肺部，幾乎可以說是末期了。

病人來求診我撿視他的胸部CT，真是叫人嘆為觀止，猶如夜空時之天上星斗。病人接受化療一年後再度來求診表示：醫師說癌症有控制住，我問他有沒有症狀？他說呼吸有困難會咳嗽。事實上從看他的CT看根本是在惡化中，前後活了五年。

許醫師評論：

1 無痛之血尿第一個診斷就是癌症，因此醫師必須先排除癌症之可能。

2 專科醫師必須就其專科之系統全盤檢查，病人在同一泌尿科看診五年沒有檢查腎臟，令人驚訝。

3 當病人反應治療無效或症狀持續時，醫師必須提高警覺，做進一步之檢查。醫師門診病人太多每次看診都只是給藥，這與藥房毫無區別。

4 五年來看過幾個醫師，竟然都只是給藥，一個醫師錯了，其他醫師都跟著錯。

冷凍治療嘆為觀止

一位大陸台商主訴一年前開始有血尿，最初是斷斷續續因工作忙不在意，一年後血尿增加被迫回台灣到醫院檢查，結果發現右腎一個十五公分直徑的巨大腫瘤。醫師建議手術但警告他手術有風險極可能傷害到肝臟及其他附近組織，他擔心來求診。

我審視他的腹腔CT的確有一個巨大腎臟癌已壓迫的腹腔器官如大腸肝臟等，要手術的確相當不簡單。我為他尋求是否有其他治療方法，大陸一家專門做冷凍消融手術的醫院院長回應說可以做。

這位台商在大陸工作已經二十年，對大陸相當熟悉而且其工作地點正與該醫院不遠，於是一個月後就住院該醫院準備治療。在台灣是有醫師可以做冷凍消融治療，但都是選擇三公分以下的腫瘤，且病例不多經驗不足，大陸這位醫師院長有過四萬例的經驗，對他來說腎臟冷凍消融可說是駕輕就熟。

一般一個冷凍針只能針對兩公分左右的腫瘤，我正擔心如此巨大腫瘤如何用冷凍消融？哪知院長將手術過程傳給我看後讓我大吃一驚，這位院長竟然給他幾十針治療，在腰部留下幾十個小小針孔，而冷凍消融後腫瘤立即縮小到剩下五公分。這簡直是不可思議，讓人大開眼界。我只有一句話：歎為觀止！

更令我感動的是一支冷凍針收費是六萬元，照一般收費這次消融手術至少百萬元以上，但是我事先告知院長這位台商只是工作人員財力有限，院長表示：沒問題可以幫忙，原本要分幾次完成為減省醫療費一次就完成。

病人住院十天順利出院，後追蹤半年正子掃描顯示腫瘤持續萎縮且沒有顯影，顯見癌細胞不再活動或已纖維化。以後他每年追蹤，至今超過五年不僅回去工作更力行雞尾酒整合療法而健康活下來。

從此病例來看，台灣的醫師水準號稱一流，真的嗎？

手術中醫師同時插入幾十支冷凍針，在病人背部留下幾十個小針孔，巨大腎癌竟在一小時內迅速縮小到五公分，而且是安全、簡單、有效。

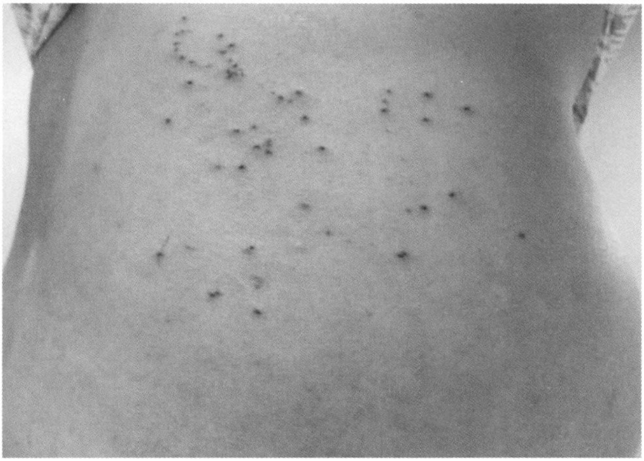

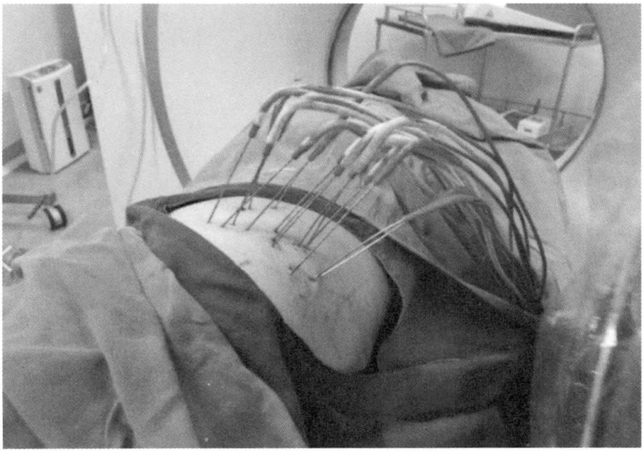

膀胱癌

二〇二〇年台灣癌登有兩千四百二十八例膀胱癌，死亡一千零六十五例。美國NCI預估二〇二三年有八萬兩千兩百九十例，一萬六千七百一十死亡。膀胱癌主要以無痛血尿為主要症狀，診斷簡單快速，即以膀胱鏡檢查發現有腫瘤當場做切片，立即可以確定診斷。膀胱癌是大好大壞，其分期是：

0is 期：原位癌，癌組織僅在膀胱上皮層

Ⅰ期：癌組織只在上皮或皮下結締組織

Ⅱ期：癌組織侵犯到肌肉上層

Ⅲ期：癌組織親侵犯到整個肌肉層或鄰近淋巴結

Ⅳ期：遠端轉移

如果尚未擴散（I～II期），做一至兩次膀胱鏡刮除加上化療或BCG（卡介苗）沖洗即可得到治癒效果。如果病人延誤及醫師誤診導致轉移擴散，預後就完全不同，如癌細胞已經侵入膀胱壁裡層無法再用刮除，則勢必要做膀胱切除及做人工膀胱加上術後化療。而化療或標靶治療效果又不理想，幾乎可預見惡化之來臨。

膀胱癌成因不清楚但研究顯示可能原因有：1菸酒；2環境汙染；3藥物中毒；4長期憋尿。因此罹癌之後，務必嚴禁菸酒，遠離汙染，大量喝抗氧化氫水，力行雞尾酒整合療法。

一位八十歲洗腎病人接受達文西機械手臂手術後昏迷

病人於二〇一六年來求診主訴最近幾個月開始走路不穩、小便失禁、記憶減退，腦部核磁共振掃描顯示是典型的老年性水腦症，必須要接受腦水引流術。她先生是開中藥房，身體有病痛經常服用中藥，導致引發尿毒症，已經洗腎多年；加上病人已經八十歲，因此在安排洗腎後確定所有血液檢查都正常，沒有貧血、凝血問題、電解值正常等等，即進行腦水引流術。術後病人逐漸恢復到正常生活，不需要他人照顧。

三年後兒子來電說有血尿被診斷出膀胱癌，我建議盡量保守療法，如膀胱鏡刮除加上放療，切忌大手術。沒想到半年後兒子又來電說病人接受達文西機械手臂手術，切除腹腔膀胱子宮卵巢淋巴清除（骨盤廓清術，pelvic exenteration），手術後兩星期發生敗血症，經治療後穩定（？），但病人卻陷入昏迷，請問許醫師怎麼辦？

對一位八十歲老病人，洗腎多年、又有水腦，竟然給予如此巨大的根除手術！而且是達文西手術要自費幾十萬？任何人都會覺得過分！那家屬為什麼會同意？一定是醫師輕描淡寫、誇大療效，甚至可能威脅利誘。如今病人陷入昏迷，我只有建議：1請醫師查明電解質水分酸鹼是否平衡；2敗血症是否引發腦炎；3是否腦水引流管因腹腔大手術導致阻塞而水腦症復發，要立即做腦部核磁共振確定腦室大小，必要時要做腦水體外引流。

膀胱癌診斷快速、治療簡單、預後良好，即使有肌肉層浸潤，依目前國際趨勢也是盡量保留膀胱，僅做刮除加上術後BCG或化療沖洗及放療，其療效與根除大手術一樣。

我追蹤一百五十七位膀胱癌病人達十三年，男性佔七〇%、平均年齡六十三歲，死亡八十八例佔五六%，死因主要在病人延誤及擴散轉移，其中有二十三位接受膀胱切除及尿路改道根除手術，十四位死亡（14/23，61%）。反之有六十九位病人膀胱刮除後立即生活改善進行整合療法，有五十五位已經都存活五年以上。有一位八十七歲老農民一直復發先後接受九次刮除，如今仍然健康活過十年。

「醫病不醫人」是正統西醫的態度，只著眼於用達文西可以賺幾十萬，可以開大刀，無視於病人狀況。八十歲洗腎病人術後發生昏迷，能救回來機會很少了。

一五七例膀胱癌追蹤十三年的臨床報告

膀胱是人體重要的排泄器官，任何體內能溶於水的毒素都是由腎臟、膀胱來處理，腎臟負責過濾與再吸收，膀胱卻是存留毒素，每兩小時才經排尿而排毒。由此可判斷罹癌原因：1久坐、少運動、少喝水；2大菸槍；3環境毒素如水中重金屬砷、鎘；4藥物中毒；5慢性尿路感染；6接受過放療。

從二〇〇七年六月到二〇二〇年六月排除失聯患者外，總共有一百五十七位膀胱癌病人前來就醫並連續追蹤十三年：

1男性佔七成，平均年齡六十三歲。

2死亡率五六%，有一半是在兩年內死亡。相反存活者一半活過六年以上，其中二八%活過十年以上。

3只有十二位（七・六%）在最初診斷時就已有轉移為第四期，十一位已經往生，只有一位存活。

4 有三位因血尿就醫，膀胱鏡切片證實只是細胞病變（dysplasia），屬癌前變化，沒有進一步治療都活過五年。

5 所有病人都有接受膀胱鏡檢查切片，依常規 SOP 鏡檢後一般會安排 BCG 卡介疫苗沖洗，膀胱鏡檢查切片證實癌症後，醫師會當場做刮除，以後再追蹤，發現有復發時會再次做刮除。有一位病人在十年中刮除了九次，幾乎年年在刮除，目前活過十年。

6 有三十一位被要求進行全膀胱切除及尿路分流術，有八位拒絕手術，七位死亡只有一位存活且活過九年。有二十三位接受手術，其中有九位存活過五年以上，十四位死亡（六一．八％）。

7 有三十六位接受化療，二十四位死亡，可見化療效果不佳。

許醫師建議：

1 多喝抗氧化氫水，適度運動，少久坐，多蔬果。

2 絕對戒菸，遠離汙染。

3 少長期服用各種中西藥，更拒絕來路不明的草藥、補品。

4有解尿症狀，無痛血尿務必立即接受膀胱鏡檢查，必要時接受切片。

5如果切片只是細胞異常可以定期檢查，如果是第一期當然要刮除，然後定期檢查有復發再做刮除。

6是第二期（浸潤肌肉層），刮除後先接受放化療再觀察，切忌立即接受全膀胱根除手術及尿路分流，這種大手術併發症後遺症很多，長期追蹤結果與放化療一樣。五年內死亡率高達五〇~六〇%。

7力行整合療法。

攝護腺癌

台灣癌登二〇二一年有七千四百八十一例攝護腺癌，一千六百八十九例死亡。我診治過兩百五十八例攝護腺癌，追蹤十五年九十例死亡（三四．八%）。根據美國統計，攝護腺癌隨年齡增加而增加，六十五歲以上約有六〇%罹癌。超過七十歲以上年長者如果沒有症狀者可不考慮治療，因為攝護腺癌可以有十年以上的存活率。相反的如果有症狀如解尿困難、血尿等務必立即接受診斷與治療，診斷是以經直腸做細針做六～十二針切片，一旦證實早期者可以先選擇抗荷爾蒙治療，其次是放療，最後才考慮手術。但是台灣泌尿科醫師幾乎都是在威脅利誘下，強力建議病人接受達文西機器手臂手術治療（自費幾十萬）。

目前健保提供年長者每年一次癌指數 PSA 檢查，萬一過高可以進一步到醫院檢查。我個人已年過七十五歲，只要解尿正常我是不會接受檢查的，因為那是自討沒趣。我見過不少年長者無症狀卻檢查出PSA略高（超過四ng/ml）就急急忙忙接受一連串的檢查手術，導致尿失禁及性無能而感到極度後悔。

醫師不僅無情無能，更是疼痛來源

一位七十八歲老先生，去年因為會陰部灼熱感看泌尿科，被診斷是攝護腺癌已有切片證實。治療前來看診時我建議他：因為年紀已大可以考慮觀察不治療，如果一定要治療，建議選擇放療。台灣泌尿科醫師一定且強烈建議病人自費用達文西機械手臂治療（自費幾十萬）。事實上在歐美國家對七十五歲以上老人的攝護腺癌多半是保守治療，因為攝護腺癌是屬於慢性低度癌（indolent），即使不治療也可以活十年以上。若一定要治療先考慮抗荷爾蒙、放療，手術是下下策。

他選擇放療，還自費選用最新的超弧刀（HyperArc）放療，結果從此惡夢的開始。放療後他的會陰部（肛門附近）經常疼痛，無法坐及久站，排便也造成困擾，兩年來一直在各大醫院巡迴看遍所有醫師服用一大堆藥物，都無法解決。來回診時，我請他脫下褲子詳細檢查他的會陰部的皮膚感覺，發覺是薦椎第三~四節神經異常（S3-4 dermatome），顯然是放療傷及會陰神經（pudendal nerve）引起的副作用，無法治療，只能自己久病成良醫（冰鎮、止痛藥、活動轉移焦點）。（兩年來從來沒有一位醫師要他脫褲子檢查）

這次回診在我面前抱怨連連。他曾經在美國住過三十年，回台灣後去看診，覺得這些所謂名醫個個都是面無表情，不是一副苦瓜臉就是撲克臉，既不說明也不回答病人疑問，只盯著電腦看，開一大堆藥，不到三分鐘就趕你出去。

複診時我做了三件事：

1 確定病情：我仔細詳看治療前後MRI，確定攝護腺是萎縮了，但是會陰部有黏連纖維化，這是他疼痛來源。

2 疼痛程度：他說在游泳、看電視、睡覺、專心做菜（喜歡下廚）時不痛，坐硬板凳、走路會痛，小便順暢，排便多次，輕摸皮膚不痛、用力壓會陰部會痛，到醫院就開始痛。很顯然的這個痛是可以忍受的，而且是在有某些情境之下才會加重。

3 他服用一堆藥還包括嗎啡類，都沒有效，我建議他：

- 不要再回醫院去，要慢慢停藥。
- 專心從事自己喜歡的事物（游泳、跳舞、下廚、種菜等等）轉移專注力。
- 必要時局部冰敷來止痛。

・心存善念不要再抱怨。

台灣醫師門診一個病例只收三～四百元台幣，美國醫師看診三十分鐘至少收五十元美金，台灣醫師一診看上一～兩百人是常事，平均一人三分鐘。手術費以開腦瘤來說，健保給付兩萬五千元，醫院與醫師對分，醫師實拿一萬兩千五百元，美國醫師是實拿兩萬五千美金，是台灣醫師的六十倍。

如何比較？難怪這些名醫面無表情，一副撲克臉。

一星期前突然來回診說：有位醫學中心的神經外科醫師幫他做MRI檢查後發現薦椎裡有水囊可以開刀治療，他因為受到西醫治療嚴重傷害已產生恐懼感，在術前先來詢問我的意見：我一看MRI，真想大吼。

沒錯，他的薦椎裡的確有水囊，但那是先天結構異常，從小就有，完全無害，與他的會陰痛完全無關。我強烈建議他千萬不要手術。

他還半信半疑說：「醫師說手術有很大的幫忙。」

這位病人就像接到詐騙集團電話說：你中了百萬樂透，要到銀行先匯款十萬一樣，這位年輕的腦神經外科醫師不管三七二十一，就是要詐騙這位老先生，反正開刀不死人，賺了錢再說，非常可惡。幸好術前來求診，避免一次冤枉的手術。

好的外科醫師是要幫病人找「不開刀的理由」。

三個病例三個結果

這三位病人都是高教育、高所得，都轟轟烈烈幹出一番事業，但都幾乎在過去兩年得到攝護腺癌，命運卻如此之不同。

攝護腺癌是比較良性的癌症，過去都是老年人的專利，現在中年人也常罹患此症。攝護腺癌若不治療也可活上十年，因此在美國年過七十的病人沒有症狀者都可以不需治療。但是在台灣醫師卻經常恐嚇病人，不治療就會復發，復發就沒救了。不少病人是死在併發症而不是癌症。

第一位病人甲君是一位高科技公司的經理，平常忙於公司業務，國內外飛來飛去，壓力大，生活亂了步調。由於經常在外奔波，常常憋尿，也常常得到尿路感染，每次都是幾顆抗生素解決。兩年前首次發現小便帶紅，當時人在國外，正負責一項很重要的業務，三個月後回國去醫院檢查，結果 PSA 升高，醫師作了攝護腺切片，證實是癌症（3＋3），PET 正子影像顯示沒有轉移，醫院給以內視鏡刮除，並建議抗荷爾蒙治療五年。他因放不下公司業務，手術後就繼續忙於工作。一年後開始腰痛，吃吃止痛藥可以好轉，但是不久就越來越痛，他不得不回醫院檢查，結果證實癌症已全身骨頭轉移。此時他終於要面對生命，於是向公司請假開始接受化療。

在一次會議上首次見到他，外表上根本看不出他已是癌症末期，穿著很體面，說話很得體，像是個外交官。他上台見證，精神十足，說話有力，完全沒有恐懼害怕的樣子，對自己病情侃侃而談，顯然是一位抗癌勇士。他是一位虔誠的基督徒，生病之後完全把生命交給上帝，有了神助，當然心就安了。原本我以為他應該可以活得長長久久的，但是三個月後卻傳來他的死訊。原來在那次見證後不久，他回醫院追蹤檢查，被發現 PSA 又飆高，醫師認定化療無效，建議要做根除手術，意即切除兩側睪丸、攝護腺及所有淋巴組織。他聽信醫師也做了禱告。但是上帝似乎沒聽到，手術後轉進加護病房，開始一連串的併發症，發高燒、引流管出血不止、腹漲、感染，接著敗血症、休克，最後多重器官衰竭，手術後不到兩個月就往生了。

第二個病人乙君是一個跨國公司集團的總裁，一生奮鬥不已，他有幾個兄弟，他是大哥，十幾年成立公司就帶領他的兄弟到全世界打拚，如今事業有成，版圖橫跨全世界。但也因為如此使得他的生活充滿著壓力，雖沒有大魚大肉，但天天美酒佳餚，曾經吸菸幾十年但也戒菸十年以上，有空就常打小白球。自認為很注重養生，他年年體檢，一九九七年體重正常，一九九八年PSA三．八，醫師建議做切片他拒絕。二〇〇一年PSA增至六．八，切片做了但是是良性，隔年在美國PSA又上升到一〇．五，在UCLA做切片還是良性。二〇〇四年PSA增加到一五．三，開始有背痛，在一次摔倒之後做MRI證實是攝護腺癌轉移到腰椎，由於兩腿開始無力及痠麻，他接受腰椎手術。術後又開始長期的抗荷爾蒙治療，此時PSA曾降至一．八一，但是沒幾個月腳又麻痛起來，醫師安排了第二次腰椎手術及術後放療。

二〇〇七年十月來我門診，他聽了我三小時的癌症解說，但似乎仍很懷疑。我問他一句話：「這麼多年來治療，有效嗎？有更好嗎？身體是更健康還是更虛弱？」他覺得目前還好，依然可以走路工作。他認為自己在商場上身經百戰，癌症不可能難倒他，他不斷的提到過去如何創業，如何奮鬥，建立事業集團。當一個人在提起當年之勇時，表示他不敢面對現在，甚至在逃避。

一年之後二〇〇八年十二月來複診時，情況完全不同了，他是坐著輪椅進來的，我問他過去一年做了什麼治療？他說因為腰痛，去找一位知名的接骨師按摩，這位接骨師用力過猛，讓他脊椎脫位，不得不再接受第三次手術。手術後情況更惡化，他必須使用助行器或做輪椅代步。另外他也接受輸精管切除，以及NK細胞療法。儘管這麼多的治療，他的病況卻逐日惡化，他一直問我還有沒有更好的方法，錢不是問題。

我很誠懇的告訴他：「您還記得我給癌症病人的第一個處方嗎？寫好遺囑，先要求死。求死的人才知道求活，才知道每天感恩、感謝、感動。」

他面無表情，似乎不同意我的說法，面對有錢人，我最無法接受的是他們奢侈慣了，總以為錢是萬能的，錢可以解決一切問題，殊不知健康快樂是千金買不到的。我提供所有方法給他，我囑他每個月複診一次，希望每次能提醒他「心念轉變」比什麼都重要。

第三個病人丙君是一位管理學方面的教授，也是一家顧問公司的董事長，在管理界相當有名氣，經常在各大公司提供管理與經營的服務。在一次體檢中發現 PSA 升高，切片證實是攝護腺癌（3＋3），二〇〇八年七月看到我的書後來求診，這位教授為人一表人才，非常客氣，在三小時的癌症解說中，他像學生一樣的專心聽講。聽完之後個別諮詢，他很感性的說：他很同意我的見解，也知道自己為什麼得癌症，今後會立即改變自己的食衣住行。從他臉上我看到了懺悔，這是非常重要的心念轉變，能懺悔就能認錯，就能真正的改變。

之後這位教授進行整合治療，每個月定期回診，不到兩個月不僅 PSA 降到正常，原本他的三高（高血糖、高脂、高血壓）也都恢復正常。他並沒有接受任何醫院的治療。

三個病人三種結果：甲君很清楚是醫院手術後造成併發症而死亡，非常不值得；乙君不斷的接受西醫治療，而不知保護自己，只有惡化一途；丙君能夠懺悔，知道改過，並遵循我的整合療法，讓癌症穩定下來，更讓身體恢復健康，所有慢性病一同好轉。

尋花問柳

一位六十歲從事電訊網路業者，因頻尿到泌尿就診檢查出PSA高，切片證實是攝護腺癌，二〇一三年三月來求診。問診中了解他症狀輕微，不建議手術為他安排放療。放療完PSA降至〇．九，但醫院還是給以藥物治療。此病人個性內向、有憂鬱、工作忙、夫妻不睦，幾乎外食，少運動、少喝水、常失眠，不菸不酒。

放療後病情改善，到二〇一六年發現骨頭轉移接受自費的鐳223，有改善。二〇一八年太太來電聊到先生狀況，她突然大聲抱怨連連，她先生在骨頭轉移後情緒低落自覺來日不多，想要在最後日子好好享受，太太給他兩百萬去花，到二〇一八年初病情惡化，全身骨轉移住院治療。她在照顧先生時才發現先生手機一堆女人（風花雪月）的信息，這才知道，先生拿錢到外面尋花問柳，自以為要多性交病情才會穩定，男人才能重現雄風，結果不到一年就惡化了。

意外罹癌

一位進出口商，專門自美國進口機械零件，常年美台兩地飛，早年工作壓力很大，最近已趨穩定。病人，六十四歲，一位樂觀派的人，很注重健康，每天慢跑五千公尺，假日更至少跑上一萬公尺，飲食喜歡重口味及海鮮，也常飲用牛奶及奶製品如起司等，排便偶有便秘，晚上因年紀大常會夜尿，偶有熬夜，不菸不酒。

二〇一〇年年初某日在路上與人發生小車禍傷到左大腿。一星期後竟然發生大腿水腫，他立即就醫，骨科醫師說是肌肉外傷無所謂，治療一星期無效，經轉介看心臟血管外科，被認為是靜脈血栓，開始服用抗凝血劑，但是情況依在。醫師安排做腹腔檢查，意外發現竟然是腹腔淋巴腫大，壓迫腿部淋巴循環導致淋巴水腫。同時又發現攝護腺肥大，病人主動自費接受正子影像，竟發現不僅攝護腺癌，併發骨盤轉移，更發生左腎水腫，在接受攝護腺切片，終於確診，從發病到確診一共花四個多月。

確診後因為已經發生骨頭轉移無法手術，病人接受抗荷爾蒙療法，效果不錯腫瘤縮小。腎水腫及大腿水腫也消失。但是腰痛依然存在，醫師建議做睪丸切除，病人於二〇一〇年五月十九日來求診。

病人認為自己是很重視養生及保健，為什麼會發生癌症，而且已經轉移第四期。他無法接受。

看診中我告訴他，癌症如何發生無人知道，現在汙染嚴重，任何人都可發生癌症，尤其他喜歡牛奶及奶製品。我建議：

心臟血管外科醫師診斷錯了。因為血栓症狀主要是痛，其所引起的水腫是由末端開始，逐漸上移。病人是整肢下肢水腫而且沒有痛，這是淋巴水腫。我極力建議他立即停止凝血劑之服用，但是因為醫師警告他血栓很危險，必須長期服用。

我建議他做好整合療法，病人很樂觀，雖然突發癌症不可思議，但是他能勇於面對問題，雖然已經是第四期，還好攝護腺癌是良性的癌症，存活率很高。相信他能夠「感謝老天，我得了癌症」。

淋巴癌

淋巴癌種類繁多，從不需要治療的濾泡型及預後良好的何杰金氏淋巴瘤到死亡率極高的惡性淋巴癌。二〇二一年台灣癌登發現各種淋巴癌總共八千六百〇七例。美國二〇二三年預估有八萬〇五百五十例，死亡兩萬〇一百八十例。我診治過兩百〇八例淋巴癌平均年紀五十四歲，男女各半，追蹤十八年七十八例死亡。淋巴癌對放化療皆有明顯的療效，一般預後是良好。

冤枉挨大刀，醫學中心糊塗醫師幹的蠢事

一位科技新貴，公司體檢被發現兩種癌症，來看診原以為很嚴重，哪知詳細了解後卻發

現很冤枉被開大刀。

病人沒有症狀體檢胃鏡發現一個小小的黏膜下腫瘤，切片證實是早期胃腺癌（submucosal 0.7cm），腹腔CT顯示疑似一個後腹腔淋巴瘤（五公分大小），到一家國家級醫學中心接受了胃切除及淋巴廓清術，同時拿了二十六個淋巴腺卻全部正常，而唯一五公分大的淋巴瘤被證實是何杰金氏淋巴癌（Hodgkin's lymphoma），術後兩個月正子掃描發現依然有一個淋巴顯影顯示還有淋巴癌，術後病人經常胃漲，瘦了十公斤，一臉憔悴，醫師又要安排他盡速化療。

初步看起來，似乎醫師處理得很正當，但仔細分析卻顯示這些醫學中心的醫師真是糊塗到做了蠢事。

許醫師分析：

(1) 病人沒有症狀，胃腺癌是黏膜下小小腫瘤只有〇．七公分，這是第一期，可以先觀察追蹤，力行整合療法，若超過四百天沒變化那是屬於「惰性癌」不需要治療。若要手術也只需要局部切除或用內視鏡做黏膜下微創手術。醫學中心的醫師竟然施行如此大的手術（胃切除三分之二 Billroth II 加上Y型腸改道連結，二十六個淋巴腺被切除完全正常），這是非常不能接受的治療，這是一樁蠢事，不可原諒。但是這是國家級醫學中心的「名醫」所為。

(2)正子掃描是癌症非常重要的檢查，我一般建議在治療前先做正子掃描來判斷癌症確實位置及是否擴散，以免在手術時發生漏網之魚或過分治療如這個病例。而術後正子掃描顯示依然有淋巴顯影高度懷疑是淋巴癌，建議盡速化療。這又是不能接受的決定。首先只有正子掃描顯影沒有做切片證實未必是癌症，即使淋巴癌，要知道何杰金淋巴癌是屬於比較良性的癌症，況且只有一顆小小腫瘤竟要做全身化療？猶如對付一個小偷竟要全國戒嚴。這使我想起過去有三位名醫罹患淋巴癌接受化療，兩位進入加護病房急救所幸被救回來，另一位醫學中心的教授級主任，化療不到半年就不幸往生。

敬告各位朋友：

- 不要以為國家級醫學中心的醫師都是名醫都可以百分百信任。
- 醫院治療陷阱非常多，誤診誤醫隨時可見。
- 在接受重要治療前，務必三思而後行，更需要尋求多方意見。

淋巴癌變化萬千，從不需治療到骨髓移植，治療選擇多樣化

病例一（Hodgkin，三十八歲男性）全身轉移，化療及幹細胞移植已活過十一年。

病例二（Follicular 濾泡型 F，六十歲男性）因腹痛掛急診被查出是淋巴癌，沒有任何症狀也沒有治療。

病例三（何杰金型三十歲空姐）因體重下降冒冷汗被查出肺部淋巴癌，化療後腫瘤消失，但 PET 證實腹腔內復發再化療，效果不理想，接受幹細胞移植及繼續化療，兩年後因為化療引起肝臟壞死而死亡。

病例四（FollicularF，六十歲國代代表）因檢查攝護腺癌被發現，無症狀，未治療，八年後定期檢查發現腫瘤變大，接受化療，不幸一年內死亡。

病例五（保險業退休定居在花蓮）一〇三年發燒後頸部腫瘤切片證實，開始經常從花蓮到台北化療，身心受創一年後拒絕治療，三個月後因為肝衰竭死亡。

病例六（珠寶商三十八歲）在美國紐約因為氣喘被發現淋巴癌，開始化療，一年後因腹膜炎手術證實也是淋巴轉移，半年因下肢無力又發現腦部轉移接受放療，歷經一連串的復發治療，目前已經健康無後遺症活過四年。

病例七（Dlbcl 瀰漫型 B 細胞淋巴癌，八十六歲）乳房及腋下腫瘤有一年，切片證實是淋巴癌立即接受化療，某日在步行時發生大量胃出血緊急送醫開刀，術後發現全身淋巴癌轉移再化療死亡。

病例八（二十六歲年輕女子）體檢發現肺部有一大腫瘤十公分，切片證實是淋巴癌，醫院安排化療，但被警告可能傷及卵巢排卵功能建議先「凍卵」。她及父母親都擔心來求診，我安排奈米刀療法，腫瘤迅速縮小再加上小量放療，如今腫瘤消失毫無症狀，已健康活過四年。

新加坡總理李顯龍也得過淋巴癌經過化療之後活回來了。淋巴癌放化療確實有其療效，甚至可以治癒，但是化療非常痛苦。

許醫師別呼籲：

1化療期間務必保持吃得好、動得勤、睡得好，如果做不到必須立即暫停化療。

2力行雞尾酒整合療法來達到「祛邪扶正」。

正子掃描何等重要，兩位淋巴癌病人的故事

一位罹患淋巴癌（mantle cell lymphoma），六十五歲男性，因頸部摸到腫瘤到醫院切片證實，當時正子掃描顯示全身淋巴都有侵犯，但顯影輕微顯示惡性度不高而內臟都正常，我

建議觀察。醫師強烈要求化療，病人勇敢拒絕。如今四年過去他只努力力行我的整合療法。今天來回診，我恭喜他的努力有成，建議他一年只需做一次正子掃描即可。醫院安排CT是沒有意義，因為正子掃描可以看出癌細胞活性很弱，可以與癌共存。

另一位中年工廠老闆娘，肺癌轉腦部經醫院放化療後腫瘤縮小，來求診時並無明顯症狀，一年半後，正子掃描顯示顯影消失，顯示癌細胞已經不活動，應該暫停化療。但是醫師只看CT認為腫瘤未全消失而繼續化療，她不敢不服從，兩年後死於癌症復發及化療副作用。

我輔導癌症病人，一律建議做正子掃描來判斷癌細胞活性，一旦無顯影即建議停止化療。可惜現在醫師及健保的限制，醫院很少安排正子掃描。遺憾！

肉瘤

癌症可分兩大類，最多是腺瘤，由上皮細胞所演變而來如腸胃、肺部、乳房、口腔等都是，其次是少數的肉瘤（sarcoma），如脂肪、肌肉、骨頭、軟骨、纖維、血管等所謂軟組織。腺瘤有很多治療選擇如三大治療法寶皆可有療效，而肉瘤只有手術一途。肉瘤約佔癌症發生率的千分之一，又可分成為軟組織及骨組織兩種。

軟組織肉瘤，以脂肪肉瘤最多、預後最好，曾見過一位病例手術過十餘次，活過十年接乎每年要手術一次，但最後還是轉移擴散而死亡。其他如纖維肉瘤，最差者是肌肉肉瘤，預後不佳。有極少數發生在後腹腔腫瘤，發現時都已經不小，如可以手術者預後較好，但是復發機會也不大，因此總體死亡率很高。每次手術總留下不少後遺症，所以目前我都建議要考慮用冷凍或奈米刀消融手術，既安全又簡單，更可避免組織破壞而讓病情惡化。可惜台灣醫師不擅長此技術甚至有不少反對者。我永遠不會忘記一位退休教授來求診時，滿頭長滿了血管肉瘤，惡臭又出血，但他似乎不在乎，自己選擇另類治療，當然不久也往生了。

至於骨瘤更少見多發生在年輕族群，以四肢長骨居多，早期者可以局部刮除加上放療，若過大常常被迫要截肢。患者林睦卿是惡性骨肉瘤第三期，從小對舞台表演相當熱愛，總希望自己長大時能夠成為一個喜劇演員，站在鎂光燈前面，為大家帶來歡樂。正當青春年華時夢想正要起飛的時候，老天爺卻跟她開了一個玩笑。十六歲得知罹患骨癌且必須截肢時，爸爸怎麼樣都無法接受他的女兒得失去一條腿，但是她勇敢接受了，且更令人佩服的是面對意外人生永不放棄，活出精彩，不僅可以上台表演，又可以遊山玩水。現在她有個幸福的家庭，深愛她的先生及跟她一樣愛跳舞表演的可愛小女兒。

多種癌症

一種癌症已經夠讓人擔心，何況罹患多種癌症。在近兩萬例癌症當中有兩百四十八例是兩種以上癌的病例，分析這群罹癌病例有幾個特性：

1雖是多種癌症，絕大部分是兩種癌症，極少數是三種。

2多半是相關性，如解剖相關，口鼻腔：口腔癌、鼻咽癌、咽喉癌、食道癌、膀胱癌、攝護線癌，血癌、淋巴癌等；或生理相關：乳癌、卵巢癌、直腸癌、結腸癌、胃癌、卵巢癌。偶有治療相關：化療中誘發肝癌發生，因緊張生活壓力而發生甲狀腺癌。

多種癌症預後如何？要看屬於何種癌症及發生時間：

1如果兩種癌症都是屬於死亡率很高的癌症如肝癌、肺癌、直腸癌、肝癌、胃癌、卵巢癌，一般很難活過兩年。

2如果是死亡率不高者，如甲狀腺癌、攝護腺癌、乳癌、膀胱癌，則預後佳。

3兩種癌症雖是惡性度高，但是其中一種是早期發現早期治療者，預後也佳。

4一般兩種癌症都是在五年內發生，也有十年後再發生者，所以病人可以活過十年。

5如果病人在罹患第一種癌症之後，能持續做好身心修練及力行雞尾酒整合療法者預後都不錯。

6 如果是治療期間發生者，如乳癌長期服用抗荷爾蒙治療導致子宮內膜癌，預後都不佳。化療引起肝炎肝硬化病人之肝癌復發者，病情迅速必定惡化。

7 有病人乳癌、直腸癌、甲狀腺癌治療已過五年再發生第二種惡性度高的癌症，如肺癌、肝癌者則死亡率很高。

許醫師建議：

1 罹患兩種以上癌症的機會不高，只要病人能持續力行雞尾酒整合療法。

2 只要保握早期診斷早期治療但治療適可而止者，預後都很好。

3 罹癌期間，除力行雞尾酒療法外，無症狀時可以每年只做一次正子掃描追蹤檢查，有症狀如咳血、便血、吐血、血便、血尿或摸到腫瘤或其他如腹脹等，務必盡速回醫院做檢查，切勿逃避延誤。

4 有B肝帶原者至肝硬化者接受化療特別注意，務必保持吃得好、動得勤、睡得甜，做不到時請立即停止治療，不管醫師如何威脅恐嚇。

5 無症狀時但追蹤發現有淋巴感染或疑似復發時，回醫院幾乎都是化療。強烈建議要三思而後行。我已見到很多病人原本生活很正常，因追蹤發現疑似復發轉移，即使沒有症狀，在醫師威脅恐嚇下接受化療，不久都迅速惡化死亡。戒之，戒之！

血癌

血癌（白血病）是一種先天基因突變造成造血異常所致，主要症狀不具特異性，症狀可能和流行性感冒或其他常見的疾病類似。

常見的全身性症狀包括發燒、疲勞、體重下降、食慾不振、呼吸困難、貧血、容易瘀青或流血、瘀點（皮下出血所形成的平整小紅點，約如針頭大小）、骨痛或關節痛、持續或經常感染。

可分急慢性及淋巴骨髓性白血病：

1 急性骨髓性白血病（acute myeloid leukemia, AML）：好發在年輕人，是一種多種基因突變的急性血癌，若不治療幾個月內就會死亡，須盡速接受化療，復發率高，預後不佳，一旦復發只能做骨髓移植，只有不到二〇%可以治癒。

2 慢性骨髓型白血病（chronic myeloid leukemia, CML）：不僅症狀輕微，預後良好，可以不需治療或用標靶藥物 Glivec 效果良好，八五%以上病人可以正常活過十年以上。

3 急性淋巴白血病（acute lymphoid leukemia, ALL）：好發年輕人，必須接受化療。五年存活率在小於二十歲族群預後較佳約有九〇%，二十歲以上群組只有四〇%左右。

4 慢性淋巴細胞白血病（CLL）是一種幾乎無法治癒的血液病，由淋巴細胞引起的癌症。根據歐洲和美國的研究，CLL 通常影響老年人，但有七%至二〇%的 CLL 患者確診時年齡小於五十五歲。隨著年齡的增長發病率上升，全球人口老齡化 CLL 患病率可能會繼續增加。台灣癌登二〇二一年只有兩百五十四例，二〇二三美國發病率有一萬八千七百四十例。患者的病程變化極大，CLL 可以是生長緩慢不需要治療。

嬰幼兒癌症的特性

兒童癌症的細胞組織則多源自於中胚層、屬非上皮細胞組織，其種類則包括有血癌（白血病）、腦瘤、淋巴腫瘤、神經母細胞瘤、軟組織惡性腫瘤、腎胚細胞腫瘤等。

一對夫妻帶著一位三歲可愛小天使來求診，她剛剛接受一次大手術：除切一個十五公分大的腎母細胞瘤，醫師要緊接著安排放化療，父母親很擔心化療的必要性及後遺症。

我，許醫師，個人三十五年前擔任醫學中心神經外科主任時，曾經手術過十餘位兒童的腦部髓母細胞瘤（medulloblastoma），這種嬰幼兒腫瘤都是先天性來自遺傳或發育異常所引起。與大人的癌症主要來自污染與壓力或病毒感染很不相同。大人癌症代表病人身體整體的污染，癌症不僅惡性度高，且常常復發轉移，即使接受積極治療死亡率依然極高。而嬰幼兒癌症，除非伴隨著其他先天異常外，病人身體都是正常而乾淨。且腫瘤常常是有外膜包著，可以完全切除。

正統西醫對嬰幼兒癌症一定是與大人癌症處理一樣，就是根除手術加上放化療。這是我個人相當反對。因為：

1. 癌腫瘤可以完整切除。
2. 嬰幼兒身體是純潔乾淨。
3. 放化療嚴重影響嬰幼兒的發育。

我見個過幾位接受正統西醫全套治療的個案，雖然存活下來但是有嚴重的發育遲緩如身高、體重、智力、體能，有長到成人，智商還在幼兒階段。

相反的我所手術的病人完全不接受術後放化療，十多年後回來看診都正常發育。幾位正統年輕放療科醫師竟然攻擊我說：不給予術後放療是嚴重錯誤的！希望這幾位臨床經驗不足的醫師們等他們累計多年臨床經驗後，能了解真相！

正統西醫堅持一定要接受術後放化療！化療的終身影響……

儘管它們可以挽救生命，但重要的是要認識到兒童時期的化療可能會產生終生影響。對於仍在發育的年幼兒童，化療可能會減慢生長速度。此外，研究還表明，多達一半的兒科癌症倖存者在五十歲時會患上某種慢性疾病，其中一些疾病（稱為「晚期效應」）與化療有關。

從長遠來看，化療可能會導致任何器官出現問題，包括大腦、心臟、肺部和腎臟。有證據表明，無論是男孩還是女孩，化療都有可能導致性問題和不孕。最終，醫生建議對所有接受化療的兒童癌症患者進行終身追蹤生存護理，包括情緒支持。

許醫師再一次強調說明：只要腫瘤能完整切除，就可以不需要術後放化療！

Part 7

誤診誤醫

醫療糾紛何時了？

引發醫療糾紛的原因

根據醫師公會的統計，至一〇九年底，全國執業醫師的總人數大約有五萬兩千五百九十六人。另依衛福部統計，從民國七十六年到一〇九年間，醫療糾紛的訴訟案件總共有一萬一千八百八十一件，平均每年會有三百四十九件，也就是每天有一件！依衛福部醫審會所有鑑定案件認定醫師之醫療行為有疏失只佔一三％，這代表有八成五左右的醫師是無疏失。

引起醫療糾紛的三大原因：

（一）醫療過程是有高風險且不確定性。

（二）醫病關係的對立：醫師與病家都希望藥到病除早日出院，但彼此都有很大的壓力，認知差異又大，稍有溝通不良就易起糾紛，尤其在病情惡化之時。

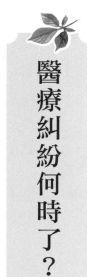

（三）糾紛之後，協調困難：糾紛發生之後需要第三方機構的介入，可惜醫師公會、衛生局、民意代表的協調事倍功半，最後都訴諸地檢署、法院來解決。

今天有機會看到一個醫糾案件：一位八十九歲病人有膀胱癌接受膀胱刮除做部分治療，追蹤兩年後有一次腹痛就醫，入院後醫師認為是癌末，家屬被要求簽署安寧病房及不急救同意書。隨後病情惡化，出現院內肺部感染，醫師雖會診感染科、外科、泌尿科、神經科，但是依然惡化，而家屬轉院到醫學中心發現是嚴重肺炎引起敗血症，急救後死亡。病家對醫療過程相當不滿意：

1住院當初是腹痛，根本不是癌末，主治醫師態度消極不處理腹痛。

2被誤導是癌末而簽署不治療及安寧治療。

3所有會診醫師都認為不是癌末，建議積極治療肺炎，但是主治醫師卻不積極治療，導致病情惡化。

目前病家已經進行三年的訴訟，從地檢署、高檢署、刑事庭、民事地院都敗訴，目前在民事庭高院審理中。敗訴原因是法院都認為：1病人是高齡多病風險極高；2醫師已經多科會診並有治療；3死亡是自然結果非醫療過失。

遇到一群誤診誤醫又自以為是名醫

一位半身癱瘓神智不清的病人躺在輪椅被家屬推來求診，由於病情複雜，我詳細問了病情及看了十片影像光碟，花了四小時給予家屬充分分析、解釋與建議。

約八年前病人開始有輕度走路不穩，但還可以騎摩托車，當時曾被診斷為小腦萎縮症、巴金森氏症、脊椎病變，做過腦部 MRI、CT 意外發現一個顱底腫瘤約兩公分，醫師建議觀察追蹤。病人服用一堆藥物無效，走路越來越不好，常有摔倒，兩年前一次從樓梯摔下來導致腦挫傷意識不清緊急送醫，經治療後逐漸恢復，但留下後遺症，生活需要家屬照顧。

一年前因視力模糊在一家醫學中心神經外科主任診斷是顱底腦膜瘤壓迫視神經，需要手術，術前這位名醫向家屬解釋說用微創手術安全無虞，沒想到術後病人即陷入昏迷及左側半癱瘓。術後第二天 CT 顯示有硬腦膜下積水，醫師說可以自行吸收沒有積極治療。以後病人轉復健治療約十個月，病人稍有進步，但只能睜眼，無法言語，左側僵硬，用胃造口進食，竟日躺在床上。家屬來求診是因為最近的 MRI 顯示有水腦症，醫師建議做腦水引流術，有需要嗎？

四小時的問診，詳看資料，終於完全清楚，我給家屬清清楚楚的解釋：

1八年前的走路不穩，是典型的老年性水腦症，根本不是小腦萎縮或巴金森氏症，當時如果接受腦水引流術，效果會非常好，可惜誤診誤醫錯失良機。

2顱底腦膜瘤（tuberculum sellae meningioma），手術雖不簡單，但不至於導致術後意識不清及左側半癱，這是手術不當引起併發症，很遺憾發生了。

3術後左半身無力而CT顯示有硬腦膜下出血應立即手術，名醫又輕忽而導致終身半癱。

4水腦症是否要治療？因為病情嚴重，即使治療效果也有限，除非家屬非常關心，即使只有小小進步也非常滿意，那就可以安排引流術。

這個病例從八年前就一再被誤診誤醫，台灣民眾實在無知，讓生命任人宰割。

夜路走多了總是會遇到鬼

最近一件醫療糾紛定讞，醫師敗訴須賠傷家四百七十六萬。

故事發生是一位專治「減肥」的名醫，生意興隆，每天病患滿滿滿，常常一大早就有病患（大都是年輕女性）在其診所門口站位子，而且病患常常大排長龍到馬路上。我幾次路過看到這種怪現象，也非常好奇，這位名醫是用何種「祖傳秘方」、「自創雞尾酒療法」或「獨門秘方」來治療「肥胖」，看到這麼多病患慕名而來，顯然其治療「非常有效」。我認識一位胖妞護士也曾經去就醫，但沒見到什麼效果？

對「減肥」而言，我認為非常簡單：「少吃多動」如此而已！

那為什麼大家做不到，因為都是「好吃懶動」，沒有恆心改變惡習。那怎麼辦？只好靠藥物來抑制脂肪吸收或加速脂肪代謝，嚴重者靠減重手術。

根據報導：目前台灣唯一核准的「合法、合規定」的減肥藥物只有 Orlistat（Xenical 羅氏鮮），換句話說，如果你目前有在吃其他減肥藥物一定含有屬於 Off-Label Use（藥品仿單標示外使用）的藥物。

再看這位名醫所開的處方（媒體報導）竟高達十幾種（見圖）而且所用藥物竟然有抗憂劑、交感神經刺激劑、類安非他命劑、維他命等等琳瑯滿目。這些藥物共同特點就是有「食慾不振」的副作用。

天呀，竟然是利用藥物副作用來治病！單單看到每天要服用這麼多種藥物，早就吃飽了，哪有食慾，當然可以減肥。

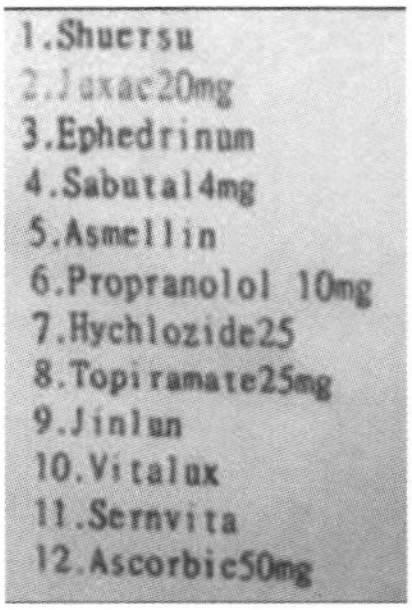
1.Shuersu
2.Jaxac20mg
3.Ephedrinum
4.Sabutal4mg
5.Asmellin
6.Propranolol 10mg
7.Hychlozide25
8.Topiramate25mg
9.Jinlun
10.Vitalux
11.Sernvita
12.Ascorbic50mg

不幸一位病患得到藥物引起可怕的、可能致命的 SJ 症候群（Steven-Johnson syndrome），這是極少見的藥物過敏導致全身皮膚黏膜結膜壞死，我行醫一輩子只見到過一個病例。

幸運是病人活下來但雙眼失明。這是夜路走多了總會遇見鬼。戒之，戒之！

醫療保險的陷阱之多難以想像

好的公司會盡量找理由來理賠，壞的公司會盡量找理由不理賠。

身為醫生臨床工作四十年常常會遇到為了申請保險要求開立診斷書。以下幾個經驗請大家小心：

1 有病人頭痛很久治不好，要求做腦部核磁共振，醫師被逼的沒辦法就給他在申請單上寫著疑似腦瘤，結果檢查是正常。幾年後他因為意外受傷要理賠，保險公司查出來他有過腦瘤的病史，就以未誠實申報而拒絕理賠。

2 有一個路倒的病人送到急診腦部掃描有腦出血，醫生根據經驗在診斷書上寫上腦中風出血，結果他的意外險一千萬拿不到，因為中風是疾病。

3 有一位台灣人海外旅遊期間在海邊游泳時昏迷，送到急診處的時候心電圖發現有心肌梗塞，結果雖然警察局及檢察官認定意外溺死，也是一樣一千萬意外險不理賠，因為保險公司採用醫師的診斷書：心肌梗塞。

醫師雖然有專業判斷，但也不全是正確，為病人保險權益，對路倒病人腦出血，我在診斷書上只寫腦出血，不再寫中風出血，由病人自己去爭取權益。有可疑意外也會寫上兩種疾病。

4 一位自己是保險業務員，幫自己小孩買足保險，當小孩一有不舒服馬上送急診要求住院（有理賠金），醫院為求業績也給以住院，但為免健保局找麻煩，在病歷及診斷書上寫一堆疾病：「肺炎、癲癇、腦震盪」，小小幼稚園小朋友竟然已有一堆病，以後呢？

5 有位婦女接受子宮頸膜片檢查，報告是細胞增生（CIN3），在醫師要求下接受子宮頸手術（cone op），出院時診斷書竟然寫上子宮頸癌，害得她以後不能買保險，不能捐血。

6 一位惡性腦瘤手術後申請防癌險理賠，被拒絕因為診斷書沒有「癌」字，我改寫「腦癌」，再度被退件，因為原位癌不理賠；幸好病人復發，我再改寫「轉移性腦癌」才被接受。但因為病人住院意識不清楚，必須開立「禁治產」，請法院書記官到醫院門診詢問我後才開立，就這樣已經拖一年，等區區十萬元下來，病人早已歸天入土。

我在此呼籲：

1 醫師開立診斷書不要堅持專業，要考慮現況及病人的權益。

2保險公司也要從寬認定，切忌「投保從寬、核保從嚴」，更需要有專業醫師來處理，不要只有行政人員在咬文嚼字、吹毛求疵。（臨床上是用惡性腦瘤而不稱呼腦癌，腦部更沒有所謂原位癌。）

3普羅大眾買保險務必睜大眼睛，評估保險公司的好壞。

生酮飲食及咖啡灌腸：一位養生醫師罹患肝膿瘍不治療的死亡

一位四十五歲醫師平日在推廣生酮及咖啡灌腸，不幸導致肝膿瘍竟不治療繼續加強灌腸，終因敗血症白白丟了寶貴生命。

早在一百年前生酮就在治療幼童的癲癇，因為腦細胞需要葡萄糖作為主要能量來源，當降低食物的葡萄糖時，腦細胞活動減少，癲癇發作跟著減少，後來因為癲癇藥物的出現，生酮治療就被放棄。

生酮飲食主張極度減少碳水化合物及提高蛋白脂肪，曾幾何時被用來減肥，後被誤用到養生甚至抗癌。兩點錯誤觀念：

1人的能量來自飲食，主要是葡萄糖為主，在缺乏葡萄糖時，身體會自動先燃燒脂肪（產生代謝酮 ketone）再來是蛋白質。少吃碳水化合物的確增加脂肪燃燒而達到暫時減肥，但長期下來不僅僅身體消瘦更糟糕的是體力減弱，免疫力也下降（像紙美人、饑荒難民）。

2飲食重在均衡、乾淨、少毒，三大營養素是可互換的，分別是葡萄糖四〇~五五％、脂肪二〇~二五％、蛋白質一〇~二〇％，失去均衡就是不健康飲食。想要減肥只要做到：有恆心少吃多動即可。

咖啡灌腸的錯誤

咖啡灌腸被稱可以刺激肝膽排毒，真是錯誤加無知。人的肛門平常是關閉的，只在大便時打開，大腸內都是一些廢物，盛滿細菌及有毒物質，灌腸要做好消毒無菌，但把灌腸當成每天例行公事，難免會發生感染，而腸胃血管是直通肝臟，肝臟是有很強的解毒功能，但經常或大量的細菌感染，總有機會造成肝膿瘍。肝膿瘍幾十年前很常見，現在已經很少見，積極治療（引流、抗生素）根本不會死人。

這位醫師平日在推廣生酮及咖啡灌腸，不幸導致肝膿瘍竟不治療繼續加強灌腸，終因敗血症白白丟了寶貴生命。

你需要知道的十一個生酮飲食的危險

這種高脂肪、低碳水化合物的方法已成為最受歡迎的減肥方法之一，但在嘗試之前，你應該了解這些風險。

雖然生酮飲食可能看起來很新潮很流行，但它實際上自一九二〇年代以來就已經作為治療癲癇的方法出現了。如今，它被吹捧為治療從不孕症到II型糖尿病的所有疾病，並幫助人們減重。

生酮飲食對於快速減肥肯定是有效的，在短短幾週內體重減輕十磅是很常見的，儘管其中一些是水的重量。根據二〇一三年八月發表在《歐洲臨床營養學雜誌》上的一篇評論，生酮飲食通常會將碳水化合物的攝入量減少到每天五十克以下，並要求增加蛋白質和脂肪的攝入量。粗略地說，生酮飲食中七〇~八〇%的卡路里來自脂肪，約二〇%來自蛋白質，少至五%來自碳水化合物。

生酮飲食非常嚴格，很難堅持下去，因為一碗飯和一片麵包就可以容納一整天的碳水化合物。許多肥胖者喜歡這種飲食。不過，堅持生酮飲食不簡單，研究指出只有四五%的參與者能夠按照規定遵循該方法。有參與者認為生酮飲食是不可持續的，因為喪生了飲食的樂趣。

生酮飲食的潛在危險，初學者都需要了解這些危險：

(1)肌肉損失是生酮的一個可能的副作用

生酮飲食的人即使繼續進行肌力訓練也會失去肌肉。運動後單獨使用蛋白質對肌肉鍛鍊的效果不如蛋白質和碳水化合物一起使用。根據研究，遵循生酮飲食三個月的生酮症患者確實失去了更多的腿部肌肉。

隨著年齡的增長，肌肉會減少。失去肌肉質量會降低功能強度並增加跌倒的風險，跌倒是老年人口受傷的首要原因。所以老年人不適合進行生酮飲食。

(2)生酮會給腎臟帶來壓力，並可能帶來腎結石

腎結石是生酮飲食的一個眾所周知的潛在副作用。研究觀察到，在將生酮飲食作為癲癇治療方法的兒童中，一百九十五名受試者中有十三名患有腎結石。一般腎病患者通常需要攝入低蛋白飲食，這是違背生酮飲食。

(3)低血糖的可能性會使糖尿病患者面臨生酮症風險

研究表明，雖然生酮飲食可能有助於控制糖化血紅素（HbA1c），但這種飲食也可能導致低血糖發作。一項研究強調了全穀物對於幫助控制體重和高血糖發作的重要性，但是全穀物是生酮飲食的禁區。

(4)因為很難遵循，生酮會導致體重增減變化

快速而顯著的體重減輕是生酮飲食的常見副作用，因為當碳水化合物儲備耗盡時，水分會流失。研究中生酮飲食的肥胖男性在一個月內減掉了約十四磅。但恢復正常的飲食習慣後體重隨即會恢復，體重增減變化會導致其他負面影響。生酮的限制對於那些經常參加社交活動或容易對碳水化合物產生渴望的人來說尤其困難。像地中海健康養生的飲食是讓你可以吃碳水化合物，如你想要的話，盡可能多食水果和蔬菜以及全穀物。更不用說，地中海飲食與許多其他健康益處有關，包括降低罹患阿茲海默症和帕金森氏病、某些類型的癌症和心臟病的風險。

(5)生酮飲食會導致脫水和電解質流失

大幅減少碳水化合物會讓你的身體遭受雙重打擊，大腦最喜歡的燃料是葡萄糖，在極低碳水化合物飲食中，大腦必須適應使用消化脂肪中的酮作為能量。為了增加這種不適，隨著胰島素的下降，腎臟會釋放更多的電解質。此外，隨著碳水化合物消耗殆盡，全身水分也會減少。結果可能會導致便秘、噁心、頭痛、疲勞、煩躁、痙攣和其他症狀。

(6)因為嚴格限制碳水化合物，可能會出現營養缺乏症

當碳水化合物攝入量低時，纖維消耗量也往往低。當你考慮到飲食中減少了水果、全穀物

和澱粉類、蔬菜時，可能的營養缺乏是鉀，鉀是一種對電解質平衡和血壓控制都很重要的礦物質。當水果和澱粉類、蔬菜的攝入量減少時，鉀的攝入量可能不足。

(7) 便秘等腸道問題也很常見

許多豐富的纖維來源，如豆類、水果和全穀物，都受到生酮飲食的限制，因此，生酮飲食者錯過了富含纖維飲食的好處：排便順暢和益生菌的維持。一項長期研究中，便秘被認為是接受生酮飲食治療癲癇的兒童的一種非常常見的副作用。

除了便秘之外，腹瀉還可能是生酮飲食的副作用，有些人難以消化大量的膳食脂肪，這會導致油膩性腹瀉。生酮飲食引起腹瀉的其他原因包括低纖維飲食（纖維有助於通過增加糞便來防止腹瀉）。

(8) 當身體適應生酮飲食症時，可能會出現口臭

口臭被認為是生酮的一種症狀，呼吸一開始經常聞起來有水果味。一項研究指出這是因為丙酮是生酮飲食的副產品，主要通過呼吸排出。丙酮是一種以具有較小濃度的果香。有人會在幾週內經歷這種副作用。

(9) 生酮期間可能會發生一些生理變化

生酮飲食可能會變得月經不規律或完全停止，這更多是由於快速減肥導致促卵泡激素，促

黃體激素、雌激素和黃體酮的下降而發生的。

因為雌激素對骨骼健康非常重要，月經長期中斷會帶來嚴重的副作用，包括低骨密度。研究還發現，長期月經不順會增加患心血管疾病、抑鬱、焦慮和性功能障礙的風險。

(10) 酮可能導致血鈉下降

當開始生酮飲食時，由於胰島素減少，會失去尿液中的鈉和其他電解質，這是導致生酮症狀的主要原因。所以通過飲食補充鈉很重要，特別是如果運動或出汗很多。長期缺鈉導致副作用，包括嗜睡和意識模糊。

酮可能導致高膽固醇和心臟病風險增加

生酮飲食不會限制飽和脂肪甚至反式脂肪，應注意避免任何含有部分氫化油（即反式脂肪）的食物。這些脂肪會提高壞膽固醇並降低好膽固醇。開始生酮飲食的人應該盡可能強調植物性不飽和脂肪，如堅果、種子、橄欖油，這些脂肪已被證明可以保護心臟。研究表明，生酮飲食後人們的膽固醇和甘油三酯會增加。

醫師是大說謊家

醫師是最會說謊的專家

一位退伍老兵腸癌多年，在去年追蹤過程發現有腹腔淋巴轉移（正子掃描有亮點）。因病人一直與我聯絡，我建議如果要治療可以考慮用冷凍療法（扎針到腫瘤加以冷凍殺死癌細胞）。一般我都轉介病人到大陸一家消融冷凍專門醫院，過去合作幾年已有十幾位癌友完成治療都平安回來。但因為這兩年疫情嚴重及大陸清零政策，導致病人無法過去，所以病人只好在台北一家醫學中心找一位大教授（號稱台灣消融手術最權威）。三個月前病人花了三十五萬台幣接受手術，術後醫師告訴他手術很成功腫瘤已經完全消除。病人很高興覺得花這些錢很值得。

這個月回診做了ＣＴ，寄給我參考，哪知不看還好一看就火大。腫瘤根本沒有消除還變大，病人很驚訝：教授說手術成功，顯然這位教授又在說謊。

我強烈建議病人做正子掃描。因為 CT 只能看大小、位置、形狀、出血等，而正子掃描可以從顯影亮度判別細胞活性，同時可以全身檢查。如果這位病人正子掃描沒有顯影，表示腫塊已經纖維化那治療是有效的。不過從他術後 CT 已顯示腫瘤擴大及轉移，顯然這位冷凍專家教授是在說謊。

一位太太來電說明他先生兩個月前有解尿困難，到台北一家醫學中心看泌尿科，做了 CT/MRI 發現攝護腺腫大，但是癌指數 PSA 正常，被告知是攝護腺肥大，須手術，於是病人花了二十五萬台幣接受達文西手術。術後造成尿失禁及性無能，需插尿管。更嚴重的是，病理報告是 B 細胞淋巴癌，且已經擴散到下腹腔，於是醫師開始給予化療，病人很痛苦才來諮詢。

這是嚴重的誤診誤醫：從術前的 CT/MRI 任何人都可以看出腫瘤很大不規則，高度懷疑是癌症；而 PSA 指數正常，一般西醫的 SOP 應該是做切片，先得到病理診斷再決定治療方式。如果醫師做了切片證實是淋巴癌，那根本不需要開刀，因為大家都知道淋巴癌治療是放化療為主，而且是可以治癒的癌症。

這位主治醫師竟然嚴重違反 SOP，且術後知錯又說謊欺騙病人及家屬，讓病人不僅白花了二十五萬，又遭受手術後遺症，更讓淋巴癌因手術而擴大。

醫院的陷阱很多，醫師是最會說謊的專家，我一再提醒大家到醫院務必申請所有檢查資料及報告，在手術前尋求第二意見。

只因是在所謂「醫學中心」大牌教授看診病人不敢懷疑，以致造成賠了夫人又折兵的結果。

醫療人球

兩個月前一位六十八歲退休警員被家屬用復康巴士載過來，病人躺在推床由三個家屬推進診所，病人只能睜開眼睛無神看人，手腳僵硬，無法說話。

病人因為失眠經常自己去看病服藥，幾年前被意外發現顱底有良性腦膜瘤，因為沒有症狀沒有接受治療，兩年前有走路不穩被診斷為小腦萎縮及巴金森氏症，開始服藥治療，但逐漸惡化常會摔倒，也有小便失禁情形。去年八月發現視力模糊，被認為是腦瘤變大造成，於是接受腦瘤切除，不幸術後意識昏迷，左側癱瘓，來求診時已經是半昏迷一年之久，家屬希望有機會復原嗎？

詳細做神經學檢查及其所有醫院資料（手術紀錄、腦部 MRI、CT），了解這是一個可以完全治好的病例，可惜誤診誤醫導致像個植物人樣。

1剛開始走路不穩、小便失禁是典型的老年型水腦症，可以用腦水引流術治療，療效會很好。可惜被誤診為小腦萎縮及巴金森氏症。

2顱底腦瘤手術技術不佳造成嚴重併發症及後遺症，導致意識障礙及左側半癱。

我告訴家屬，因為病人已經呈現半植物人樣，用腦水引流來治療水腦效果有限，建議好好照顧病人的身體、營養及積極復健。

兩個月後家屬來回診（病人臥床在家），詢問是否要接受做脊髓神經刺激術（五十萬）？當他們講述這兩個月去大醫院就醫的情形，讓我火冒三丈，家屬也是越講越激動。

因為腳水腫及吐血送A醫院，只在急診處理，轉B醫院住院，做了X片說可能是骨瘤再轉C醫院，經檢查只是發炎住院治療，一星期後有好轉要求出院。經家屬要求會診腦神經外科，一位有名的腦神經外科主任建議自費做腦水引流術（十五萬），術後多住了兩星期，病情沒進步又轉到D醫院希望復健，但被拒收。再轉E醫院因有發燒住院，不到五天燒退又被趕出院，再托關係住進F醫院，該院腦神經外科主任建議做脊髓神經刺激術，約需五十萬，家屬問要做嗎？

從A到F醫院，短短兩個月轉進轉出六家醫院，讓家屬疲於奔命，花了幾十萬，賠了夫人又折兵，病人根本沒有改善，反倒家屬快病倒了。

台灣健保俗又大碗，民眾滿意度高達七成，但是醫療給付低到離譜。很多醫生被迫出走被廠商綁架去開「醫美」、「減肥」診所，把專業與尊嚴都犧牲掉。而留在醫院的醫師則巧立名目，對病家花言巧語或威脅利誘，自費做一些昂貴又無用的治療，對已經植物人的病人做腦水引流甚至神經刺激術完全無意義。幸好病人先前有幾家保險，這些醫療費用可以有保險支付。

植物人治不好、賺不到錢又佔床位，沒有一家醫院會收住院的。

我清清楚楚建議家屬：

1 完全放棄進一步治療，找一家好的安養中心，全心全力照顧好病人營養、運動、排泄，每天推出去公園曬太陽。

2 家屬恢復正常生活與工作，輪流去安養中心探視，有症狀再送醫院治療。

醫療是良心事業，病人來求診，吐露個人隱私甚至寬衣解帶讓你檢查，醫師有如上帝要兢兢業業很專心很用心做好檢查，鑑別診斷，提供專業建議，要視病如親，以病人為中心。要「知之為知之不知為不知」，誠實以告，切忌昧著良心，為賺錢而欺騙病人。

病家更要做好功課、廣收資訊、多訊問多了解，不要賠了夫人又折兵，賠錢事小，導致病情惡化則後悔不及。請大家告訴大家。

西醫隔行如隔山

一個腰痠背痛的病人來看診，抱怨說：看骨科說是骨刺要開刀，看腎臟科說是腎臟發炎要用抗生素，看風濕免疫科說是僵直性骨髓炎要用免疫抑制劑及類固醇。結果經詳細檢查原來只是慢性肌腱發炎。

一位全身痠痛的馬拉松選手，到過各大醫學中心看過神經科、胃腸科、骨科、腎臟科、家醫科、急診科，做過一大堆檢查（內視鏡、肌電圖、血液尿液）都正常，竟被轉到精神科看憂鬱門診。

如此經過兩年才被一位細心的神經外科醫師看出脊椎有問題，轉診到血液科接受骨髓穿刺檢查，證實是多發性骨髓癌（multiple myeloma）。

事實上最初是一張胸部X光就應該懷疑骨質破壞，很快就可以診斷出來，卻因為「西醫隔行如隔山」，「頭痛醫頭腳痛醫腳」、「看診不到三分鐘」、「誤診誤醫」，讓病人延誤了整整兩年，由早期變末期。

病人是長期參加馬拉松比賽的選手（四十二公里），不菸不酒，自認為健康，沒想到會罹癌。

許醫師評論：

1 運動很重要，但要適度。

2 西醫嚴重誤診。病人主訴是移動性骨頭痠痛（migratory joint pain），應該很早就要懷疑骨頭病變，尤其簡單的X光片早就顯現出骨頭破壞。

3 骨髓癌死亡率高達五〇%，化療及骨髓自體移植能得到短暫的緩解。但事到如今，全身骨頭遭到破壞，西醫治療難能治癒。唯有自己努力做好身、心、靈的修練。

4 由於夫妻不睦，病人由外勞照顧（包含洗澡），從一個馬拉松選手變成癌末病人，一下子從天堂掉到地獄，病人有嚴重憂鬱症，預後不佳。

假性坐骨神經痛是什麼？誤診誤醫白挨一刀

我相信台灣有很多骨科、神經外科、復健科及神經科醫師都不了解何謂假性坐骨神經痛？因為目前各大醫院都是門庭若市，看病一人只需二至三分鐘，既不好好問診、檢查、看報告，醫師更是心中只想著賺錢，對主訴腰痠背痛的病人兩分鐘內立下結論：「你是腰椎盤突出壓迫坐骨神經需要趕快手術。」這些醫師腦筋裡就只認為坐骨神經痛就是椎間盤突出，就是要手術，尤其是在醫院重視業績不重視品質之下，更加鼓勵這種誤診誤醫。

甚至可笑的是這些醫師竟然連基本的何謂坐骨神經都不清楚，有病人主訴大腿內側麻痛，竟然被診斷為坐骨神經痛。要知道大腿內測是屬股神經（femoral nerve）的管轄範圍。

坐骨神經是走在大腿後側通過層層肌肉之下（臀大肌與 Piriformis 梨狀肌之間）而後在後膝窩分成腓神經與脛神經（posterior tibial and fibula nerves），坐骨神經被壓迫最多當然是腰椎盤突出所致，但是在肌肉層中也可能被壓迫，這兩種大不同。

從臀部之解剖圖，坐骨神經是彙總脊椎第 L4-S2 神經根成為人體最大之周邊神經，離開脊椎後會經過臀部臀小肌與梨狀肌之間，當肌肉受傷後發生肌腱腫脹或僵硬而壓迫到其下經過之坐骨神經。

真正坐骨神經痛，疼痛之範圍，一般是從腰部痛起直達踝部，而假性坐骨神經痛，一般腰部不痛而是臀部最痛且有壓痛感。

當病人核磁共振檢查剛好有椎間盤突出時（中年人幾乎或多或少都有椎間盤突出），醫師更會振振有詞說：是椎間盤突出必須手術。倒楣的是病人，賺錢的是醫師。

真假坐骨神經痛的鑑別診斷是非常重要的，因為假性坐骨神經痛是不需手術的，休息及適度復健就可以恢復，而被手術的病人術後也要休息，所以即使被誤診做了不需要的手術也會好轉，更讓醫師與病人都深信治療成功。但是白挨一刀，若再加上自費的人工椎間盤（二十萬起跳）更是倒楣。

談脊椎病變：不需手術！

台灣脊椎手術已經「泛濫成災」。來求診的病患，十個有九個是不需手術的。略舉三個病例：

1 一位四十歲職業婦女，平日忙於工作整天開車，幾年前一次汽車追撞導致後頸受傷，送醫檢查發現頸椎第一～二骨折，當時只接受保守治療，然後定期追蹤。到今年竟然被一位神經外科的「名醫」警告要求開刀否則會四肢癱瘓。來求診時看她的 MRI 的確嚇人，整個頸椎一～二嚴重扭曲及壓迫。但是病人完全沒有症狀，因為這個骨折已經自行生骨固定了，根本不需考慮手術。

2 一位台商罹患典型的腰椎盤突出引起坐骨神經痛，需要手術，來求診時我給他來兩個選擇：一是顯微手術住院三天，二是改變生活勤練平甩功，觀察一個月。這位台商要趕回大陸無法手術。三個月後來回診，症狀完全消失。MRI 顯示椎間盤突出尖銳竟然自動縮小圓滑，台商說這三個月完全改變生活，勤練平甩功。要知道人體會有自動修復的功能。

3 一位工廠員工被診斷腰椎盤突出要手術。來求診時主訴右大腿上麻痛多年，一檢查發現是側股皮神經發炎根本不是坐骨神經痛，這是他工作時需要用大腿夾緊機台長時間壓迫所致，只要改變姿勢就會改善。

三個病例只要仔細問診、檢查、分析，根本不需要手術！台灣醫師三分鐘一個病人，如何仔細看診？誤診誤醫一籮筐！大家就醫要「自求多福」，三思而後行。

再談脊椎病變：腰椎狹窄症

一位七十歲來自苗栗鄉下老農婦，主訴坐骨神經痛被告知要手術（自費二十萬起跳）來求診。她主訴一年來開始腰痠麻從右下肢開始，逐漸惡化到今年兩下肢都會痠麻，走路買菜出現困難要中途休息再走。從這主訴就知道這不是坐骨神經痛，而是老年人的腰椎狹窄症。

坐骨神經痛一般是單側，以刺痛為主，平躺抬腳會劇痛，神經檢查可清楚疼痛部位是腰椎神經所管轄的範圍（多半是第四、五節），腳踝反射異常。此病人症狀是兩側，沒有痛，平躺抬腳正常，疼痛在大腿上部，神經反射正常，最明顯的症狀是走路需要走走停停間歇性跛行（intermittent claudication），邊走邊休息，這與糖尿病因末梢循環異常所引起的不良於行不同，腰椎狹窄症狀是由上而下（痠痛在腰與大腿較厲害），循環不良是由下而上（腳趾腳踝較嚴重）。

一般腰椎X光片及MRI可以證實是腰椎狹窄或再加上脊椎滑脫，如果病人還需要每天工作（上班族、重工作、忙碌者），腰痠背痛會影響到日常生活者則需要手術（減壓及椎骨固定），如果是退休老年可以調整工作，多休息或復健者可以不需手術。

許醫師的叮嚀：

1 正確診斷很重要。
2 是否手術決定在病人自己。
3 由於是老年人，筋骨關節已退化，即使手術也只是改善減輕症狀而已！
4 因為近年來衛材、器械、技術進步很多，手術不困難。

5由於手術簡單好賺、所以全世界脊椎手術簡直是「氾濫成災」，導致手術失敗症候群（Failed Back Surgery syndrome）也增加，病人幾乎會終身腰痠背痛。這是由於診斷錯誤，誤診誤醫，手術失敗所造成。

奉勸所有腰椎背痛的病人，就醫時務必確定是看「良醫」、「明醫」不是「名醫」！診斷清楚，講解詳細，尋求第二意見，自己做好功課，三思而後行！

從兒科天使醫師之死，談醫師罹癌之脆弱！

一位深獲好評的兒科名醫，罹癌（大腸癌？）治療一年往生，令人婉惜。

很多人都以為醫師應該都很健康不會生病，很多人都以為醫師生病，自己可以醫治。事實上完全相反。

醫師職業病非常嚴重，因為：

1醫師都是天之驕子，讀書、考試、就業、薪資、地位都高人一等。

2每天面對「生老病死」，看到的都是「愁眉苦臉」，接觸的都是「細菌病毒」，一說話都是「指責病人」、「恐嚇病人」。

一旦變成病人、尤其罹癌，醫師：

1更無法接受，怎麼可能!?

2更恐懼害怕。

3更不知所措，不是更逃避就是更急於治療。

4更憂鬱更沮喪，昔日所有即將化為烏有。

所以醫師罹癌死亡率更高，除非他能徹底覺悟，從內心改變。

全方位醫療可能嗎？

中看不中用的高級健康檢查，請各大醫院院長動動腦筋，改一改吧！

一位六十歲貴婦人拿著一份精美的體檢報告及光碟片來求診，主訴兩手指間痳痳已經有半年之久，一般診所醫不好，乾脆去大醫院做一次高級的「健康檢查」。

每家醫院都有一個部門，裝潢是六星級，服務人員除具有護理師外，各個身著如格格般的漂亮服飾，禮貌周到，你一進門，馬上笑臉迎人，茗茶侍奉，「歡迎歡迎」不絕於耳，待你如康熙皇帝。

這個部門就是：健康檢查單位。

健檢可以從幾千到幾萬，從簡單的幾小時到住院三天。

面對這位貴婦人，經詳細問診，了解她不用上班工作，平日都是養尊處優，看手機上網，一百五十八公分高，六十六公斤重，很少運動，手指麻不是簡單的腕道症候群，應該是頸椎六～七節的病變。詳看她的厚厚精美的體檢報告：除三高外，沒有大問題，頸椎的確有「椎前肌腱鈣化」，這證實了我的診斷，馬上打開她的「全身」核磁共振，從側面圖看頸脊髓正常，有六～七節椎間凸出，正想進一步詳閱其橫切面，竟然沒有照？

要知道全身核磁共振（3.0T）是非常高級的設備，可以做動態心臟、冠狀動脈、腦血流、膽道攝影等等，她都做了，但都「文不對題」、「答非所問」。

沒有橫切面的頸脊髓檢查真是「美中不足」，花幾萬元竟然結果是如此。

原因是在：

一般醫院健檢是先做一堆高級檢查，最後才看「家醫醫師」，這類醫師也是「打哈哈」的「馬虎醫師」。

我的建議：先由醫師問診，了解「貴客」的生活方式、身心狀況、飲食睡眠習慣，再安排「適當」的檢查。與其「亂槍打鳥」何不「重點檢查」。

另一病例：一位高階經理人體檢後來求診問：「我生活正常、不菸不酒，怎麼體檢後出現這麼多問題：腦部有鈣化？頸椎骨刺，肺部有陰影，肝腎有腫瘤？大腸有息肉，攝護腺有肥大！許醫師我是不是沒救了？」

我告訴他說：「不要大驚小怪，你沒病！無論是鈣化或息肉，都是良性的，最多簡單處理即可。」

奉勸想高級健檢的「有錢貴客」先了解自己身心狀況，知道問題所在，與「明醫」有約後再安排檢查，否則是賠了夫人又折兵。

是健康檢查（健檢）還是疾病檢查（病檢）

各大醫院都有健康檢查部門。健康檢查產品多樣化，價格從幾千元到幾萬元。當您接受這種高級健康檢查後，最後會給您一本燙金的、厚厚的、漂亮的檢查報告，裡面密密麻麻一大堆數據，紅色代表不正常，藍色代表正常，報告的最後醫師都會簽名以示負責。

大醫院的健康檢查都是標榜各種高科技如256切的電腦掃描（CT）、3.0T的核磁共振（MRI）、正子影像（PET-CT）等，猶如軍備競賽。有錢的醫院設備自己買，沒有錢的醫院都是外包給儀器商。有的甚至整個部門都外包，醫師護士的任聘薪資都由廠商負責。

事實上這些高級健檢的項目中，檢驗方面如一般的血液、尿液、肝腎功能或癌症指數，檢查方面如心電圖、心臟超音波、內視鏡等等健保已經可以給付的。差別在一般門診醫師只能根據你的診斷安排部分的檢查檢驗而且可能要分很多次，不像健檢一次可以完成。

醫院的任何檢查檢驗都是針對各種疾病而設計的，譬如肝功能檢驗以兩種肝基酸酵素GOT為主，有異常時會被診斷為肝炎、肝硬化等疾病，除外就是檢查胎兒蛋白及肝癌。事實上肝臟最重要的功能是解毒。幾乎所有經腸胃消化吸收的營養素，都是經過門脈靜脈進入肝臟，其中部分營養會儲存在肝細胞，如葡萄糖合成為肝醣（glycogen），以備不時之需，另外遇有毒素或體內代謝物必須在肝臟內經過兩道解毒程序，第一道是經P450酵素作用將毒素水解降低毒性或溶於水，第二道是甲基化或由穀胱甘肽（glutathione）將毒素代謝及分解然後經糞便或小便排出。這些重要新陳代謝過程一般醫院的檢驗是無法驗出的。因為醫師所學到的都是在如何診斷疾病，疾病以外的重要新陳代謝功能，醫師完全不重視，因此常常發生一些如下面凸槌的案例：

有一位麵包店的師傅麵包作了幾十年，有次覺得精神不佳、體力不繼，深怕罹患癌症，到一家大醫院接受十萬元的高級健檢，結果一切正常。他問醫師說：「那我為什麼這麼累？」醫師說：「你有憂鬱症！」於是開了抗憂鬱症藥給他。這位師傅服用了幾個星期的憂鬱症藥，卻越來越無精打采。當他來求診時，我詳細問他的生活起居後，不禁呵呵大笑。

大家知道麵包是麵粉做的，麵粉沒有味道，但是我們到一些麵包店，還沒有進去已經聞到一股很強烈的味道（每次我聞到都想嘔吐！）為什麼？因為添加物加太多了。之前台灣發生塑化劑事件，幾乎要動搖國本了！我跟這位師傅說：「你可能中毒了！」經檢驗他的血液尿液，果然含有不少毒素、重金屬以及肝臟解毒功能不足之情形。我建議他減輕工作、大量喝優質抗氧化氫水、每天至少三十分鐘氣功（甩手功），加上一些營養素（B6、鋅、Q10等）及螯合劑，三個月後這位師傅就逐漸恢復精神與體力。

在高級健檢中一些高科技雖然可以提供更快速、更清晰的影像與資訊，但是也讓受檢者更不安。

有一位董事長身體健康沒生過病，某次到醫院接受高級健檢後發現肝臟有一個陰影，緊張到天天求名醫，從台大醫院看到高雄醫學院，最後來我門診，我問他說：「這些名醫怎麼說？」

董事長說：「每一個都說得不一樣，有的說要追蹤觀察，有的說是良性的，有的說要切片，有的說乾脆開刀。」

我問董事長：「這段時間你怎麼過日子？」

「我緊張到夜夜失眠！」

「那就是癌症了！」我大聲說。進一步告訴這位緊張兮兮的董事長：「人有六十兆細胞，我給你六十萬大軍，你看到前面一個小偷就棄械投降，那就不要玩了！」

另一位女強人也在接受醫院高級健檢後緊張兮兮的來求診說：「許醫師，我一向飲食清淡、生活正常，常常運動，這次健檢竟然告訴我，腦部有些白點、乳房有鈣化、肺部有浸潤、肝臟也有血管瘤、膽囊有膽結石、大腸有息肉、子宮有肌瘤、骨質疏鬆已經第三度——我怎麼辦呢？」

「你有任何不舒服症狀嗎？」

「沒有呀！」

「那就沒問題，你目前很健康！」

「真的嗎？醫師還建議我去神經科、肝膽科、婦產科、骨科做門診追蹤呢？」

如果這位女強人真的相信醫師及健檢，開始跑醫院，那保證不出三個月她真的會病歪歪了！所幸經我開導後，她高高興興回去。

國外有一個大規模的社區調查，A社區居民要定期接受癌症篩檢，B社區都沒有檢查，A社區因為定期檢查發現較多的癌症病人，經治療後好轉，但是有些病人治療發生併發症死亡。B社區沒有檢查，有些人發現癌症已太晚治療後死亡，但是也有人長命百歲死後才被發現癌症。結果追蹤十年後，發現兩個社區的癌症死亡率沒有差別。這個研究最後結論說：不要花時間去做定期檢查，而要花時間做好生活改善。

「早期診斷早期治療」是正確的，但是不要「早期治療早期痛苦！」。

剖析分解，眉開眼笑，全人治療

二〇一八年四月三十日今天來一位有趣的病人（中年婦人 台灣人新加坡籍），主訴一堆問題，主訴兩年來右手腳麻木感、心悸、肥胖、皮膚過敏、記憶減退心煩氣躁……越說越多。

經神經檢查發現 有輕度的右側感覺異常 其他反射、肌體、肌力、行動 都正常，檢視其一連串的檢查（全身健檢、過敏檢查、新陳代謝檢查、MRI、64 切肺部 CT），只能確定確實有頸椎後韌帶鈣化症（OPLL），她看過西醫、中醫、自然醫學、醫美、抗衰老，西醫說很嚴重，有人主張立即手術，有人主張生酮飲食減肥，有人主張抽脂、有人主張吸氫，有人建議針灸推拿，結果越治療病情越壞……

再分析她的生活：她先生長年在外賺錢，她自稱是活寡婦，她兒子有亞斯伯格症（Asperger syndrome），從小給她煩惱，結婚前她原本是活潑，愛跳舞的快樂女孩，婚後尤其是做母親後開始噩運連連，十多年來在壓力之下變成宅女，整天坐在沙發看電視、看韓劇

（典型沙發馬鈴薯，couch potato），她兒子讀美國學校，常常被霸凌又遇到一位極其嚴格的老美老師，讓他高中三年在痛苦中過去，畢業後他堅決不讀大學，開始與他母親一樣變成宅男整天上網看 YouTube。來求診前四個月病人已經變成九十五公斤（身高一五六 cm）巨胖後進行生酮飲食，體重降至七十八公斤……

我分析給她聽：有關她的 OPLL 頸椎疾病因病情不嚴重，暫不考慮手術，但要積極改變生活：

1.釐訂生活目標，研習，義工或與兒子共同成長：目標確定要有執行計畫，並驗收成果。

讓自己生命活化起來！

2.加入梅門氣功：讓身心靈得到完整的舒展，不要去健康中心接受體能訓練。

3.注意喝好水、排便正常、簡單抗氧化產品。

4.定期回醫院檢查檢頸椎 MRI。

5.面對兒子問題：（兒子是她最大壓力）亞斯伯格症是有 IQ 沒有 EQ，常自視甚高，活在自我中心，切忌與他對抗，而是要順勢：當發現問題時由他自己分析與解決問題，從 what why 到 how，找出他的優點與長處，鼓勵他讓他有表現的機會（即使是玩電玩），慢慢導向正常方向，他有興趣 有成就 就會有信心，至於缺點就要避免（沒有 EQ 可以暫時遠離人群）。

6.少服用藥物，如醫院給以肌肉鬆弛劑、鎮定劑、安眠藥、抗組織胺等。

經過兩小時的分析，讓她豁然開朗，眉開眼笑，最後給她十分鐘平甩功，一身輕鬆，連聲感謝回去。

如果她接受手術、或抽脂或一堆無意義的另類治療，最後是賠了夫人又折兵。這就是本人的全人治療。

醫療團隊如何合作？

昨晚深夜突然接到來自紐西蘭的長途電話：一位單親母親向我表達感謝。

她嫁給一位紐西蘭男士，二十年前就移居紐西蘭，很不幸經剖腹生下一重度腦性痲痺小孩（cerebral palsy），二〇一二年曾經來電詢問：有辦法醫療嗎？由於他的孩子無法言語、行動、進食，屬於相當嚴重的腦部受損，已無法治癒。我建議：

1要終身照顧他，需要非常專業的護理工作（胃管餵食、翻身、排便排尿、抽痰、清潔等等）。

2身體，尤其腦神經反射的觀察：眼球轉動、意識評估、手腳僵硬、肌力反射等等。

3嘗試加入相關社團或宗教團體，尋求協助。

這次來電感謝竟是要告訴我她的孩子於上個月因急性腹膜炎過世了，她辛辛苦苦照顧他十七年她的感受……。

1因親自照顧很辛苦，又離婚，在夜深人靜時，常流下眼淚幾度想自殺，但想到智障孩子何去何從？無人照顧，只好努力活下來。

2加入教會有教友的支持與協助。

3前夫有贍養費及台灣親友的協助，紐西蘭社福制度不錯，經濟尚可。

4如今孩子過世，她終於能放下責任，但是卻失去一個唯一伴隨的親人。

5醫院、醫師對她完全幫不上忙。

最後她感謝我當初給她的建議與支持外，希望我能成立「全方位醫療照顧」來協助除了一般醫療疾病外的「身、心、靈」療癒。

這通深夜長途電話對談了一個小時，很感慨，讓我想起——

1二十五年前我在嘉義一家天主教醫院擔任醫療副院長時就成立了類似的團隊，每次病房查訪，我身後除了住院醫師外，還有社工、院牧、營養師、公關等大家一起了解病情及其連帶的家庭、精神、經濟等問題，很可惜不到兩年我因故去職而終止。

2二十年前在台中一家區域醫院也為癌症病人成立「希望病房」，集合醫院各部門提供全套

「身心靈團隊」，但也不到一年就被來自醫學中心的教授醫師們批評阻擾而終止。

各大醫院都在標榜及宣傳癌症的「醫療團隊」，依我幾十年臨床經驗，這些「醫療團隊」都是虛有其表，實際上是勾心鬥角，毫無團隊可言，因為有「利益衝突」如何合作？

最後我給這位辛苦的母親建議：

1 寫下回憶錄，把這十七年來的點點滴滴、辛苦疲憊、心靈受創，卻勇敢挺住的過程記錄下來，或出書或上網，留下珍貴的回憶。

2 努力走出來創造人生另一高峰，參與社會或宗教團體，做全職義工幫助需要幫助的人。

3 到學校或社會大學選讀有關腦神經科學，了解腦性麻痺的相關知識。

分工容易合作困難，全方位醫療團隊是不可能成立的。

一次切下七個器官！醫師標準的 SOP 好狠！

二〇二一年四月一位中年主婦來看診，主訴三個月前肚子漲漲的，自以為腸胃炎，看了診所拿藥吃，好好壞壞，到三月後開始體力衰退及腹脹，到一家醫學中心婦產科就醫，MRI 發現有大量腹水，疑似卵巢癌，被安排手術，術中才發現是腹腔充滿轉移癌症（peritoneal carcinomatosis）。當場緊急會診大腸科及一般外科，幾位大醫師合作開始「大開殺戒」，連續切除七個器官：胃（切三分之二）、膽囊、盲腸、直腸、子宮、兩邊卵巢、輸卵管加上腹膜、大網膜、幾十顆淋巴腺，也做了「人工肛門」。病理報告是低度盲腸癌（low-grade appendiceal mucinous carcinoma）破裂引發腹腔轉移，術中這群大醫師一不做二不休，逕行「全腹腔熱化療」（HIPEC，即用四〇度以上高溫水浸泡整個腹腔加入化療藥物）。這個大手術還算順利，但已經花費十小時。

這位病人真是命大，這種黏漿性「低度」盲腸癌破裂導致腹腔擴散很少見，根據國際論文報告全美國一年約一千五百例，屬於低度的腫瘤，術後可以有八五％活過十年。

經過這場「大屠殺」病人是不幸中的大幸活了下來，初診時病人問我醫師還要繼續化療及腹腔沖洗化療，要做嗎？我強烈的建議她：

「好不容易大難不死，最重要的是努力恢復體力，一切治療暫停。」

病人很聽話，努力力行「整合療法」：放下壓力、乾淨抗氧化氫水、均衡飲食、勤練平甩功、科學補品、正常排便、好眠、遠離汙染。半年後回醫院追蹤做了腹腔ＣＴ，醫師還是建議趕快繼續化療。

她回診問我意見。我建議她接受正子掃描來確定有無存留癌症，如果還是很多，那只好化療，如果只是少數存留甚至看不到（正子掃描解析度是〇．五公分），可以暫停治療，努力恢復體力及力行「整合療法」。

所幸正子掃描顯示沒有癌症存留，今後要努力力行我的整合療法。

可怕的風濕免疫科，倒因為果的錯誤治療

一個人一生最不想去的兩個地方：法院與醫院。法院也許可以不去，醫院卻早晚會進去。西醫醫院分科很細，且隔行如隔山。一個真實的案例：

一位五十歲病人主訴長期腰痠背痛，看神經外科、骨科、腎臟科，最後看風濕免疫科被診斷為僵直性脊椎炎屬於自體免疫病，要終身服藥治療。各科診斷各科的疾病，來求診時我發現這根本是簡單的背脊肌腱炎而已。

醫院所有科別中最可怕的是：風濕免疫科。一旦被診斷為自體免疫疾病，就表示無法治癒，需終身服用類固醇及免疫抑制劑。自體免疫疾病包含：

乾燥症（Sjogren syndrome）、皮肌症（dermatomyositis）、風濕性關節炎（RA）、紅斑性狼瘡（SLE）、多發性硬化症（MS）、發炎性腸症 BD 乾癬（psoriasis）、重症肌無力、

血管炎。

西醫會做一些檢驗如各種抗原與抗體（ANA）、發炎指數（ESR/CRP）、類風濕因子（RF/CCP）來佐證。事實上西醫根本不知道病因，只知道是自體免疫（T）細胞過度反應自相殘殺引起多發性發炎。而治療所用的類固醇及免疫抑制劑雖有短暫療效，但長期使用都有極其嚴重的後遺症及併發症，甚至引起癌症（如淋巴癌）。

在我診治過十幾位病人分析他們的生活背景都是有嚴重的「壓力」：

1 個性：如緊張型個性（求好心切、好高騖遠），好鬥型個性（爭權奪利、易怒生氣）。

2 職場：主管責任、升遷薪資、人際關係、工作繁複、加班過勞。

3 體質：過敏（溫度、味道、食物、環境）。

4 家庭因素：夫妻不睦、成員生病、親子關係、經濟困難。

5 汙染：菸酒、空汙、環境毒素、PM2.5。

真正的病因是：壓力是萬病之源！

從基本顯微解剖就可以解釋：在壓力之下，腦細胞釋出強烈信息經由：

1 交感神經（SNS）傳到全身各個免疫淋巴結，引起免疫細胞的過度興奮。

2 下視丘—腦下垂體—腎上腺系統（HPA），導致體內內分泌過量分泌（類固醇、腎上腺素、神經傳導素……）引發發炎因素（細胞素、介白素）急速上升。

治療風濕免疫的疾病首要是：「解除壓力」。

許醫師在此鄭重呼籲：

1風濕免疫科醫師不要只會開藥而已，多花時間了解病人的壓力來源，要醫病也要醫人。

2被診斷為自體免疫疾病時，可以短暫服藥來降低症狀，但自己要分析「壓力源」，儘早解除壓力來源。

台灣達文西手術已經泛濫成災，醫師們都在大開殺戒！

因為AI、5G、機器人時代已經來臨，很多工廠、工地、商場、餐廳、大樓都出現很多機器人，在醫療界當然也不例外。達文西機械手臂（da Vinci Surgical System）是由一家美國醫療器材商 Intuitive Surgical 設計和製造，一九九八年問世，至今全世界已超過七千台，一千萬次手術，台灣也超過三萬次。

的確，達文西機械手術提供醫師很多科技的優點：1少出血；2減少手術死角；3安全度高；4醫師較不累；5高收入。

原先多用在下腹腔如婦科子宮腫瘤、泌尿科攝護腺腫瘤，現在已擴展到腸癌、乳癌、胰臟癌，總有一天所有外科手術都將使用（盲腸炎？）。

「工欲善其事，必先利其器」是必然要求無可厚非，但是因為工具好就亂用就大開殺戒，猶如有雙B跑車就可以開快車嗎？

台灣醫界正是到了「開快車」、「大開殺戒」的時代。

親身經歷幾個嚴重病例：

1 一位三十五歲女子，因婚後多年未能懷孕，到醫院檢查發現有卵巢水囊，被要求用達文西手術切除。

要知道良性卵巢水囊可以自行萎縮的，但在醫師的威脅利誘下她還是接受手術。

2 一位公司中年老闆，體檢被發現 PSA 高，旋即接受攝護腺切片證實罹癌，被恐嚇到自費六十萬（如此之高？）接受達文西手術治療，術後不僅性無能，又須穿尿布大半年。

要知道無症狀的攝護腺癌只需觀察不需要急於手術；要知道攝護腺癌常有「惰性癌」生長緩慢之特性，不治療可以活上十年；要知道攝護腺癌可以先服藥控制或放療即可，手術是下下策！

3 一位接受健保宮頸抹片的大陸婦女，被告知有癌前病變（CIN1）被要求達文西手術，自費二十五萬，所幸事先向我請教，我立即勸阻而中止手術。

因為所謂CIN（carcinoma in situ）翻譯成原位癌，的確令人擔心，醫師很容易利用病人「談癌變色」心態及「早期治療」的誘惑及威脅，要求病人接受手術。事實上CIN只是病理診斷下看到細胞增生或異常，極少會發展成癌症。婦女陰道及子宮頸等同口腔常接觸外面，都是潮濕充滿細菌病毒，上皮細胞變化在所難免，我建議她保持乾淨衛生，定期檢查即可。

一篇國際研究報告指出：接受達文西手術的子宮頸癌復發率竟然比傳統治療的族群高出很多。

美國癌症學會也明文指出：

- 過度診斷（overdiagnosis）：對無症狀的對象做出過分診斷就是誤診。
- 過度治療（overtreatment）：對不會引起症狀的對象手術就是誤醫。

美國FDA也不斷提出警告勿濫用，有用嗎？當然沒有用。

「有利可圖」又可「隔山打牛」，哪個醫師能不受誘惑？

最近網友傳來一個信息問我意見：一位名作者接受達文西手術，導致要穿紙尿布上節目，我只有一句話——一個願打一個願挨，自己決定吧！

博學多聞的白痴與道聽塗說的無知

一位病友以 Email 詢問我：「許醫師，我在新聞報章雜誌得知科學家發現現在有一種叫白藜蘆醇具有抗癌、抑制腫瘤、抗氧化、清除自由基、增強免疫系統的作用，甚至連醫師也介紹病人吃白藜蘆醇，真的有這麼神奇嗎？國外醫學期刊真的有證實嗎？還是有待查證？」

我的回答：「這些資訊聽聽就可以，我從來都不重視這些成分，我只重視其來源。營養免疫不是來自吃到什麼，而是你的細胞得到什麼？任何食物或營養品進入身體，都必須經過分解吸收與利用，才能發揮功效。小孩子吃不多卻能活蹦亂跳，大人大吃大喝卻腰瘦背痛。科學家只能研究單方，從食物中提煉出來某一種單方，在實驗室裡研究，如果把兩種成分放在一起，科學家就不知如何研究，是A有效還是B有效？還是A＋B？BBA？AAB？可見科學是很幼稚的，且實驗室有效，人體內不見得有效！

白藜蘆醇（resveratrol）存於葡萄、蔓越莓、花生等天然食物中，葡萄為主要來源，一般而言紅酒的白藜蘆醇含量較高。儘管科學證實其神奇之功效，單單一種植化物就可以治百病，抗癌、抗衰老，實在太神奇了。如果這是真的，那全國人民應該天天飲用葡萄酒，健保局就不再需要外加二％補充健保費。

我寧願心情愉快去享受葡萄、蔓越莓或花生，也不會去關心裡面有什麼「醇」的！

最近從一本談數位網路的書，看到一段說明：

「他們將接收大量訊息，但缺乏正確指導，他們會被視為博學多聞之士，其實他們在多數領域仍然相當無知，他們將充滿自負的假聰明而不是真智慧。」

人云亦云，道聽塗說，以訛傳訛，是網路世界的特性，難怪二千年前印刷術發明後，蘇格拉底就擔心人們會依賴文字而取代他們腦海裡的知識。這位先知不知道現在因為網路發達，知識爆炸的時代，造就了很多「博學多聞的白痴」，他們從網路中迅速取得「大量」資訊，再自以為是的「大量」傳播出去。一夕之間，即使是錯誤的資訊，全世界的人都獲得同樣的資訊。毛澤東說過一句名言：「一句假話，說一百遍就成真話。」毛澤東也是先知。電視媒體天天有一群博學多聞之名嘴，大聲疾呼振振有辭，電視機前同樣有一大群無知豎起耳朵，聽得如痴如醉。

在我自然診所做癌症解說時，我一定會向所有癌友說明：「我不替任何人做任何決定，自己決定才是真正的決定。」「當你接受這麼多的建議，必須經過思考判斷與消化，變成自己的。切忌緊張恐懼、道聽塗說，最後賠了夫人又折兵。」

這麼多資訊，如何去判斷真假？可以從三方面求證：

(1)對方是否嚴守身分，是否撈過界。譬如氣功師父在講治病，醫師在批評氣功？前一陣子，有位藥學教授在電視媒體大談如何治病，馬上被醫界指責。有位著名的中醫號稱治好很多癌症，有次一位胃癌病人被他治好不需手術，在某場合起身見證中醫的偉大。我進一步了解後哈哈大笑，原來這位癌友不是常見的胃腺癌而是胃淋巴癌，西醫都知道胃淋巴癌可以不需手術而胃腺癌一定要手術，中醫全然不知。

(2)是否說出真相。很多名嘴不是藉批判別人而自抬身價，就是不去求證就引經據典，甚至加油添醋誇大其辭。各大書局有看不完的抗癌治癌的書，如B17、格森療法、諾麗果汁、肝膽排毒、斷食療法、一六八，他們只誇大其療效多神奇，從來不提是否有人惡化或甚至死亡？我生病至今二十二年，有幾十家生技公司董事長來見面希望合作，當我詢問他說：「如您所說，有這麼多人服用貴公司產品而病情好轉，請問有病人惡化或死亡嗎？」如果他說都沒有，我馬上請他走路。我的五本書裡經常闡明生與死，活有活的理由，死也有死的道理。

(3)多方求證。不怕貨比貨只怕不識貨，有家上市公司出產益生菌前來提合作案，我要求到他們公司去參觀實驗室與科學家見面被拒絕，不多久該產品就被查出添加塑化劑而下架。原來該公司根本沒有實驗室，其產品都是向外買來後自行添加某些成分，再掛上自己的品牌，然後花大錢做廣告高價出售。有家代理日本巴西磨菇的生技公司也找上門，說明其產品抗癌非常有效，我到該公司參觀竟然是一家傳銷公司，現場有很多人在見證拍手，熱鬧非常。我不理他們直接要求負責人讓我看「產地證明」與「進口證明」，負責人說不方便，請我看說明書就可以了。我知道有問題了，事後與日本朋友聯絡請其代為查證，日本朋友說不用查了，厚生省網站早就公布其產品是來自大陸，被檢測出重金屬已被禁止販售。廠商不願吃虧竟然轉進到台灣，經直銷方式販售，價格越貴賣得越好。

我所服用的產品必須合乎五大條件：「來源要清楚，要有科技證實，與研發團隊見面，有臨床實證，公司要正派經營。」我用心專心與細心，拒當白痴與無知，二十年來健康快樂。

台灣醫療崩盤

有醫師就有病人，醫院永遠人山人海

高血壓不需要長期服藥！

門診來一位台商，主訴全身痠痛，有高血壓、心臟病、B肝、腎臟病，到醫院去拿一堆藥物。

根據二〇一五年中華民國心臟學會暨台灣高血壓學會高血壓治療指引，成年人高血壓定義為血壓高於一四〇／九〇 mmHg，依照血壓異常程度又可分為四期。

- 高血壓前期：血壓介於一二〇～一三九／八〇～八九 mmHg。
- 第一期高血壓：血壓介於一四〇～一五九／九〇～九九 mmHg。
- 第二期高血壓：血壓介於一六〇～一七九／一〇〇～一〇九 mmHg。

・第三期高血壓：血壓高於一八〇／一一〇mmHg。

為什麼有高血壓？理論一大堆，沒有一個標準，事實上血壓是隨身體的需要有高有低，在睡眠的時候血壓最低，生氣的時候血壓就提高，運動的時候血流到四肢，用腦時候血流到大腦。

美國的高血壓的定義是一三〇以上就是高血壓，病人到醫院見到醫生血壓馬上飆高，所以高血壓病人滿坑滿谷。

事實上血壓在六〇到一八〇之間是安全的，因為這段期間血壓如何變動，腦壓及腦循環永遠保持恆定（autoregulation）。

長期服用降壓藥不僅無助於預防中風更對身體有害！尤其是「鈣阻斷劑」（Calcium channel blockers），因為阻斷鈣進入血管壁的肌肉讓肌肉無法收縮，使血管放鬆導致血壓下降。血壓下降常引起循環障礙而反讓鈣沉澱下來變成鈣化，鈣化發生在血管壁又引起血管硬化，所謂動脈硬化症因而發生。

年輕人血管富有彈性少有高血壓，老年人血管像鐵管一般，當老年人生氣時的確血壓容易飆高，但要預防腦中風不是終身吃降壓藥而是要懂得修心養性，要心平氣和、少動怒、少興奮。

大醫院的醫療團隊完全是虛設的

幾天前一位五十二歲退休男士來求診，主訴幾個月前右眼鼻樑旁有硬塊，不痛不癢，到一家醫學中心看眼科，做切片沒結果，醫師給予抗生素。兩個月後變大，做了第二次切片檢查，證實是腺癌，疑似轉移，於是住院接受一連串檢查，還包含正子掃描。找不到原屬的癌症，但卻意外看到右腎一個大腫瘤，這期間病人被眼科、血液腫瘤科、泌尿科、耳鼻喉科之間轉來轉去。

病人求診時，顯得很緊張很激動，他說：「泌尿科教授說要儘速手術，要切除右腎及大腫瘤，極可能以後要洗腎。」但這位教授出國要等一個月後安排手術。

教授出國讓他逃脫一劫，真是不幸中的大幸！詳細看他的醫院病理報告及影像檢查：他右眼旁的腺癌是極惡性的（poor differentiated），在不到三個月就長大一倍，另外右腎兩個大水瘤，正子掃描完全沒有顯影，顯見是良性腫瘤。

我安慰病人說，就資料與病情來說：眼球旁的惡性癌必須儘速處理（手術或質子治療），而腎臟旁的水瘤可以不處理或等癌症穩定後處理（手術），而且不需要切除腎臟更不會洗腎。

病人至此，完全放下心來，原本緊繃的臉，開始有笑容。各大醫院號稱有最佳「醫療團隊」，尤其是「癌症」更是誇張，有肺癌、肝癌、乳癌、攝護腺癌、血癌，專業世界級的團隊。

事實上從這個簡單的病例，就可以了解「醫療團隊」根本掛羊頭賣狗肉，在各科之間轉來轉去，醫師之間毫無溝通，卻讓最大牌的泌尿科教授主張先切除腎臟水瘤，卻無視於眼下惡性度極高的腺癌。

所幸他在治療前來求診，知道真實情況，充分瞭解而知道如何抉擇。回去前，他說：「感謝許醫師，你救了我一個腎臟。」

醫界裡的井裡青蛙

醫界裡有四種井裡的青蛙：

1 醫學中心的青蛙：堅持醫界的 SOP，如癌症的「手術、化療、放療」，只要病人或任何人違反或只是質疑這 SOP，就大聲怒斥。他們標榜「實證醫學」，又位居高位，走路有風，自認是醫界的聖手，不僅鄙視地方醫院、醫師或體制外的作為，對另類醫療更是嚴厲譴責。他們活在白色巨塔裡，是標準的「醫病不醫人」。

2 地方上的青蛙：已經遠離醫學中心已久，甚少參加再教育或醫學會，也不再瀏覽國際論文，只以早年的落伍的醫療知識來行醫，一輩子窩在小地方做一個小鎮醫師。

3 自然醫學的青蛙：跳離傳統醫學，倡導「回歸自然」的另類醫療，主張人人都是「亞健康」必須接受昂貴的健康檢查，如自律神經檢查、能量檢查、經絡檢查，大量使用健康、回春、養生食品：如維骨力、高劑量的維他命、胎盤素、葉黃素，甚至有透過業務高手組團到國外（烏克蘭、瑞士）去接受「回春」的「幹細胞治療」，花費動則百萬起跳。這類青蛙常與經銷商、直銷、業務高手聚在一起以賺錢為目的，他們的病人都是高端的有錢人。

4 缺乏臨床經驗的青蛙：現在是網路世界、信息傳遞如光速，一夕之間就世人皆知，當然也可以一夕之間名滿天下或財源滾滾來，因此電視媒體出現一群年輕帥哥醫師，頂著醫師光環，大談健康養生治病，甚至自己做起網紅。由於缺乏實際臨床經驗，看了幾篇論文或醫學書，搬出自以為是的「實證醫學」，嚇唬一些外行人。

為避免成為井裡的青蛙，我常自我警惕：

1 經常研讀最新正統西醫的國際論文與最新醫學新知，以維持「實證醫學」的精神，又瀏覽自然醫學的文章，以增加視野。

2 面對病人除要做的傳統醫學的「鑑別診斷」提供完整的「診斷治療」，更要做到「視病如親」、「尊重」、「善意」、「不傷害」的醫學倫理。並以科學態度，醫學統計分析對病例做持續的追蹤。

3使用或介紹治療與產品給病人時，要嚴格把關，堅持五大原則：1來源要清楚；2有科技證明；3公開認證；4臨床實證；5正派經營。

台灣醫界真的變成黑道了嗎？

一位六十五歲脊椎殘障婦女，罹患直腸癌，半年前來求診，因為癌症在肛門口上十公分，我建議兩個選擇，最快是內視鏡手術或放化療。一個月後她接受手術，順利出院。因為病理報告發現有淋巴轉移，醫師建議化療，她拒絕。今天忽然趕來求診，因為一星期前回診接受腹腔MRI，被發現肝臟有幾顆疑似轉移（一～二公分），外科醫師建議手術。

我一詳看MRI，的確有幾顆小小病灶，高度懷疑轉移，分散在肝臟各處，這根本無法手術。

此時，病人告訴我：一位認識醫師的朋友告訴她，手術不簡單要聯合其他醫師（胃腸外科加上大腸科？）一起來做，需要額外的費用五萬元？我問她：錢要交給朋友轉交？她回答說：「不是，是包起來，在門診看診直接交給醫師。」

天呀，這是國家級醫學中心，醫師竟然敢公然收取紅包？我絕不相信。但是，病人給我看她們在Line裡的對話，的確說得清清楚楚。我不方便也不想去詳細求證，這雖是病人一面之詞，但是對話清楚，那位醫師及掮客也都露面，使我不得不相信。

這可怕兩件事：

1 病人精神很好，力行雞尾酒整合療法，意外被發現疑似肝臟轉移，但是是多顆微小病灶散在肝臟各處，根本無法手術，最多是化療。

2 醫學中心醫師竟然公然透過掮客，威脅利誘病人交付紅包，公務員尤其是身為國家級醫學中心的主任，敢做這種傷天害人的事？可能嗎？如果是，那是貪汙犯法呀！

醫師與癌症病人都被藥商綁架

速養療（麩醯胺酸，glutamine）是廠商大量向醫師及癌症病人推廣的營養素，這是沒有必要而且是錯誤的，因為這是人體自己能合成的胺基酸，飲食正常的人根本不需要。這個胺基酸是正常細胞與癌細胞都需要的重要營養素，補充它也同時助長癌細胞營養，科學家甚至在研發抑制的藥物來阻斷癌細胞營養。

除非是重症病人如加護病房病人、燒傷、腸胃疾病、大手術後無法進食，需要補充者是可以服用。癌症病人能夠正常飲食者，是沒有必要浪費這筆營養費。這類國際論文一堆，希望醫師能多多閱讀，免被廠商盲目綁架而不自知。

Part 8

健康 Q & A

高檔體檢有用嗎？手機二十四小時開放

今天早上七點多接到來自溫哥華的電話，是一位台灣退休教授移民到加拿大，年過七十五，我一接電話，馬上傳來驚喜聲音：「真的是許醫師嗎？很難相信你親自接電話，你太偉大了，手機二十四小時開放。」我很感謝對方的恭維，因為是長途電話我馬上詢問有需要幫忙嗎？

他說前次回台灣接受一家有名的永×健檢中心，花了十幾萬作檢查告訴他一堆疾病，要他緊密追蹤，讓他緊張的要死。回溫哥華後請教當地的醫師卻說：沒事不用緊張，兩邊醫師見解差異如此之大，讓他不知所措？

我詢問他健檢內容。「腦部有白點，肺部疑似感染，有〇．四公分結節，胃有幽門桿菌，肝腎有血管瘤，大腸有息肉切片證實是腺瘤，攝護腺肥大，膀胱結石，脊椎側彎、骨刺、椎間盤突出，動脈硬化，腦循環減慢……」真是一堆問題。

我追問他：「身體有任何不適嗎？」「沒有呀，只有一些腰痠，聽力差點而已，退休後學一些書法，常旅遊，體重微胖，常運動打球，不菸不酒……」

「那就沒事了！」「是真的嗎？」我再解釋：「這些問題都是年紀大的現象，只要沒有症狀，生活正常，不用過分擔心。」

他聽完後多聲感謝。我回應他若有任何問題隨時來電，又傳來連續的感謝。

早在四十年前當總醫師時，很忙，幾乎是兩天一值班，有次清晨到加護病房查房，看到一位原本清楚的病人呈現昏迷，我驚嚇問護士，護士竟然說：「病人在睡覺，不去吵他。」我的天，昏迷與睡眠竟然分不清！當時大家對昏迷指數（coma scale）還不熟知，護士程度也差，而神經外科病人惡化常常是不聲不響地昏迷（不像心臟科病人會有監視器的警鈴聲），由此慘痛的經驗之後，我將手機開放給護士與家屬，隨時保持警覺。有人說開放後造成困難，事實上不會，有接過詐騙電話回應幾句就沒事了，而且大家都很有禮貌很少半夜來電，即時半夜來電更需要接，因為一般都是急症。但是卻曾被檢舉為招攬生意，被衛生局警告與罰款，讓我哭笑不得。

我想再談健檢，尤其是高級健檢都是浪費而且流程大錯特錯。

現在各大醫院都有健檢中心，不僅裝潢如五星級飯店，護士各個如花似玉，病人一進門就是奉茶，表面是一套，裡子就是要你花大錢。檢查後報告寫一堆，最後才看到醫師，解釋馬虎簡單，常造成受檢人的緊張。

我的診所也有健檢，但是一定是先問診，充分了解受檢者的生活起居及其目的與個性，有健保的安排回醫院作，無健保的項目能簡單有用的先做，做完後詳細說明，有需要再進一步檢查，一步步來。人的身體不可能完美無缺，尤其是老年更是問題一堆，做起健檢常滿江紅，如果醫師能善加解釋，還好，如果遇到斂財機構那包準賠了夫人又折兵，大家要先深思。

退黑激素有助安眠嗎？

退黑激素是由腦部一個松果腺所分泌，最初是科學家發現冬眠動物如青蛙皮膚會隨光線而改變，發現出黑色素（melanin），隨之又發現受退黑激素調控（故名 melatonin）。退黑激素是一種荷爾蒙，分泌出來後隨血流到它的終端組織——下視丘的一群腦細胞是自律神經中樞。退黑激素調控自律神經，讓血壓下降、心跳減慢、肌肉鬆弛。退黑激素在白天少，黑暗中多，所以一到天黑人自然就會安靜下來少活動，新陳代謝減緩。

退黑激素是由色胺酸（tryptophan，必需胺基酸）轉變成血清素（serotonin）再轉變成退黑激素。大家知道血清素過高引起躁鬱症，過低引起憂鬱症，所以其下游的退黑激素也與情緒有關。退黑激素不是安眠藥，也不是鎮靜劑，不會成癮很少副作用，它只能有助於改善「時差」所引起的睡眠（如上夜班、旅行所引起），對「病態失眠」（壓力、熬夜、病痛、藥害所引起）是無效的。

松果腺在嬰兒期很明顯，長大後就開始萎縮，但中年後常常會鈣化。在一歲以前嬰兒睡眠不受光線影響，常常睡睡醒醒，醒來就是哭（肚子餓或尿尿），所以退黑激素低；到一歲之後睡眠逐漸正常（日出而作日入而息），退黑激素增高而呈現時差曲線；到中年後急速降低，此時如果生活不正常就常有睡眠問題。

如果你是老年人，請接受睡眠也像嬰兒一樣：睡睡醒醒，因為你已經沒有退黑激素了。半夜尿尿醒來，千萬不要以為是失眠而服用安眠藥或鎮靜劑，長期服用這些西藥，會抑制腦神經提早「老年痴呆」。

顫抖原因

台灣現在早晚溫差大（二十度驟降到十度），不少人產生顫抖（shivering），原因何在有人問我。這個問題主要在人腦下視丘（hypothalamus），這是能量、食慾、新陳代謝、血壓、自律神經的中樞。

人體顫抖有幾種：

1 寒冷顫抖：遇到冷風，下視丘分泌激素刺激肌肉收縮產生體溫，顫抖是肌肉收縮。

2 發燒顫抖：在感染發生時也是下視丘下令身體肌肉收縮，及脂肪燃燒產生能量並啟動免疫反應，嬰兒常易發高燒但少顫抖，大人剛好相反。

3 驚嚇時顫抖：此時常血壓上升、手腳冰冷、全身顫抖甚至尿滾屁流，這是下視丘啟動自律神經，造成周邊神經（冰冷）及膀胱（解尿）收縮之故。

4 解尿顫抖（pee shivering）：自律神經分成交感神經（血管收縮、提升血壓、體溫上升）、副交感神經（血管放鬆、膀胱收縮、腸胃蠕動減緩），解尿由這兩個系統交互作用而產生顫抖（有尿感時交感神經，解尿時是副交感神經興奮）。

男人是站著尿，血壓會下降，所以此時顫抖比女性常見。要攻擊一個高大的男性壞人，在他解尿時由背後攻擊是最佳時間，因為副交感神經興奮血壓正下降注意力不集中。

另外，不要以為胖子比較不怕冷，事實上胖子一般都較懶不好動，能量產生較差也較慢，所以對冷的承受度較差。

什麼才是真正健康產品？

市面上太多不正確、誇大、扭曲、標新立異的健康營養產品都是不應該接受的，像生酮、胎盤素、維他命D、高劑量維他命C、××果汁、多醣體，甚至粒線體、芙辛酸銨、麩醯胺酸、幹細胞等。

現在營養評估已經個人化，所服用的也都是客製化有機產品。透過小便檢測其排出的有機酸，可以了解個人全套新陳代謝的狀況；再根據檢驗結果提供個人化、客製化的有機營養素，既可真正調整身體的新陳代謝平衡，又可節省很多無謂的浪費。

尤其是癌症病人在治療期間，身體不適，經常花大錢購買一大堆補品，例如直銷，結果更是兵荒馬亂，賠了夫人又折兵。之前參觀二〇二三年亞洲生醫展，其中有關美容醫美營養的攤位一大堆，所標榜不外是增強免疫力，提供高營養高能量，延年益壽，滋潤養臉，現場營養大師在鎂光燈照射下盡可能以三寸不爛之舌講得天花亂墜，對我來說都是沒必要的。

這些科技產品進入體內到底發揮多少功能？簡單的說，一個蘋果給A、B、C三個人吃下去，變化如何？誰能講清楚？要知道人體內有至少五千種酵素，隨時在進行複雜的新陳代謝，這是科學無法理解的。在我診所提供一全套代謝功能檢查，利用晨尿分析排泄物作定量定性，根據檢驗結果有異常者加以補充。從眾多病人檢驗結果可以清楚知道當體內代謝功能越正常病人就越有精神，相反凡是在化療期間，病人的代謝功能幾乎完全被摧毀，難怪病人一副病懨懨、死氣沉沉的，這如何能活下去呢？

要什麼營養品都是先要做代謝檢驗後，再個別給以適當補充。

高劑量維他命C治療癌症的騙局

維他命C是在一七五三年被發現是壞血症（scurvy）的成因，尤其是長期在海上生活的水手因無法攝取綠色植物而發生容易出血，當時經科學家懷疑是缺乏某些營養素之故。但是直到一九二〇年代才被一位匈牙利科學家分離出來，並且命名為Ascorbic acid，拉丁文意思是「無壞血症」（without scurvy）。

維他命C是人類維持生命不可或缺的營養素，一般動植物可以自行製造維他命，但是人體因為缺乏一些酵素不能自行合成，而必須從攝取食物中，尤其是綠色食物中獲得。維他命只需要少量即可滿足人體需要，目前一般成年人建議的攝取量是六〇～一百毫克。

維他命C的生理功能很多：

1強烈的抗氧化功能、吸收致病的自由基。
2製造人體重要成分如血管收縮、神經傳導、類固醇等的補酶。
3維持免疫系統如吞噬病毒、製造抗體等的正常機能。

4調控上皮細胞的新陳代謝、維持微細血液循環。
5肉鹼（carnitine）的合成。肉鹼是脂肪在粒線體代謝的重要媒介。
6協助纖維母細胞中纖維蛋白（collagen）的合成，以維持傷口組織修護的功能。

在一九七〇年代諾貝爾化學獎得主波林（Linus Pauling）主張大劑量維他命C可以抗癌，他是給病人用靜脈注射每天十克以上的維他命C，由於波林的主張引起醫學界廣泛的關注，但是經各個醫學團體、醫院、研究單位的後續研究，證實高劑量維他命C用來治療癌症是無明顯效果，所以醫界早已放棄此種無謂的治療。但是因為維他命C是溶於水，即使高劑量下也無害於人體，再加上直銷團體、有機達人及一些自稱「自然醫學」的醫師專家，到目前為止，還在鼓勵推廣這種治療；一方面用點滴來抓住病人，讓病人以為在接受治療，二方面可以有高收入。

這種不肖詐騙的行為，我嚴厲譴責！

是否需要補充維他命C？答案是肯定的，因為大家飲食習慣中是多肉少蔬果，缺乏維他命是極有可能；加上在小孩生長、婦女懷孕、大小生病時都需要較高劑量維他命C，適當補充維他命C是可接受的。最簡單最便宜的方式是每天多食用綠色植物。

在此許醫師特別呼籲：

1從事「自然醫學」的醫師、養生達人、直銷業者，請拿出良心來，不要再拿諾貝爾得主波林主張的高劑量維他命C來宣傳這種假信息。

2癌症病人請勿再接受這種無效且昂貴（事實上維他命很便宜）的治療。

3鼓勵大家每天要減少壓力、好眠好睡、適當運動、多食用綠色蔬果，保證不缺維他命C。蘋果紅了，醫師臉就綠了。

頭暈與眩暈

眩暈（vertigo）與頭暈（dizziness）是完全不同的病變，但是很多人甚至醫師都不知如何區別甚至發生誤診。

眩暈是突然間天旋地轉、頭重腳輕、噁心嘔吐，這時患者必須躺下來維持一定姿勢，尤其是頭部稍微轉動都會造成嚴重之症狀，睜開眼睛時也會覺得像地震一樣可怕，因此患者常常是緊閉眼睛維持一定姿勢，不敢轉頭。這種情況一般是持續幾分鐘到幾十分鐘，之後就開始自動減輕。以後幾天內還會覺得輕微頭暈，猶如一次大地震後幾天持續餘震一樣。

眩暈狀似可怕，但是病人卻腦筋清楚。

因為它的病變與腦部無關而是來自內耳的不平衡：人的內耳有三個半規管呈現垂直（XYZ）3D排列，管內有耳石會隨著頭部轉動而滾動，滾動中會刺激到管底的內耳神經纖維，把信號傳到腦部；腦部接受到兩邊內耳之信號會綜合判斷，因此我們閉眼睛可以感受到手腳的活動，跳躍運動時可以保持平衡。當人自我快速旋轉後突然停止就會站不住或甚至摔倒，這是大腦信號過多太亂如電腦中毒當機一樣，人就會頓時失去平衡而天旋地轉。

幸好一段時間休息後信號會自動恢復平衡，患者症狀也就消失，這是良性的、無害的、短暫的症狀，當發生時不要緊張害怕，只要躺下來閉眼睛休息半小時就會自動恢復，不用擔心。但是因為症狀來勢洶洶患者及親朋往往以為是中風，會急急忙忙把患者送到醫院急診，急診醫師也會以可能中風而做一連串腦部檢查，最後檢查正常患者自然恢復而回家。

這種眩暈多半發生在四十歲以前，而且幾個月或幾年才會發生一次，這是因為四十歲以前大家都忙碌生活，工作壓力大，每天內耳接受到千千萬萬的信號，久久來一次當機。除非常常發生（如每個月）時，就要進一步檢查，如果是血管壓迫平衡神經就需要手術。所幸這種病況很少。

頭暈完全不同！

頭暈是來自腦部的病變從高血壓或糖尿病引起的循環不良、頭部外傷、腫瘤、發炎等等很多原因。頭暈時不會天旋地轉，但腦筋不清楚，瞬間的頭暈且有感覺頭重腳輕之感。當男人年過五十，女人年過四十開始時在低頭、轉頭、仰看時或正常姿勢時也會常有瞬間頭暈，這是老化後循環減慢，無法應付瞬間姿勢變化，這種頭暈如果幾秒鐘就恢復，偶爾發生次數不多就無所謂。但是這也警告自己年事已大，要懂得保養身體，如運動、營養、睡眠、排便等要顧好。

但是如果頭暈經常發生就必須小心，尤其是有慢性病如高血壓、糖尿病、腎病或三高，這些慢性病都會造成循環與新陳代謝之不良，除須經常服用藥物外更需要注重身體之保養。剛開始頭暈會好轉但是隨年事越大頭暈症狀會越來越嚴重，到了七老八十時就會整天頭暈，這時常伴隨著耳聾、視盲、手腳痠痲、走路不穩等全身性症狀，這時治療就相當棘手。到醫院門診醫師也多半是症狀治療開一大堆藥，這些藥其實多是安慰劑真正療效有限。各大醫院門診人山人海，絕大部分都是慢性病人在拿藥，從降壓藥、降血糖藥、降脂藥、循環藥、止暈藥、腦循環藥、肌肉鬆弛劑、胃藥……，琳瑯滿目，真是把藥當飯吃，難怪健保永遠在虧損。

許醫師建議：

1 發生天旋地轉時，只要神智清楚時就不用當心，此時不是急急忙忙送急診而是好好躺下來休息半小時就會逐漸好轉，這不是中風而是暫時性內耳不平衡。

2 年紀大時，在低頭、轉頭、長坐後，變換姿勢、半夜起床尿尿時，除行動要緩慢外必要時要停止動作，安靜下來，閉眼靜坐，等心情穩定，症狀解除再行動。

3 平日做好定期運動，注意營養，多喝抗氧化氫水。

4 有慢性疾病如高血壓、糖尿病、心臟病、腎臟病必須定期檢查或控制。

5 養身要從養心開始，體會孔子所說的七十而知所不逾矩。

頭痛、頭痛，久病成良醫

醫師在門診看病最頭痛的就是看到頭痛病人，頭痛很普遍很常見，原因很多，鑑別診斷不簡單，病因不清楚治療當然困難，而凡是人都會有頭痛經驗，甚至有人頭痛一輩子，醫院常設有頭痛特別門診請專門的神經科醫師來診治。儘管醫學科技突飛猛進，目前依然沒有一種儀器可以檢查「痛」，痛純粹是病人自己的感受，要檢測痛得多嚴重，醫師常常請病人自己形容從一到十中痛幾分？

痛不僅無法檢測，更與心理狀況息息相關，當老憎入定時用針刺其皮膚沒有反應；德高望重的星雲大師入院治療時，有人訪問他說：怕不怕死？大師回答說：「生要接受死要準備，我不怕死怕痛！」個性可以決定痛的程度，神經大條者可以不在意痛，神經敏感者小痛變大痛。痛與環境也有關係，在緊張的環境如考場、面試時痛會加劇，戰場上的士兵面對生死關頭，無暇顧及到痛。

那痛到底是什麼？從神經解剖來看，痛是一種具破壞性的感覺，是最強烈的感覺（其他如味覺、觸覺、溫度覺）。傳導痛的感覺神經是最粗、傳導最快的，它有完整的髓鞘包膜；傳導是用跳躍方式，從腳到頭傳導速度是幾毫秒計（千分之一秒 ms）。

痛是一種身體保護機制，是一種警訊，提醒身體遭受危機要立即做出最快速之反應，如手伸進滾燙的熱水會立即縮回來。沒有了痛覺身體會處在危險當中。

上帝造人非常完美，為保護機制，痛的神經分布被安排的很巧妙。在人體表面的皮膚、器官的表面，如肌膜、神經鞘膜、胸膜、骨膜、腹膜、腦膜等都佈滿著密密麻麻的痛的神經，當這些膜受到刺激或發炎時，會立即產生巨大之信息，經痛神經迅速傳到腦部。因此第二度燒傷很痛，第三度燒傷當皮膚也被破壞殆盡時反而不痛；另外腦、肝、骨甚至內臟本身不會痛，但是腦膜炎、骨折、腹膜炎很痛。大腦中的間腦有一個感覺轉接站：視丘（thalamus），經由視丘再轉接到大腦頂葉產生痛的感覺，此信息又會傳到大腦額部，這是主司判斷與思維的中樞，經思維判斷而產生對痛的反應。

有些直接而破壞性很強烈的痛，如燒傷、刺傷所產生的信息，只轉到視丘就立即反射回去，讓身體不假思索立即避開危險；反觀較不強烈的痛，如頭痛尤其是慢性痛，常常是由大腦來決定身體的反應。因此在面對頭痛治療時，常要考慮病人的心理狀態。

頭痛診斷與治療的確令人頭痛，但是仍然有些準則與痛的方式、部位、頻率而可以加以明確區別，以下就是常見的頭痛：

(1)血管性頭痛：多發生在大血管區如太陽穴（耳朵前上方）或頭枕部，這是心跳式的疼痛，每次心跳一次就痛一次，這是最常見的頭痛，原因可能來自疲倦、熬夜、過敏、氣溫、高血壓以及心理疾病。正常血管跳動是不會產生任何感覺，當血管遇到上述原因而致膨脹、血流增加時就會產生頭痛。

(2)緊張性頭痛：人類頭頸部肌肉位在頭頸部的四周負責頭頸部的運動，而其肌腱則包裹整個頭皮，當肌肉緊張時會拉緊肌腱，讓人有緊繃之感，猶如孫悟空的頭箍。這類頭痛是引起病人整個頭部緊繃疼痛，常發生在緊張之時如考試、面試、找東西或趕時間之時。

(3)外傷性頭痛：當頭部外傷或手術後造成頭部疤痕，在天氣變化或曬太陽時會頭痛，痛都發生在受傷部位，一般不會很嚴重。

(4)偏頭痛：這是一種特殊的血管性頭痛，是因為血管緊縮所造成，因為頭皮血管與腦內血管是互通的，所以偏頭痛除了具有血管性頭痛的跳痛外，常會伴隨有神經症狀如視力模糊、噁心頭昏、臉部麻木、手腳無力等。

(5)腦壓增加的頭痛：這是一種病態的頭痛，要接受進一步檢查，當腦部有病變如腦膜炎、水腦、腦瘤而造成腦壓上升時會發生劇烈頭痛，同時伴隨有噁心嘔吐，頭痛可能是固定位置及有逐漸加重之情形，如伴隨有神經機能之異常更需要做腦部 MRI 檢查。

(6)突然劇烈的頭痛：這是一種相當有生命危險的頭痛，頭痛來得突然而劇烈，幾乎是頭要炸開似的痛，這時馬上要接受腦部檢查如 CT 或 MRI，來診斷是否是動脈瘤破裂或腦部出血，並要立即住院接受適當之治療。

有任何頭痛應該到醫院神經科或神經外科求診，以確定病因並適度治療，如果來自個人的心理與行為因素如緊張、壓力、熬夜、失眠、菸酒，自己應自我約束與改進。如果是第五及第六種頭痛屬於腦部病變頭痛，要立即到醫院就醫，並自己提高警覺，提醒醫師不要誤診。最後久病成良醫，自己有經驗後知道何時，什麼環境，什麼情境會發生頭痛，自己加以改進。

真有快樂缺氧嗎？元兇是病毒還是人為？

人缺氧就像溺水非常難過非常痛苦，會垂死掙扎，因為腦一偵測氧氣不足立即下命令自我急救（呼吸加速循環加快），但是如果先有腦功能下降，就會死於無聲無息。

我是四十五年臨床經驗的資深腦神經外科醫師，腦神經加護病房的病人，多半是神智不清楚，依規定護士每小時要檢測其神智程度。五十年前沒有所謂「昏迷指數」，病人前一天還清醒，晚上昏迷，被沒有經驗的護士認為病人很累在睡覺不要吵他，第二天一早我去查房，病人早死在床上。

因為如此，要避免這種不應該的悲劇再度發生，我就把手機二十四小時開放，要求護士或家屬每小時與我聯絡。相反，在心臟科加護病房的病人一發生狀況，監視器（只監測心跳呼吸血壓）馬上發出警鈴，護士會趕來急救，所以心臟科病人死時是驚天動地，腦神經外科病人死亡是無聲無息。

「突然惡化死亡」其可能原因：

1 這幾年發生嚴重 COVID-19 疫情，有報導一些染疫病人在家、防疫旅館、檢役所，沒有血氧監測，缺氧時、呼吸困難時病人無力無法呼救，失去及早發現的機會。（人不呼吸三分鐘就昏迷）。

2醫師護士沒經驗，只監看監視器或數據不看病人。

3病人太多，手忙腳亂，東漏西忘，如插管滑掉、呼吸器調不對、警報器被關掉，甚至有病人因缺氧會躁動，醫師給以鎮定劑，導致掩蓋病情而不知。

4把病人昏迷當成睡覺（睡覺可被叫醒，昏迷叫不醒）。

5病床客滿，病人躺在救護車或躺在急診處沒人理會而延誤。

對染疫病人發生沉默缺氧（silent hypoxia）或快樂死亡（happy death），除非找到病毒入侵腦部的證據，否則我強烈懷疑是「人為錯誤」造成。

斷斷續續的老年生活，是正常，千萬不要變成藥罐子

一位八十九歲老婆婆的女兒來電詢問，阿嬤最近有拉肚子又頻尿，醫師開一些藥吃了沒效，怎麼辦？我反問：

1沒有發燒且是偶發又沒有痛，只要少量多餐，清淡飲食觀察幾天。

2如果經常發生就要檢查大腸鏡，排除腸癌或潰瘍。

3有吃其他藥物或中草藥嗎？是否藥物副作用，能少吃藥或暫停看看。

這位高齡老婆婆，平日能吃、能動、能睡、能說、能便，神智清楚，生活起居完全自理，等我問她女兒有吃什麼藥嗎？她女兒講出一連串的藥，像降壓劑、止痛藥、肌肉鬆弛劑、瀉藥、胃藥、抗生素、神經抑制劑、抗憂鬱藥、降脂藥、阿斯匹靈、維骨力、鈣片、安眠藥、中藥……。

我告訴她這些藥物沒有一樣是必需的，更不應該長期服用。因為人一旦進入七十歲之後，老化程度會越來越明顯，生活起居經常會斷斷續續出現——

1腦神經：思路不清、判斷出錯、記憶減退、反應遲鈍、言語結巴。

2行動：分段動作、走走停停、坐不久、容易疲勞、復原緩慢。

3排便排尿：斷斷續續、裡急後重、餘尿、便秘、拉肚子。

4睡眠：醒醒睡睡、打哈欠、常打盹。

5飲食：量少多餐、清淡少油、菸酒減量、多鬆軟少硬厚。

6體質：怕冷怕熱、舊傷一堆、易感冒水腫。

7精神：患得患失、疑神疑鬼、東張西望、心神不寧。

以上從腦神經到精神狀況，都是老化，是一種生命自然過程，然而WHO接受「老化」

是一種「疾病」，有病就要治療，所以「抗衰老」變成醫界的熱門及賺錢的機會。我非常反對，除非引起症狀影響到生活起居、食衣住行才考慮治療。對老化給以任何治療都只是治標不治本，因為「本」已經流失。

不治療，那放任他繼續老化嗎？

沒錯，只要能做到能吃、能動、能睡、能想、能便，快樂生活，就是最好的選擇。吃一大堆藥物不僅無效更適得其反，造成一堆副作用、後遺症。

我年過七十五，亦進入高齡人口，為減緩「老化」，我的生活起居如下：

1多服用纖維素及益生菌來保護胃腸。
2勤練平甩功及運動，維持體能。
3大量喝「抗氧化氫水」，促進循環及排毒。
4醫療級蜂膠，增強免疫力、殺菌。
5濃縮的人參皂苷，提供能量、增強體力、活化腦筋。

老化是自然現象，絕不是疾病更不需要治療，所有年長者請接受老化，過這種斷斷續續的生活，無欲則剛，心平氣和，不知老之將至，最好忘了年齡，健康樂觀走到最後一秒鐘。

鈣化的意義：缺鈣、補鈣、都是亂蓋

一位有錢人做體檢來就診說：「我沒有症狀，體力精神都很好，常常曬太陽打小球，這次體檢怎麼全身都是病?!」我看他的高級全身健檢（至少花五萬元以上）原來是鈣化發生在腦部松果體、肺尖、關節、胰臟、攝護腺、腎臟、膀胱、主動脈。

我告訴他：「沒病！」

鈣化的確是不正常，常發生在：

1慢性發炎：肌腱炎、關節、五官、扁桃腺等。

2退化：小孩的松果腺、脊椎、牙齒、關節、內臟。

3內分泌異常：乳腺、胰臟、攝護腺。

4老化：肌肉、腦部、內臟、血管。

5外傷後組織修復的疤痕組織。

6結石：膽結石（膽固醇＋鈣）、腎結石（草酸＋鈣）。

鈣化需要曠日費時，一旦鈣化代表是慢性變化，如果沒有症狀或症狀輕微，不需要治療，只需要針對原因，改變生活。請不要一直補鈣，特別是老人循環不良，會越補越大洞。一大堆廣告甚至衛福部都指出國人缺鈣嚴重需要補鈣。

根據營養學的研究一般成年人每日建議鈣攝取量約一千毫克，要達到這個標準非常簡單，只要常常食用含鈣高的食物如「豆類、牛奶」及綠色蔬菜（一百克含鈣都在一百毫克以上）。但是只有補鈣也達不到真正療效，因為腸道鈣的吸收需要維生素D，維生素D_3來自太陽光、D_2來自食物，D_2、D_3在肝腎合成一．二五（OHD）才能具有生理作用。鈣的吸收又受到其他礦物質或重金屬的競爭，如太鹹的食物含鈉高會減少鈣的吸收，鈣進入人體，要受到副甲狀腺的調控及荷爾蒙如女性雌激素的影響，最後九九％的鈣進入骨頭變成「骨本」，只有一％在血液裡與組織維持鈣的平衡。

鈣是人體最重要最大量的礦物質，礦物質的平衡是人體細胞新陳代謝正常化的必要條件，體內鈣多半在細胞外液，常與細胞內的鉀互換而讓神經傳導迅速有效，又在肌肉內連結肌蛋白讓肌肉正常收縮，而鈣的進出是受到細胞膜上「鈣管道」的約束。

在循環不良、老化、更年期、發炎、外傷、肝腎疾病，甚至藥物等處處影響著鈣的生理作用。事實上影響身體機能的不是「缺鈣」，而是「吸收與循環」不正常，常有人建議：

1更年期後要補鈣；2膝蓋不好要補鈣；3小孩長大要補鈣；4老年人行動不良要補鈣；5腰痠背痛要補鈣；6生病住院要補鈣；7牙齒不好要補鈣；8產前產後要補鈣；9運

動傷害要補鈣；10骨鬆要補鈣。

我認為這些都不需要。我的建議：

1 多運動：適度天天運動，增加血液循環及骨質。

2 均衡飲食或高鈣食物（堅果、豆類）。小孩可以喝牛奶，但年紀大的人不建議喝奶（你有見過老牛喝奶嗎？）

3 情緒穩定，讓內分泌正常化。

4 多接觸陽光，每天曬太陽。

5 多喝水（自來水每一百CC含鈣約三～十毫克），尤其是活潑的抗氧化氫水。

空汙太嚴重，肺癌死亡人數大增，大聲疾呼重啟核四

根據陳建仁（公衛專家）的肺癌公衛研究報告，台灣肺癌近四十年來增加十二倍！

我診治過一千〇四十七位肺癌病人追蹤十五年，男女各半，好發年齡在六十歲左右，死亡率高達八〇％，而且九二％在五年內死亡。罹癌原因吸菸只佔四〇％，泰半來自空汙。有三分之一在初診時即是第四期，其中九〇％即使接受正統西醫治療，依然在兩年內死亡。

雖然近年來有低劑量斷層掃描（LDCT）可以檢查出微小早期肺癌，但是空汙日益嚴重，預測肺癌發生率與死亡率必定年年攀升。

二〇二三美國癌症協會預估全美國將有二十三萬八千三百四十個新病例，十二萬七千零七十例死亡。而中國也不例外，專家預計，到二〇二五年，中國肺癌患者將達到一百萬人，成為世界上頭號肺癌大國。目前中國肺癌發病率每年增長達到二六．九%，已是男性發病率和死亡率最高的癌症。中國肺癌發病率飆升，吸菸是一個很重要的原因。在全球十一億菸民中，中國菸民有三．五億。其中十五歲以上人群總吸菸率高達三三．五%。

所幸目前很多場合如機場、飯店、餐廳、火車等室內都禁菸，而電動車越來越多，馬路上汙染有在減少，但是在台灣由於蔡政府的非核錯誤政策，導致天然氣及燒煤變成主要空汙來源。

反核最主要兩個理由是核廢料問題及萬一核災，台灣太小無處可逃。但是現在核廢料已經可以廢物利用或安全儲存，而核災機率太低了，目前全球幾百座核電廠歷經幾十年只有兩座意外及一座是日本福島的地震。核能是被規劃為最乾淨的綠能，而且歷經百年核能已經非常進步而安全。台灣核一、二、三已經運轉幾十年面臨停役，應依計畫停役，由最新核四來運轉。全世界核能運轉大幅度增加，截至二〇二二年七月一日止，有三十三個國家或地區運轉共四百一十一座反應爐，全球核電機組數量最多的前三名分別是美國（九十六座）、法國（五十八座）及中國大陸（四十八座）。在中國二〇六〇碳中和目標中計劃在未來十五年內要繼續建置至少一百五十座核能反應爐。

蔡政府的二〇二五非核家園是一個不可實現的夢想，不僅會造成缺電更會大幅度增加空汙，大家用肺發電，肺癌勢必快速增加，長久以後比核災更嚴重。疫情已過可以不須戴口罩，但是我出門尤其在交通繁忙的街口依然戴口罩，不是為了防疫而是為空汙。

醫師連狗都不如

有一本書《傾聽心臟的聲音》，作者是一位很有名的心臟內科專家，他專門做心臟支架，行醫幾十年有點厭倦、職業疲勞，因為他覺得一直幫病人放支架也治不好病人。有一位他的老病號八十歲老婆婆許久沒來複診拿藥，他請護士打電話關心。護士電話打過去老婆婆親自接，護士問：「阿嬤，你好久沒來複診，心臟科的藥物不能停。」老婆婆回答說：「最近好忙，忘記了。」

護士問：「忙什麼？」

「有人送我一隻小狗狗，要定時餵食、遛狗、買飼料、看獸醫、洗澡，忙死了，忘記吃藥看診了。」

護士向醫師回報。這位心臟科專家嘆了一口氣說：「我連狗都不如！」人需要「伴」，不需要「藥物」，更不需要「醫師」！

養生要全方位才是養生

有病人說：「許醫師我很養生，飲食很清淡又篤信佛教，大家都說我是健康寶寶，怎麼會得癌症？」

「你目前有工作嗎？」

「退休了。」

「退休後有在做什麼事嗎？」

「沒有，只是看看電視，串門子，看個書。」

「有運動嗎？」

「偶爾走走而已。」

「睡眠呢？」

「不太好，吃安眠藥快十年了。」

「有壓力嗎？」

「我孩子不努力整天玩電腦，我很擔心。」

難怪這位老婆婆會生病：

1退休後沒有生活目標，生命是死的。

2不運動，睡眠品質不佳。

3精神壓力。

台北二二八公園一位太極拳老師七十歲不到就往生了，因為喜歡杯中物。

一次到有機農場參觀，進去前班長要求我全副武裝還特別叮嚀只能看不能摸，參觀完後正要回去，卻看到班長跟幾位農友在吞雲吐霧猛抽菸，我不再相信這是有機農場。

參加宗教養生團體的法會，現場提供很豐富的素食餐，有素肉、素蝦、素包、素雞等等。奇怪，既然已經出家念佛吃齋了，還做成肉、蝦？還在想肉食？是六根不淨嗎？

我曾經在一家天主教醫院擔任副院長，剛開始看到修女神父都肅然起敬，不到一年完全了解：這些修女依然在勾心鬥角，神父依然菸酒一堆。

要標榜養生，有機、出家、念佛，請身、心、靈，全方位都養生！

食道逆流的真相，咖啡業抗議

一則廣告流傳很久很廣。喝咖啡及甜食後，發生胸悶、灼熱感，被診斷為食道逆流，馬上來個「×胃×××」，立即見效！

如果我是咖啡業者馬上提出抗議！食道逆流與咖啡毫無直接關係！

當吃下食物經過食道進入胃後，胃的賁門馬上關閉，胃酸開始分泌來消化食物，這是正常生理；當賁門關閉不全，胃酸逆流回食道，造成食道受到刺激而產生症狀。

食道逆流（esophageal reflux）的原因主要有幾點：

1 生活壓力：壓力是萬病之源，肌肉僵硬、食道蠕動與胃不協調。

2 飲食習慣：快速飲食，不定時，邊走邊吃，吃後馬上躺下或飯後立即劇烈運動，吃太飽、吃脹氣食物、吃燒烤不易消化食物，睡前飲食等。

3 食物過敏：過敏造成嘔心、痙攣、充血、打嗝等。

4 藥物引起：阿斯匹林（胃脹胃痛）、鈣阻斷劑（降血壓劑）、肌鬆劑（肌肉鬆弛）、抗憂劑、抗組織胺、菸酒。

5 特殊體態：肥胖、懷孕、橫膈膜疝氣、手術後、硬皮症（scleroderma，肌肉蠕動不全）、ZE 症候群（胃酸過多）。

咖啡絕不是主因！

發生後，治療也絕不是用制酸劑（×胃×××），制酸劑曾經是所有醫師必開用藥，用量極大直到健保局管制後才有改善。

胃酸功能強大（如下），絕不能輕易加以抑制或中和。

1 殺菌（胃酸就是鹽酸 PH 在 2 以下）。

2 抹碎食物。

3 消化食物（胃有很多酵素，如 pepsin 分解蛋白質、鐵的吸收）。

4 荷爾蒙分泌（gastrin、histamine 刺激胃酸分及鈣的循環），somatostatin（調控胃酸分泌）、Ghrelin（胜肽，調控空胃及修護胃壁）、leptin（飢餓調控）、內因素（intrinsic factor 調控 B12 及紅血球成熟）。

5 黏液（mucin）保護胃黏膜及十二指腸黏膜。

在此呼籲：

1請藥廠將該廣告下架或改版，衛生單位是否應該介入？

2有此症狀的病友，請自我減輕壓力，改善飲食，減少用藥。

3吃飯皇帝大，細嚼慢嚥，飯後百步走，活到九十九。

有關粒腺體的醫學小常識

大家都知道粒腺體是細胞的能量工廠，粒線體裡面有DNA（mt DNA）其中含有三十七個基因，這些DNA都是來自母系，因為卵子裡有粒腺體而精子沒有，受精之後的受精卵，是仰賴母系粒線體提供能量做細胞分裂，直到在子宮著床改由胚盤接手。

每個細胞得到營養素如葡萄糖、胺基酸、脂肪酸等，經過酵素的分解進行所謂檸檬酸循環（TCA cycle），再經過與氧結合進行氧化而產生能量（ATP）。粒線體不斷地在進行分裂與融合（fission/fusion），在活動量強的細胞像肌肉與心臟，粒線體特別多；又隨著身體的需要，好氧的多寡，活動量的大小，粒線體的活動就有所變化，所以喜愛運動的人精神會比較旺盛。

在此許醫師建議：

1 要均衡飲食提供全方位的營養（葡萄糖四〇～五〇%、脂肪酸二五～三〇%、胺基酸二〇%），生酮飲食或斷食是錯誤的，有害身體，要適可而止。

2 適度的運動對健康非常重要，可達到身強體壯。

3 孩子的體能先來自母親的遺傳，而後才會因為後天因素而改變（壓力、營養、環境、習慣）。

4 身體健康來自平日的保養而不是藥物，所有藥物對身體都是毒，因為它不是抑制、破壞、阻礙或競爭體內酵素的活動，就是刺激、強化某些新陳代謝而達到療效。所以所有藥物都有副作用及抗藥性，長期服藥是下下策。

5 在癌症化療期間嚴重破壞新陳代謝（檸檬酸循環）導致粒線體萎縮，以致病情惡化時有所聞，所以在西醫的「祛邪」中更要加強「扶正」。

一位食道癌病人化療期間整個新陳代謝功能被破壞殆盡，病情逐日惡化，一年後死亡；另一位乳癌病人接受雞尾酒營養輔導後一年檸檬酸循環恢復正常，五年來即使在疫情期間，病人常常在國外旅遊工作。

6 在輔導癌症病人時常常要進行「整合治療」來穩定病情。這是正統西醫所不了解的。

漫談補充營養品，醫美抗衰老

曾幾何時，台灣街頭出現很多健康館、有機店、養生之家及醫美抗衰老診所，電視上天天有名嘴、達人大談養生之道，書局有看不完的健康、食療及養生的書籍，一時之間台灣人似乎非常重視健康養生、抗衰老。但是癌症的發生與死亡率卻年年攀升，醫院門診門庭若市，為什麼？

進補是中國人的傳統文化，為了健康當然更需要補充營養。台灣人每年到底吃進多少營養產品？少說百億以上！有用嗎？有效嗎？

每天面對癌症病人，看到的都是愁眉苦臉，緊張恐懼，這些病人生病之前也許原本沒有什麼朋友，生病之後卻出現一大堆好友送來數不清的補助抗癌極品，他們真的關心病人的健康嗎？我敢說絕大多數是在關心背後的獎金。台灣有兩種人，一種是癌症病人，一種是騙癌症病人的人。

人體有六十兆細胞，不罷工不失業，合作無間，賣力為人體服務，一旦有外物入侵或癌細胞出現，立即全體一致，啟動對抗、消滅、驅趕，救援及修復機制，盡速讓身體恢復健康。吾人只要每天正常工作、飲食、運動及休息睡眠，根本不需要任何進補。但是現代環境汙染、飲食不當、失眠熬夜，憋尿憋大便，導致身心受創而疾病叢生，這是人自作孽不可活。更嚴重的是，生病之後，不認錯不改過，卻尋求西醫破壞性治療或是道聽塗說，胡亂進補而讓病情更惡化。

現在醫美診所比理髮廳還多，台北市更出現一些五星級的醫美抗衰老診所，一進去不是肉毒桿菌就是胎盤素，花個十萬二十萬不為過。這些診所是我最不齒的。曾有位貴婦來我台中開設的「許醫師自然診所」要求施打肉毒桿菌及作SPA，我二話不說立即把貴婦趕出門；有一家知名醫美診所希望與我合作，當我登門參觀時，見到一位七十老醫師，他只要坐在那裡發呆什麼都不需要作，每個月就有二十~三十萬收入。但是萬一診所發生醫療糾紛他就必須上法院，這種形同被綁架的合作，讓我避之唯恐不及。

要知道皮膚是人體最大的排泄器官，皺紋是智慧的表現，老化是自然現象，如果內在不乾淨，只求外表有用嗎？

不過話說回來，人體會老化，汙染無法避免，為要長命百歲，的確有些補品確實有幫助。但是選擇補品絕對不能道聽塗說，人云亦云，越貴越好。我選擇產品有五大要求：來源要清楚、有科技證明、有臨床實證與研發團隊見面、公司要正派經營。現在網路發達方便，每個人都可以輕易得到任何資訊。俗語說得好：不怕不識貨只怕貨比貨。大家眼睛要雪亮，不要賠了夫人又折兵。

相反有三種產品我絕對不用：

(1)廣告產品：廠商要花上幾億廣告費，其產品不是偷工減料便是價格高昂。有家知名大廠要與我合作，我要求參觀其實驗室與研發團隊見面，竟然被拒絕。原來這家大廠自己根本沒有研發能力，所有產品都是購自地方工廠，加上一些添加物貼上品牌標籤，透過媒體廣告大事宣傳，大把大把鈔票就這樣滾滾而來。有一天終於被查到添加塑化劑而弄得灰頭土臉。

(2)直銷產品：所有直銷或傳銷公司，利用老鼠會制度、高額獎金、組織推銷，上自銷售講師、執董，下自經銷者上下線，都在誇大其辭，吹牛說謊，他們批著羊皮關心你，內心卻像匹狼要掏光你的荷包。我診所有推荐一種細胞食物原本也是直銷產品，但是我與其研發團隊及經營老闆見面後了解其正派經營後決定採用，但是卻遠離其直銷團隊。

(3)藥廠產品：知名藥廠雖有研發團隊，但是其研發基礎都在合成藥物，大家都知道所有藥物都是毒藥，都是在破壞人體內某種新陳代謝而達到療效。因此其所生產的健康產品當然逃不出合成、單方等違反自然的範疇。這些藥廠透過與醫院醫師的良好關係而大賣其產品。

人要養生，要健康，要長命百歲，首要從內心做起。十年前我罹癌後立即懺悔，改過自新，立下遺囑，改變飲食，勤練氣功，喝好水及有科學根據的中草藥，如今快快樂樂過好每一天。

藥毒知多少？藥就是毒！

不僅台灣百萬人，全世界有多少億的人受害！

在一次飯局中一位資深內科教授說：二十世紀最偉大的醫藥發現就是「降脂藥」（statin），真讓我哭笑不得。

所有的西藥都是單方（單一成分），所以：

1 違反自然：自然界都是複方。

2 失去平衡：自然界最重要是平衡，單方是破壞平衡。

3 破壞身體：西藥作用機轉不是抑制、阻礙、刺激，就是過度活化某種酵素，改變新陳代謝步驟。

4 一定有併發症：既是破壞、違反自然，當然副作用、併發症一大堆。

5 一定有抗藥性：只要是生命，無論是細菌、病毒、人體、癌細胞，必定會為活下去而有所改變（細胞膜上標靶一改變，標靶藥就失效）。所以即使是最新的標靶藥，不出兩年就產生抗藥性而失效。

醫師開藥都希望藥到病除，但只能在病因很清楚很單純時（如盲腸炎、香港腳等）才能做到。高血壓、糖尿病、三高、癌症、過敏、免疫疾病，甚至皮膚病，病因複雜甚至不清楚，只能治標不能治本。西藥因為是單方，藥效明確，作用快速，所以可用來治標、救急，如止痛、止血，但不能長期服用。

奉勸常跑醫院長期拿藥的病人趕快懸崖勒馬，放棄或減少服藥、改變生活、減少壓力、均衡飲食、遠離菸酒、天天運動、好眠好睡。身體交給自己做自好自我管理，才能真正獲得健康。

老化可以治療嗎？

生老病死人之常態，試想如果人不生、不病、不老、不死，會怎樣？我想很快的人類就會滅絕了。

如果不是那一天在台北捷運上有年輕人站起來要讓位給我，我真不知道自己已經步入老年，年滿六十五就免費坐公車，高鐵買半票，而我已經七十五高齡。

人生過得真快，回頭一看猛然一驚，一甲子已經過去了，老年人的白髮蒼蒼、牙齒動搖、鮪魚肚、性無能一樣樣地出現。面對時光的無情，心有戚戚焉。身體雖在衰老但是腦筋卻依然清楚，不甘生命就此打住，雖然沒有年輕時的體力，但心中仍然充滿一股熱情，自覺一生過的如此精采，如果讓它隨我老化而消失，實在可惜；不如利用腦筋還靈光之時，振筆立書，留下個人寶貴的遺產，以供後人參考。這十年來我一共出了五本書。最近一本《癌症的整合療法》二〇一六年出版。

《癌症關鍵報告》是我最後一本癌症專書，把我二十二年治癌臨床經驗一五一十的寫出來，希望能提供正確的資訊給廣大癌友及病家，並希望能喚起有志之士，尤其是學有專精的醫師們能深度思維，重新思考。

現在醫界認為「老」不是自然現象，是可以醫治的，於是抗衰老醫學如雨後春筍般的出現。我也曾經要趕時髦研習起抗衰老醫學，但是看了幾本抗衰老醫學書及論文後我就放棄了，因為這些抗衰老醫學都是採用非自然的治療方式，如施打生長激素、肉毒桿菌、胎盤素、排毒針、美白針等等，甚至以幹細胞來回春。台灣的醫美抗衰老診所竟然比理髮廳還多。有一次一家專門 SPA 的醫美診所集團來找我合作，我去參觀該公司的診所，讓我嚇一跳，不僅裝潢是七星級而且服務高級，該公司說如果合作我是院長，但是不用做事，他們會包辦全部作業，意思是說：我可以坐領乾薪（月薪幾十萬？）但是如果發生醫療糾紛院長必須出面？上法院坐牢？在與他們所謂客戶交談後更讓我受不了，這些客戶都是家財萬貫的億萬富翁，談起話來趾高氣揚，彷彿他們是大老爺，我是跟班的。這一參觀把我嚇回來，從此與他們絕緣。

又有一次到大陸去參觀幹細胞治療，我看到門窗緊閉的實驗室及一大堆網路抄襲的文宣，該中心院長大剌剌吹牛說：「幹細胞療法太神奇了，你看看我們護理長已經年過四十，還是一支花，她才打了一針幹細胞而已。」又說：「幹細胞一針二十五萬人民幣，你幫我介紹客戶，台灣來的一針只要五萬人民幣，你可以拿一五％。」第二天就把我嚇得趕回台灣。這些抗衰老診所在追求什麼？

什麼是老化？不是看年齡而是看心境，有人未老先衰，有人七十才開始。有兩種老人，一種是真正的老人，整天怕老怕醜，經常進出抗衰老診所，追求外在的美白，加上心情鬱悶，不知所措，生活沒有目標，窮得只剩下錢。一種是「人老心不老」，像我一樣永不退休、天天忙碌，常常運動練氣功，接觸陽光，精神愉快，時時感恩感謝。人越老智慧越高，正如孔子所言：「三十而立，四十而不惑，五十而知天命，六十而耳順，七十而從心所欲，不踰矩。」

「七十而從心所欲，不踰矩」，的確現在是我人生最順暢的時刻，任何批評，任何意見不同，甚至即使有人當面怒罵我我都不會反擊。因為我有錯，人家才會反對我，才會怒罵我。凡事向內求，求內觀，沒有任何抱怨，一切就太平了。

老化不用治療，也不用恐老，快樂擁抱老化吧！

一日為師，終身為父

李鳳山師父的開示，疫情帶來的反省：

福中要知福

老一輩常說一句簡單的話：人在福中要知福！意思是不節外生枝，不自找麻煩，也不找別人麻煩，做一個真正有養生觀念的人，懂得常保喜悅。但不是碰到喜悅的事情才常保喜悅，即使是碰到不愉快的事情都能夠喜悅，把不愉快變成愉快的事情，這才是真正的學問。

點滴在心頭

人要知福，不去製造問題。本來沒事卻生出事，這種情形真不少。有沒有發現？問題發生了，不僅不讓它再發生或者是變得更大的，更能讓它能平息，因此凡事都要存著點滴在心頭。點滴在心頭，會產生出好現象，皆是寶典，皆是恩典，每一點都是恩典，每一點都是寶典，事事順理成章。人若不知福，明明有福卻沒了，通常是被自己丟了，原因是不找自己麻煩，也不找別人麻煩，古聖先賢們每天都講這些。

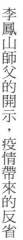

平常的醞釀

遇有事發生時，有人講：為什麼我那麼倒霉啊？我說：你在醞釀什麼？覺得你倒霉嗎？事情發生時，盡情的去平息、去協調、去安撫，人就有福了；乃至碰到困難時，會有意想不到的人或機運來幫你。

聽受與自我

有時，聽到人受不了，往往和真要解決的態度是背道而馳。起爭執時，一方說憑什麼管我，另一方說憑什麼用這口氣？說實在的當被人批判，就是給自己學習以及長進的時候到了。有這樣的概念，才能活得好好的。誰管我、說我，我馬上聽進去，照單全收，然後再來整理，這就是聽受。所有的信仰都有這個觀念。

聽受，這兩個字是沒有折扣的，聽受後再來分配、分析、分解。也就是在聽受的時候，只要一遲疑或不平，你就先入為主了。先入為主就會自以為是，接著就有後患，包括病毒入襲一樣。先來自人類的自以為是心態，讓病毒有機可趁，自我瞭解、自我反省是王道。

感覺到感應

感覺，有感而覺；感知，有感而知；感受，有感而受，這個受後就會開始行動，在行動裡而產生了感應。相對的，這些感受都能感受而不在意時，我們感應就會適度而合理。

徹底的良藥

一般人在感官很著力，我們如何能從感覺到感應？天災或疾病，正是要喚起人們反省自醒的心。所以，一來是自然的反撲，二來是自己的反省。人要引發省思，從省思中長進，從長進中提高自己的靈性，再從靈性直指了人心，再從人心強壯了身體。所以反省，是徹底解決身心以及任何問題的良藥。

以上文字節錄自李鳳山師父的著作《養心日月談》，二十二年前我罹癌之後很幸運的走入梅門接受三年的李師父的開示及師兄師姐的指導，讓我有勇氣拒絕破壞性的手術及化療，很輕鬆的也很快的遠離癌症的恐懼，並健康快樂活到今天。一日為師終身為父！

了解痛、痠、腫、麻、癢

手腕扭傷一個月，終於完全康復，這期間我只有用冷敷及熱療外，沒有吃過藥或任何中西醫治療。仔細觀整個病程讓我又學會一課：

1 急性期（一～三天）：單點劇痛（不碰不痛）。

2 次急性期（四～六天）：脹痛加水腫。

3 亞急期（第二週）：痠痛，可以稍微活動。

4 第三週：劇痠少痛無力，但活動進步。

5 第四週：癢痠，活動恢復。

劇痛、脹痛、痠痛、痠癢、癢，身體自有修復能力，過分干擾反而有害。

・痛：表示組織正在受到劇烈傷害中。

・痠：表示劇烈發炎後產生大量代謝有機酸。

・腫：組織正進行破壞、修護或血液循環障礙中。

・麻：表示神經已有傷害。

・癢：表示組織修護中，釋放出組織胺。

不同感覺及組織變化都是身體自然的進程，不需要過分擔心。而用來消炎止痛的藥物都只是在治標不能治本，雖然症狀可以減輕，但組織炎症破壞仍持續進行，救急尚可，經常服用藥物將會麻痺組織反應，日後發炎更嚴重。

要知道發炎、發燒、腫脹都是人體自然保護機制，所產生的症狀也都是一種警訊，任意干擾、長期阻礙，都只會降低人體自然保護。

睡眠知多少？

根據食藥署的統計，安眠藥使用以銀髮族最多，而台灣安眠藥用量是亞洲第一。安眠藥常會成癮，一旦使用幾乎會服用到死。這是非常嚴重的不健康現象。

睡眠的控制

睡眠的控制中心在腦幹裡的網狀組織，這是一群腦細胞交織成網狀向上聯絡中腦（潛意識中心）及大腦皮質（意識中心）向下聯繫到四肢的神經。當這群腦細胞因為氧氣不足、二氧化碳太高或新陳代謝不良後的能量欠缺、有機酸囤積，就會失去功能而造成睡眠的現象。

睡眠是一種保護機制，當體力透支後就要藉由睡眠來恢復。

睡眠的型態

嬰兒因為正在發育，睡眠時間很長，只有因為尿尿及飢餓才會甦醒，睡眠週期很多次；成年之後就會日出而醒日暮而眠，只有一個週期；老年人因為腦部萎縮又恢復類似嬰兒一樣，睡眠週期很多次常常在半夜醒過來或坐下來就睡著，這些都是正常生理反應……而因為腦幹受損而成為植物人時，常從睡眠週期次數減少可以預知病情在進步當中。

失眠的定義

累就睡而自然醒，醒來腦筋清楚、精神飽滿這就是優質的睡眠。當累而不睡，不自然驚醒，醒來腦筋不清楚精神不好就是失眠。失眠不在於何時睡，睡多久，所以銀髮族半夜自然醒來不是失眠，是自然現象。在沉悶的車廂（二氧化碳高）或聽一場無聊的演講、男人行房或劇烈運動（耗能過多）後都會昏昏欲睡，這是人之常情。

失眠的原因

除生理性失眠原因外，還有環境因素（噪音、光害、氣溫），但最常見的是壓力性失眠。壓力是萬病之源，壓力之後產生腦細胞的過度活動而失眠，此時「累而不睡」結果會有精神不濟、力不從心，就如中醫所說的「虛」，這是心理性失眠。所謂「日有所思，夜有所夢」。

失眠的治療

1安眠藥只能救急，不能長期服用（過去年輕時出國開會因為時差而服用過安眠藥）。

2懂得解除壓力，要有自知之明，知足常樂，不要好高騖遠，不要求好心切。

3銀髮族要清楚來日不多，要「七十而從心所欲不踰矩」。

4失眠時，我有一招：雙手交叉放在肚擠下（丹田）然後數息（呼吸數），即使到天亮也可以得到休息的功效。

在此向各位好友提醒：天天好眠，年年有「餘」。

如何變成病人

一位四十歲家庭主婦來求診，一坐下來就說；「我頸椎有很嚴重的神經壓迫，醫師說要開刀。」我中斷她的抱怨，問她：身體有何異樣？她又滔滔不絕說：「兩年來左上肢出現麻木感，接著右上肢也麻起來，沒多久腹部也麻，每天感覺無精打采，早上起床就頭暈暈，到醫院檢查發現頸椎嚴重壓迫，必須馬上開刀，不開刀很可能會四肢癱瘓。」

這位病人來自花蓮，是經朋友介紹前來求診，她從小就是緊張型的個性，又有潔癖，又求好心切，從結婚後身體開始出現不舒服，到生了小孩後病情加劇，現在兒子五歲上幼稚園，先生是軍人早出晚歸。白天她一個人在家，我問她：每天做什麼？她說：身體不舒服常常躺在床上休息。

我詳看她的頸椎核磁共振檢查，的確頸椎第五～六節有椎間盤突出壓迫。在花蓮她看過慈濟、門諾及軍醫院，醫師都要求她馬上開刀，而且要放支架打釘子，至少要自費三十萬。她害怕開刀所以來問我意見？我告訴她：你沒有病。

她嚇一跳說：「沒有病？醫師都說我已經病歪歪了很嚴重？」

我解釋說：頸椎壓迫是有但是不嚴重，你的不舒服來自你的身心不平衡，生活沒有目標，個性緊張，不運動，又是潔癖又常常失眠，導致精神不佳，食慾不好常胃痛，當然體力不繼常常想躺下來休息。我強力給她四點建議：

1暫時先不考慮開刀；2找出生活目標，讀書、學電腦，與孩子一起成長學英文，或養一隻狗、種菜、當義工等等。有了目標活出自己，身體的痠麻自然就會減少；3勤練平甩功，讓身體動起來，保持正確姿勢，身體會發揮自癒力的；4考慮我所服用的優質抗氧化氫水、優質蜂膠及補充亞麻仁油酸等。

這位病人算是相當幸運，在手術前就來求診，有不少病人是手術後病情不改善甚至惡化再來求診，這類已經手術後的病人要給以協助就困難多了，因為身體已經被醫師破壞了。現在醫療已經走火入魔了，因為健保給付太低，很多醫師每天都忙於亂開刀、亂檢查、亂住院，為搶病人經常是趁人之危恐嚇病人。前些日子我看到一位病人腰痠病痛到醫院看神經外科，診斷是坐骨神經痛要做微創手術須自費十萬；看骨科是長骨刺要打骨釘，也要自費二十萬，看腎臟科說是腎臟發炎要用抗生素；看風濕免疫科說是自體免疫病要服用類固醇，等我問診檢查後，根本只是肌肉拉傷而已。

更離譜的是一位老婦人腰痠麻木到台中一家醫學中心骨科主任的門診，被診斷是膝關節退化性關節炎，馬上接受了膝蓋的人工置放術，花了五十萬。手術後三個月病人拿拐杖走路來求診，主訴說：醫學師告訴她是中風，經我一檢查問診，我大喊一聲：「天呀，天底下有這種離譜的事！」這位婦人腰痠痲木是胸椎長個腫瘤，根本不是關節退化更不是中風。我給以手術後，幸虧是良性瘤，病情完全復原。

有位有錢人到醫院健康檢查，拿著檢查報告來求診，主訴說；「我沒有症狀，到醫院做年度例行檢查，結果醫師告訴我說，腦部有個陰影，肺部有結節，肝臟有血管瘤，大腸有息肉，血管有鈣化、攝護腺肥大，許醫師我是不是沒有救了？」醫院所謂健康檢查，根本就是疾病檢查，這位有錢的仁兄根本也沒有病，卻被醫院製造成一個嚴重的病人，而病人自己也是生性多疑，優柔寡斷，這種人不生病也難。

西醫對高血壓的診斷標準，以前是高血壓一四〇以上，現在只要一三〇以上就是高血壓，從一四〇降到一三〇，台灣地區就立即增加二十萬的病人。醫師就常警告訴病人藥不能停，這就難怪各大醫院天天門庭若市，人山人海，原來醫院是製造病人的地方，醫師是製造病人的人。

降三高、降脂藥必須吃一輩子嗎？

有網友問：總膽固醇上升到二八三，LDL197、HDL70，但是心電圖與心臟超音波檢查正常。新陳代謝科醫師說快去吃降脂藥 Lipitor，心臟科醫師也說膽固醇很高很危險。病人緊張問我：許醫師，我該怎麼辦？

降脂藥，主要作用在肝臟抑制形成膽固醇的酵素，西醫認為這藥是偉大的發明，我卻認為膽固醇是不需要降，因為八〇％是體內需要而合成，二〇％是飲食而來。膽固醇是所有體內重要荷爾蒙的源頭，它不是西醫所警告的是三高來源。

目前發現動脈硬化症是一種慢性發炎反應，先出現很多發炎反應（發炎因子細胞素、趨化素、免疫細胞、一氧化氮 NO、活性氧自由基、氧化膽固醇）加上血流混亂、漩渦、循環不良（不運動、肥胖、遺傳因子、糖尿病、老化、鈣化），導致血管上皮慢性發炎，之後才有膽固醇（低密度膽固醇 LDL）也被氧化而沉積下來，最後形成所謂「動脈粥瘤」（atheroma）。

所以治療三高是針對「減少身體慢性發炎」，而不是天天服藥。

網友又問：我吃藥後就就降了。

有吃當然降，但不是降脂就表示「健康」了。這是假象，就如醫師治療糖尿病只在乎降血糖，結果卻要一輩子吃藥，但照樣中風。猶如失火了，消防隊員來了把警報器關掉，把看到的火滅了就回去了，裡面還在悶燒。醫院為什麼門庭若市人山人海，都是慢性病人在取藥，門診根本就是在賣藥而已。糖尿病、高血壓、三高，通通要吃藥一輩子，不吃還會警告你，不吃會中風。

我勸大家不要只知道吃藥，而是做好自己養生生活：

1 無壓力、笑口常開。

2 勤運動曬太陽。

3 好眠好睡。

4 均衡飲食，多喝抗氧化氫水。

5 遠離菸酒汙染。

至於藥物呢？要適可而止，當你改善生活起居，做好養生保健，三高自然會恢復正常。

嘴巴裡的賓士車，植牙何等重要

從小就害怕牙醫，看到那個吱吱作響的電鑽，我就全身冒冷汗。

偏偏從小不愛刷牙，常常被大人帶去接受這恐怖的處罰。

為免去這恐怖的，我只好忍著牙齒痛不敢講，自己塗鹽巴治療，結果還不錯，竟然讓我逃過幾十年，但是刷牙流血是天天有；而我也很會忍痛，直到一九八五年我要去美國研習一年，想到萬一牙痛要看牙醫，在美國是天價，所以我痛下心來找牙醫一次解決。

我印象很深刻，那位牙醫是我醫學院同期好友，看到我的一口牙，直嘆氣說：「許主任，你年紀輕輕（四十歲），牙齒竟然被你虐待到如此慘烈的地步，好像七十歲，這樣下去，不多久，你的牙齒就會一顆顆掉下來。」

我一臉尷尬，當時我已經是醫學中心腦神經外科主任，被老同事如此奚落，很無奈，有求於人時，什麼都可以忍，我回答：「下週我就要去美國一年，拜託幫我簡單處理一下。」

「什麼處理一下！要大開刀。」

「什麼！開刀?!」我差點從治療椅跳下來，逃之夭夭。

當天，這位殘忍的老友就「血肉模糊的大開殺戒」，我全身冒冷汗，心跳不知停了幾次，只差一步就休克。若不是我曾是醫學院足球校隊身強體壯，恐怕就要進加護病房。

好友這一次救了我，在美國一年平安無事。

以後又「平安」過了十年，雖然流血照常，但對我這位天天在開刀房「開腦」大師，每天幾滴血算什麼。有次在餐廳吃飯，咔嚓一響，我以為咬到骨頭，正想開口罵餐廳：「麻婆豆腐怎麼有骨頭?!」哪知嘴巴一開掉出一個「東西」，仔細一看，媽媽咪呀，是我的臼齒。

偏偏我那可愛的小女兒坐在旁邊，看到這恐怖的一幕竟然大聲說：「爸，你牙齒掉出來！」天呀，全餐廳客人都轉頭看我，真想抓她打屁股，但是童言無忌。我想全天下最沒面子的人，非我莫屬。一臉慘白，真想鑽洞。

從那天開始，當年那位牙醫老友（跑去宜蘭開業賺大錢了）的預言終於出現了：牙齒一顆顆開始「東倒西歪」、「連根拔起」、「棄我而去」。

從後排最大的「臼齒」開始，每隔幾個月就掉一顆，人有三十二顆牙齒（二十八顆？）少幾顆有何關係？但是「掉掉掉」我開始發生吃飯困難，沒辦法咀嚼，只能用犬牙代替。各位想想我吃飯的樣子。偏偏又一次在餐廳享受美食，我那位又可愛又可惡的小女兒，大笑說：

「爸，你很像『豆豆』先生！」

媽呀，這位老爸前世女友又要報復我了。

牙齒不行除了很多美食不能享用外，對胃也是一種傷害，當然營養也受影響。十年前的一天遇到一位牙醫球友，談到植牙，他說現在可以全口植牙，簡單又輕鬆。真的嗎？事後我傻呼呼的登門拜訪，哪知他二話不說就叫我「上台」，想逃？護士用力一壓、治療巾一蓋，動不了了，完了。

就這樣昏昏沉沉過了三小時，終於解除警報，這位該死的植牙大師說：「好了，下來吧！」我回神過來問：「怎麼了？」

「九顆都植完了。不錯，你的牙根骨頭還硬朗。」

「什麼九……九顆一次？全完了。」

「厲害！厲害！」

「老兄，看在多年交情，打球也讓你贏，打個折吧。」

「當然當然，你老兄大名鼎鼎，打個八折，其他治療、骨粉、假牙全免了。」九乘八等於七十二萬，媽的，真想罵幹話！

當年你們這些牙醫系的，都是醫學系考不上的，被我們瞧不起的，現在三小時給我賺七十五萬！你們評評理！我辛辛苦苦、緊張兮兮開一個腦袋，健保最多給我三萬元，術後還提心吊膽直到病人出院，真是三年河東三年河西。早知道有今天，當年就轉牙醫系。

以後幾乎每年都植牙一顆，到今天十年過去了，總共植牙十五顆，一半以上了。嘴巴裡一部賓士車，花錢消災不後悔，因為我天天可以吃美食。如果我死後能轉世，希望上帝把我變大白鯊，因為它有三萬顆牙齒，終身享受美食，且不用刷牙及看那該死的牙醫！

有人將脂肪視為危險之物

醫師會說肥胖是萬病之源，愛美女士不斷的進行「生酮飲食」來減肥，事實上脂肪非常重要。

現在醫學已經了解，脂肪組織是人體最大的內分泌組織，更不是單一細胞組織而是位在不同部位有不同功能，它不只是只有「保溫」、「防撞」、「能量組存」或「填充物」而已，更積極藉分泌荷爾蒙，如 leptin 瘦體素作用於腦部下視丘飲食中樞，而調控飲食及其他激素影響到胰島素、生長因素、類固醇、性激素來調控血糖、血壓、血脂肪、細胞生長；也分泌多種細胞素參與發炎、消炎、修復、免疫等功能。脂肪組織在平常新陳代謝中雖不是最主要角色，但卻是很重要的輔臣，可說是「為善不為人知」、「曖曖內含光」。由於飲食西化不當造成肥胖者大幅增加，為了減肥又掀起減肥運動（生酮飲食、一六八、耐力運動、減肥食品）。身為公眾人物或愛美女性為了外表及形象，刻意維持「瘦身減肥」無可厚非，但一般人尤其是上了年紀的老者，不必為了健康理由而減肥，甚至視「脂肪」為病態或毒物，每天量體重為「它」操心。請大家了解脂肪及脂肪細胞功能重要而強大，從胚胎組織學來看，脂肪細胞與間質細胞如纖維細胞、彈性細胞同一來源。

脂肪組織分成白脂肪及棕色脂肪，棕色脂肪是一種特殊類型的身體脂肪，佔身體小量，多在肩頸、心肺、腎臟附近。因為內含大量粒線體其中含鐵成分高所以呈現棕色，棕色脂肪產生熱量，有助於在寒冷條件下保持體溫。棕色脂肪比白色脂肪含有更多的線粒體，在身體發燒或寒顫慄時產生熱量來維持體溫，同時運動可以刺激激活棕色脂肪的激素。

白色脂肪組織（WAT）由皮下WAT和內臟WAT組成。WAT的主要功能在儲存和釋放脂肪酸，為生物體提供燃料。這些脂肪儲存在一個大的脂肪細胞內大的脂滴中，佔細胞體積的九〇％以上。WAT具有代謝和內分泌功能，代謝功能包括脂肪生成、脂肪酸氧化和脂肪分解，內分泌功能包括脂肪因子的產生。WAT參與了肥胖相關健康問題的發展和支鏈氨基酸代謝。

兒童時期就肥胖後長大很難減肥，因為是脂肪細胞增加之故。而成人肥胖是脂肪增加，細胞沒有增加，所以可以減肥（勤運動及減少糖類食量）。在年老後因為循環緩慢、組織僵化、新陳代謝減弱，身體原本血液最少的組織（肌腱、脂肪、椎間盤）會率先受到影響，一旦發生脂肪減少（adipopenia），尤其是關節附近，因為減少脂肪的保護（防震、保溫、能量供應、激素分泌），會更將增加肢體、關節的活動或受傷機會。但是老年人不能因為衰退而不再運動，那反而更加快老化，所以老年人依然要維持適度運動。

熱汗、冷汗、臭汗

診治癌症病人超過二十二年，經常聞到病人傳來特有的癌症汗臭，為了不尷尬，我不帶口罩，有時臭到真讓我窒息。臭氣越重，病情也越重。臭氣從何而來？

出汗的解剖生理：

人的汗腺有兩種：1外分泌腺（eccrine gland）又名小汗腺，分布於全身，分泌汗水以排除體熱，與體溫調節有關。2頂漿腺（apocrine gland）又名大汗腺，主要分布於髮際、腋下、陰部、肛門、乳頭和肚臍等有毛髮的周圍，分泌黏稠乳黃色的液體，與體溫調節無關。汗腺底部有豐富的微血管，汗液就是血漿滲出所形成。

出汗功能：1調節體溫；2水分與酸鹼平衡；3電解質平衡；4排毒；5護膚。

熱汗是來自運動後新陳代謝所產生熱能及水分，藉由排汗來平衡，所以汗是熱的。

冷汗是在突來的壓力之下，內分泌失調，釋出類固醇，導致心跳加快、血壓上升、微血管充血而出汗增加，因沒有增加代謝沒有熱能產生所以是冷汗。所謂嚇到「一身冷汗」就是這個道理。

汗液九〇%是水分，其他有電解質以鹽巴如鈉、鉀等為主，大汗腺還有分解後的蛋白質、油質等，還有化療或代謝後的毒素。一般臭味來源主要是毒素加上體表的細菌、黴菌發酵而來。癌症病人汗臭是來自化療後導致代謝異常所產生的化學毒素所引起，另外因體質異常所致如狐臭等。

皮膚是人體最大的排泄器官，出汗更是重要的排毒管道，要讓出汗功能發揮到極致就必須做到：

1平日要做好皮膚清潔及保濕。

2乾淨飲食，減少毒素或過敏原入侵。

3常常且定期運動，維持優良的新陳代謝。

4罹癌後化療要適可而止，以減少體內毒素的產生。

5多補充抗氧化氫水（我喝了二十二年）。

發炎與消炎，治癌＝致癌＝治癌

今天一位網友來函求診，家人有糖尿病多年，因蚊蟲叮咬抓癢皮破，到診所竟然給以類固醇，結果傷口開始化膿，到大醫院做清創，現在已經三個月傷口還合不來。怎麼辦？

小診所醫師沒有警覺，給糖尿病人可能感染的傷口投以類固醇導致惡化。

發炎是身體對外來的入侵者（細菌病毒）或體內產生的毒素（代謝物、有機酸、自由基）啟動體內免疫系統，一啟動就是全方位與全身性，所以一感冒就全身不舒服，輕者幾天就好，重者惡化成肺炎。

免疫細胞有多種，有NK殺手細胞（可直接殺死入侵者）、T殺手細胞（需要得到B細胞的情報通知）、B細胞（收集情報）、顆粒細胞（吞噬入侵者）、樹突細胞（提供抗原）。試想當捷運發生兇殺案時，首先引起大家慌亂逃避，有人報案（B細胞），119（樹突細胞）通知警察（NK），霹靂小組（T細胞）趕來處理，歹徒受傷被抓（吞噬細胞），暴動結束，清理現場（膠原細胞）恢復正常。

發炎主要症狀是紅、腫、熱、痛。

・紅：人群慌亂、圍觀、警察支援（血管擴張）。
・腫：入侵者與NKT細胞作戰、顆粒細胞吞噬。
・熱：慌亂、作戰、善後。
・痛：通知上級（神經傳輸）。

入侵者微弱、迅速消炎而症狀改善，大量入侵者來勢洶洶、掀起大戰、導致持續紅腫熱痛、可能惡化成蜂窩組織炎、敗血症（入侵者進入血液）。

病人不舒服醫師給以1抗生素殺死入侵者；2消炎藥：抑制各種細胞的集結、血管收縮、症狀改善、消炎藥中最強烈的就是類固醇；3止痛藥：藉消腫改善神經傳導。

走筆至此，使我想起二十五年前我在一家天主教醫院當副院長發現一位業績驚人的神經科主任，一門診至少有三百人，幾乎每人都給以類固醇。一些鄉下老農有長期病痛都有相當的立即改善，但是卻有不少人傷口惡化或糖尿病惡化而就醫。我調查清楚後要求其改善卻被拒絕，只好下令請他走路，當時還讓修女院長不諒解。

有人認為癌症是一種慢性發炎，細胞長期在發炎狀況下導致細胞突變而發展成癌細胞，所以要抑制發炎，大量服用消炎產品。如最近廣告一堆的蝦油或魚油，過分強調w-3的DHA、EPA抗發炎來抗癌，而說w-6會引起發炎致癌。所以千萬不要服用，這些都是不平衡的說詞，事實上所有不飽和脂肪酸都是人體需要，發炎與消炎都很重要。

w-3多來自魚類，w-6多來自植物油，均衡飲食很重要。

發炎是身體最重要的保護機制，非不得已不需要消炎，所以症狀輕時多喝水休息即可，幾天不好再考慮治療。

西醫的十項優點

雖然我身為正統西醫，卻不斷的指出、批判西醫的缺點，我是愛之深責之切，不是反對正統西醫而是反對不肖西醫的惡行惡狀、唯利是圖、昧於良心，導致誤診誤醫。

正統西醫最偉大的成就不可磨滅，至少有十項成就：

1 麻醉技術，讓很多大手術可以進行。

2 手術從傳統到微創，從簡單盲腸炎的切除到複雜的器官移植。

3 急重症的進步，從外傷縫合到葉克膜心肺復甦。

4 從止痛藥 aspirin 到嗎啡減低很多疼痛。

5 抗生素的研發戰勝很多細菌感染。

6 洗腎技術讓腎衰竭延長幾十年壽命。

7 醫材技術，從植牙、義肢、支架、人工關節，讓生命得以維持及改善。

8 醫療影像的研發，從簡單的超音波到一九七四的 CT，一九八四的 MRI，核子技術如骨掃描及正子掃描（PET），讓身體病灶一覽無遺。

9 疫苗研發，讓小兒麻痺、百日咳、麻疹、肝炎得以控制，從傳統的減毒疫苗到現今的

RNA 疫苗，雖技術不成熟受迫於新冠疫情嚴重而臨危授命導致副作用爭議，但免疫療法前途無量不可無端詆毀。

10 生理與病理的顯微研究，讓吾人了解從新陳代謝（葡萄糖的燃燒）到粒線體的能量產生，從健康營養到病態的排毒。

正統西醫與科學、科技、AI的結合，不斷的創新與改進。每一樣的成就都有其優點與缺點，端視人類如何使用（核能可以提供發電卻也可以殺人無數）。

面對自然——

1 從管理學來看，分工容易，合作困難，在演變過程中充滿挑戰甚至彼此輕視，但最後總是要合作的，因為所有學問都是前人種樹後人納涼，從最初的各自努力，到大同小異，最後四海一家。

2 所有義理、知識以至於真理，都是殊途同歸，放之四海皆準。

3 當然要知道人不可勝天，要知道不管白貓黑貓能抓老鼠就是好貓，短視者只在爭一時，遠見者在看遠方。

4 真正做學問者，內心是善良的，研發是極其專注，精神是持續的，態度是謙虛的。

5 永遠記得孔老夫子的教訓：三人行必有我師！

二十二年前罹癌之前我是醫學中心的大主任，走路有風不可一世，罹癌之後，重新面對生死，才體會到人體的奧妙與知識的不足。二十二年來努力改變、學習，重新體會到生命的可貴與價值乃至生命力的無窮大，要研習探討的太多了。人生命有限，不要浪費在批評、攻擊等負能量，而應發大願。

願終身、餘生來協助眾生早日「離苦得樂」，

我不是菩薩，但願學菩薩行，

願與普天下網友共創未來。

老年人的肌少症及脂少症

一位七十歲瘦瘦小小的退休老師，這幾個月來右腰及臀有痠感，逐漸蔓延到大腿及小腿，且越來越嚴重，走遍各大醫院看過各大名醫，被診斷為退化性關節炎，腰椎狹窄。神經科給止痛藥，復健科施打類固醇，骨科建議做內視鏡燒灼止痛，但是都沒有明顯療效，還想去做高貴的 **PRP**，他走投無路來台中求診。

神經理學檢查顯示，沒有局部壓痛，**SLRT**（高舉下肢）正常，走路及腰部運動正常，

膝及腳踝反射也正常。再看腰部X光及MRI，不僅骨頭相當正常（以一位七十歲來看）且毫無神經壓迫或是嚴重退化性關節炎或狹窄。

唯一異常的也是各大名醫所疏忽的是：兩邊髖關節附近即腰臀部有明顯萎縮凹陷。終於正確診斷是：老年人的肌少症（sarcopenia）加上脂少症（adipopenia)。

正統西醫只知道肌少症卻忽略脂少症！

大家都知道年老體衰，循環不良必定造成肌肉萎縮，但許醫師在此提醒各位大醫師及一般民眾尤其是老年人，不要忘了脂少症。

脂肪組織是人體相當大的組織，常被人所疏忽甚至惡名昭彰而被排斥。脂肪分兩種：1白脂肪分布在內臟主司保溫及防震；2褐脂肪（含豐富粒線體呈現褐色）分布在皮下，除基本保溫防震外又加上能量提供參與新陳代謝。

老年人各個器官都在老化中，脂肪也不例外，最不好的情況是：四肢萎縮，肚皮下脂肪一大堆，一副大腹便便樣。

再簡單說明：一台機器內一定要加上潤滑油才能運作，如果潤滑油氧化老化失去功能，機器裡的零件互相摩擦當然就容易故障。脂肪就是潤滑油！

肌少症及脂少症是無法治癒的，只能自我保養及修練。難怪這位老年病人走遍各大醫院接受各種治療通通無效！

許醫師建議：

1 正常均衡飲食：病人長年吃素，我叮嚀他不要吃加工素而是天然蔬果及蛋奶素。
2 避免彎腰、久坐、提重物、爬高、走遠等增加腰部負擔。
3 有症狀不舒服時儘量要躺下來休息，必要時可以服用止痛藥（如 Voren 非炎）。
4 每天早中晚各三十分鐘平甩功。他常去公園做甩手功，卻完全做錯。
5 大量喝高濃度氫水。
6 可使用局部熱毯或到醫院復健科做超音波治療，但不要拉腰。
7 盡量減少服用西藥。
8 工作時必要可以穿上護腰。
9 如經濟許可可以服用醫療級蜂膠及人蔘皂甘。
10 既然是佛教徒就要學會「無欲則剛」、「相由心生」做好身心修練。

排便與大腸經的說法正確嗎？

中醫有一說法：早上五點到七點，氣血流注於大腸經，大腸蠕動，此時最宜排便。因此一些養生、中醫在鼓勵起床喝杯溫水然後排便。但是如果進一步說不在此時排便是不健康，甚至是生病的徵兆之說法，則是矯枉過正，我是不贊成的。有很多人包含我個人在內，一生中從未在清晨起床五至七點起床後排便，反而很多人是每餐後就想排便，所以單從大腸經來解釋是不通的，而從胃腸生理機能來說也不是如此：

人體胃腸有四個管制門：賁門、幽門、盲腸門、肛門。管制門是一開一關。

1 當食物進入食道後賁門打開，幽門關閉，讓食物停留在胃裡進行初步消化。

2 食物在胃裡消化時賁門幽門關閉，以防胃酸逆流到食道及十二指腸，此同時盲腸門打開，讓小腸內經過吸收後的食物殘餘進入大腸，此時肛門關閉。

3 當經二～五小時胃消化完成，食物變成乳糜準備進入十二指腸，胃黏膜細胞會事先分泌一種荷爾蒙，通知十二指腸預先分泌黏液來保護以避免胃酸的傷害（胃酸 PH1-2，十二指腸卻是 8.5）。而大腸吸收食物殘餘後累積到直腸，讓便意產生而排便（肛門打開）。

瞭解胃腸生理就可以知道一些臨床胃腸生理與病理疾病：

1當食物由胃進入十二指腸後，也正是食物殘餘進入直腸，所以會有飯後便意。

2胃腸是有進有出，排便不順，食慾一定受影響。相反排便順暢食慾大增。

3食道逆流是賁門閉鎖不全導致胃酸逆流進入食道。

4十二指腸潰瘍是幽門閉鎖不全或荷爾蒙分泌異常，受到胃酸的傷害。

5胃酸有五大功能（殺菌、分解食物、消化、荷爾蒙、造血因子）很重要，一旦被破壞將產生很多後遺症。

6西醫把幽門桿菌視為胃癌元兇是倒因為果。幽門桿菌是一種人體共生菌具有抗酸功能可以生存在胃酸中，當胃環境發生異常，逼使它為生存而侵入胃壁引起胃炎，久之就產生癌變。

7腸道尤其大腸是充滿至少兩百兆的細菌病毒，壞菌產生毒氣好菌產生營養素，兩種菌種時時刻刻進行慘烈的戰爭，壞菌多胃腸不適，好菌多胃腸順暢。

古人有言：食色性也，既然如此胃腸功能要維持也是自然就好：良好的生活起居，均衡乾淨飲食，遠離污染，大量喝氫水，勤運動曬太陽，好眠熟睡，無欲則剛！

後記

荒腔走板的汙衊打壓——關關難過關關過

神仙老虎狗，年過七十五，有力不從心之感，看盡人生百態，憂心台灣處境，尤其被打壓追殺之時，真想遁世隱居，但自己腦筋清楚，行動自如，不甘心就此打住，尤其又想寫一本書：「從許達夫事件談醫學整合」，把這幾年興訟的經歷一五一十的寫下來，供後世參考。走之前總要留點東西下來吧！

請大家告訴大家，什麼是公平正義

原本心已平靜，風暴已過，沒想到一星期前又接到法院傳票，台中市政府衛生局在五月底向法院舉發我詐欺及過失致死案，檢察官事過五個月才以「他」字案傳訊我。

這期間有很多關心我的親友病友，建議我提告，但有人也勸我「四海皆空」不需去計較，有人說：「信者恆信不信者恆不信」，「認同我的不需要辯解，不認同我的辯解也沒有用」，有位西藏仁波切說：「當你受到無情的打壓、汙衊，抹黑時，可以申辯、辯解、甚至提告，但是內心要無報復之心，要心平氣和。」今天又有一位長輩說：他也在外面場合聽到不少對於我的誤解，建議應該公開向外界澄清，因此我將八月份寫的這份心路歷程再在此貼文一次：

二〇一七年五月二十三日本人遭遇的這一生最嚴重的風暴：

榮總一位素昧平生年輕的吳元宏醫師於五月二十三日在台北榮總的支持下於醫院公關室，面對全國記者舉出一位八年前的直腸癌病人范先生個案。指控本人誤導病人，叫病人不要手術導致病人復發嚴重到無法治療，同時秀出一張聳動的可怕的癌症長出肛門外的照片，讓人觸目驚心。又指出本人以詐術欺騙病人花上百萬購買沒有實證的電解水、天仙液，導致病家家破人亡云云……。

一時之間，本人措手不及，更不知所指八年前該病人是誰？如何回應？只好暫時緘默。但是立即遭受網路文字霸凌、媒體報導的追殺、社會的公審，以及衛生局的屢次上門的訪查。檢舉黑函滿天飛，讓我忙於回應與申辯，加上醫勞盟在網路上號召所有「受騙病人」集體求告，醫勞盟願意免費提供律師服務。那一星期本人經常失眠，思考到底發生什麼大事？

我以為不予理會，風暴一兩天就會過去，哪知吳元宏、蔡秀男醫師與醫勞盟在網路繼續放話，不斷的抹黑造謠……

幾天之後看到某周刊訪問該病人家屬的一篇報導從其資料經電腦查詢才確定患者身分，

詳細查看其在本診所就醫紀錄：該病人於九十八年五月便血，九十八年七月第一次求診，我立即安排到林新醫院做 CT 檢查並接受 CCRT（放化療），九十八年九月做完 CCRT 後緊接著安排 **PET** 正子檢查，發現腫瘤並未全消，隨即建議回醫院手術。但病人表示要考慮，之後未再回診，一〇〇到一〇一年兩年間兩次電話訪問，病人表示已手術但腫瘤已擴散，目前在接受化療及標靶治療，我建議他回診。一〇一年五月他最後來診所就醫，當時已經是全身擴散，我只能建議回醫院治療，到一〇二年往生。對這位病人就醫狀況本人完全依照目前正統西醫的準則，根本沒有吳元宏醫師所言：誤導病人拒絕手術治療導致病人死亡之情形。再細查該病人在本診所只購買一部水機及兩本書，花費不到五萬元，絕沒有吳元宏醫師所言：本人詐騙病人花上百萬購買毫無療效的天仙水？電解水？

此時本人已完全清楚事件之發生來自吳元宏、蔡秀男與醫勞盟的汙衊、造謠、抹黑！但為時已晚，一周的時間我已從一位年近七十資深的醫師，變成人人所指的庸醫密醫、江湖術士、過街老鼠！而吳元宏醫師們則變成「正義的化身」、「醫界的良心」……。情何以堪？

冰凍三尺非一日之寒，事出有因，我仔細分析有以下三點：

1本人個性直率，言語過分犀利，用詞不當，常常傷害別人，也得罪醫界。

2醫界對我長期的誤解與誤會。
3電視媒體的標體讓人誤會，同時樹大招風所致。
所以在出席醫師公會的醫評會時，我立即當眾道歉，並以書面告知全國醫界本人今後將謹言慎行……。
但是醫勞盟還不放過本人，繼續放話說：如此惡醫怎可如此輕鬆放下！要求衛福部、全國醫師公會及神經外科醫學會應該立即採取最嚴厲之措施，吊銷本人執照，停業處分，甚至要坐牢！要讓這位惡醫從地球上消失，不再危害病人！
看來本人不被一槍斃命，吳元宏醫師們絕不罷休！本人一再容忍，像喪家之犬低聲下氣，像罪犯似的出席一連串的調查與書面申辯。終於在七月十四日出席醫懲會，這應該是最後的審判：面對全體委員，本人不再退縮，除做事實之陳述、真相之說明外，更舉出國際文獻佐證，加上本人一萬兩千例十二年追蹤的珍貴統計資料，本人理直氣壯、用心良苦、所言所為皆有根據。
現場本人更提出全人醫療（holistic medicine）及綜合治療（integrative medicine）之觀念及本人所提倡之雞尾酒整合療法及四大治療方針：
a尊重生命，與癌共存；b保護細胞，祛邪扶正；c提高營養與免疫力；d 發揮生命力與自癒力。

非常狼狽與辛苦地走了兩個月，終於走完全程，在等待醫懲會的判決結果時，本人已經完全走出陰霾。心想年近七十，已做了阿公了，這一生走來可說是兢兢業業、腳踏實地、問心無愧。神經外科的專業可說已發揮到淋漓盡致，經歷過一萬例腦部手術，十五年前（二〇〇二年底）本人罹患直腸癌第三期（Duke III）後經放化療，腫瘤消失後拒絕手術，儘管當時醫師認為本人活不過三年，但是我卻活了十五年。十五年來我不僅讓自己活得健康，而且診治與輔導過至少二萬例癌症與神經科病人。資料完整的已達一萬兩千人，追蹤超過十二年，這不是絕後至少是空前。這麼寶貴的資料本人正在用心整理當中，期待以一年時間整理完畢，出版本人第六本書：《癌症關鍵報告》。

八月八日正當孩子、孫子們 line 給我爸爸節快樂時，郵差送來醫懲會的判決書：許醫師書籍及網路所寫所言皆屬憲法上的「言論自由」，並無在「執行業務」中損害病人權益，誤導病人、違背醫療倫理，不以懲處！

感恩！感謝！這是最好的爸爸節禮物！

感謝醫懲會委員的明察秋毫、明智判決、還我清白！

遲來的正義！也是正義！

從「許達夫事件」談現在版的白色象牙塔裡的風暴

本人遭受網路文字霸凌、媒體報導的追殺、社會的公審及衛生局屢次上門訪查。檢舉黑函滿天飛，一開始讓我忙於回應與申辯。

即使本人深感過去言語犀利，得理不饒人，得罪醫界，寫下：致全國醫界道歉函，醫勞盟FB粉絲專頁及醫勞盟（？）（因粉專上宣稱醫勞盟與粉專無關，但粉專上表示是醫勞盟的要求，惟醫勞盟網頁的貼文並未有該粉專的文章或公告）仍然不放過本人，繼續於該專頁上放話，並聲明：「醫勞盟要求政府應做到的幾件事：1要求許書下架；2衛生機關撤查天仙液廣告；3醫師公會舉行記者會對外說明；4檢調應繼續調查可能涉及不當販售醫療廣告，詐欺部分」。

八月八日收到第一次醫懲會判決文，決議：許醫師並無違反醫學倫理或業務不正當行為，所有書籍及言論皆屬憲法所附予的言論自由。原以為風暴就此過去，正覺得雨過天晴，哪知台中醫懲會的不予懲處，竟然再掀一次波瀾，立委黃國昌於立法院質詢衛福部長：醫懲會是單行法規，竟然給這位惡醫不予懲處，醫懲會不能重審嗎？衛福部長陳時中坦言很難接受，承諾修法調整覆審原則。醫事司長石崇良指出，將再給予台中市衛生局行政指導，請其重新開會決議（參考：自由時報報導，http://news.ltn.com.tw/news/life/paper/1151629，最後拜訪日：2018年03月21日），實讓本人難以接受。

第一次醫懲會已做出不于懲處，不到三個月竟然又接到醫懲會的公函要我出席，如不出席將進行判決！這是怎麼了？恐嚇我？第二次醫懲會判決的根據似乎是：

九十三年六月八日衛署醫字第0930203280號函醫師人員代言產品之處理原則：「醫事人員為產品代言，其宣傳內容如未經科學研究證實或假借未曾發表之研究報告而為產品代言、背書或影射其具醫療、健康之療效或功效，誤導消費者購買之虞者，應依業務上不正常行為論處；醫師應依醫師法第二十五條第五款業務不正當行為移付懲戒。」

果真自那時起，衛生局把我診所當成廚房，兩三天就來視察要這個病歷那個病歷，更可笑的是，除要了近二十本病歷影印，又來公函問十幾個問題，問得莫名其妙，原來是衛生局一位官員從我《癌症的整合療法》書裡斷章取義，企圖見縫插針，有些問題問得我啼笑皆非，只好打電話詢問衛生局這些問題從何而來，這位「出題」的官員竟然說，煩死人了，你就隨便答一答……。更讓本人深感難過。

究其原因，本人合理推斷，在衛福部長發言之後，可能造成衛生局的壓力，在找不到理由只好讓這位官員努力從我的書中雞蛋裡挑骨頭，儘管這些問題實在讓人啼笑皆非，我還是認真據理力爭，附上所有資料與國際論文。

終於風暴再度來臨，接到來自藥事課公函與醫懲會第二次的開會通知……

二〇一七年十一月二十八日受辱的一天。

一整天九點半到下午三點，在衛生局備受屈辱。上午藥事課拿著我的書質疑我宣傳電解水機**SK-100**，違反藥事法「非藥物不得宣傳醫療廣告」，處六十萬以上到兩千五百萬，機器銷毀或沒入。下午緊接著醫懲會開會，會前已耳聞有傳言，此次會議早已未審先判，雖心中仍期待公理與正義，但風暴似已成形。我仍保持內心的平靜，因為公平正義在我心中，然而，一進會議室從他們的眼神就知道「欲加之罪何患無辭」！這次是大陣仗，貌似全員出席。現場至少數十位成員，一進門不打招呼，一位秘書給我麥克風說：三分鐘陳述，然後馬上計時。事前給我一堆斷章取義的問題要我回答還要我影印十幾本病歷，到現場只給三分鐘陳述？也沒有給本人正當的程序保障（例如可以找律師陪同或仿效刑事訴訟法中的權利告知），我簡短說明我執行業務的「全人治療」，主任委員打斷我的話說：這次是要討論產品。

我愣了一下，立即轉而說明我使用產品的「五大條件」，還未講完時間到就叫我閉嘴。主任委員問各委員有問題嗎？一位醫師委員說：「你提供的國際論文都是實驗室的資料，如何用在人體？」我回應：「電解水、天仙液早有一堆人體試驗論文，在日本、韓國、大陸都是屬於醫療器材！我馬上可以給你人體的國際論文。」第二位發問的委員問我：「與廠商之間有入股、有投資嗎？」我回答：「問得非常好！我是醫師主要在看診，我與廠商絕對劃清界線，如果發現我有參與廠商入股，請馬上吊銷我的執照！」接著又詢問了一堆與電解水機有關的問題，現場氣氛已經讓我了解這場會只是一場戲，讓本人深感失望，臨走前，我只講了兩句重話：

「你們知道什麼是虎落平陽被犬欺嗎？」

「你們是欲加之罪何患無辭，無恥！」

說完拂袖而走！

原本想期盼第二次醫懲會委員再度拿出肩膀，頂住壓力，明察秋毫，依法做出公正之決斷。

但是畢竟現實就是現實，大家都有不得已的苦衷，公平正義又值幾斤幾兩呢？二〇一七年終大家都在迎新送舊、倒數之時，第二次醫懲會議決書終於來到——沒有意外，做出懲處：

停業兩個月及醫學倫理二十小時上課！

兩次醫懲會同樣的委員，又沒有新事證，竟然做出有天差地別的判決，實讓本人心寒！

這個法規命令或行政規則根據什麼法律而定？

經詢問律師意見，所有法規命令及行政規則不能隨便訂定，都必須根據法律而定或有法律的授權就細節性、技術性事項而為訂定，不知衛福部（醫字第0930203280號函）這個法規命令或行政規則根據什麼法律而定？隨自己高興？

再說何謂代言？史崇良司長曾於二〇一六年十月五日發言表示：「醫事司司長石崇良今（四）日晚間重申『代言』定義，是為『替別人宣傳』」（參考：亞太新聞網 http://www.atanews.net/？news＝25562，最後拜訪日：二〇一八年三月二十一日），宣傳就是代言，這麼簡單？代言不需要查明有無代言合約？有無代言費？有無入股？有無廣告？

本人一向潔身自愛嚴守醫師本分，絕不與廠商掛勾，絕不參與任何商業廣告！本人只出書說明本人自身使用產品的經驗，何來代言？

電視媒體整天都有人替維骨力、教授為洗髮精、牙醫替牙膏做廣告，不知此是否算代言？如不算代言，又應如何定義什麼是代言呢？

依我國法，一般食品不需要科學證明，請問到便利商店買泡麵需要出具科學證明嗎？本人所使用的電解水、天仙液既然由主管機關認定為食品級，需要科學證明嗎？醫懲會一方面要本人提出科學證據，但既然認定為食品，何來科學證據的必要？這不是自相矛盾嗎？

就算要本人拿出科學證明，本人已經提供一堆科學國際論文包含人體實驗論文，這些委員有看嗎？看得懂嗎？

本人對衛生局提出問題的答覆，洋洋灑灑幾十頁，有看嗎？

本人已年近七十，被打壓被汙衊無所謂，但為了本人所提倡的整合療法，我必須提出覆審！到衛福部面對更高級的醫界大老，經查現任衛福部醫懲會主任委員是賴其萬醫師，他確是醫界大老，本人期待於覆審中能與他面對面，看看賴主委究竟有無能力扛起醫界這一切！

來自台中醫師公會的消息，不管覆審結果台中市衛生局都是先執行停業處分，如果覆審翻案再由受懲者提出國賠，原本衛生局停業通知已送達，但知道本人提出覆審後，衛生局又一反常態主動通知暫緩執行「停業」處分，是因爲自覺懲處過重，覆審有翻案可能？還是自知理虧，良心發現？

但是醫勞盟直到二〇一八年元月還在臉書大聲疾呼：許醫師被判停業兩個月及倫理上課二十小時，一副落井下石的模樣！

經詢問律師，衛福部施壓台中衛生局在無新事證發生之下，蒐集第二次懲戒之事由另行懲戒，恐有違法之嫌！

這期間衛生局曾接獲幾位病友、社會公正人士去市政府市長信箱投書，要求給許醫師公平機會，這些仗義執言的朋友，據聞事後竟然通通被衛生局以恐嚇罪嫌送至警察局。本人對仗義執言的朋友竟遭此際遇，實對國家權力感到痛心、對這些朋友感到不捨。

二〇一七年間，衛生局竟然將我以「業務過失致死」與「詐欺罪」送台中檢察署，到十一月突然接到地檢署他字案公函要求到署說明。本人心無罣礙，堂堂正正的面對。到了二〇一八年三月五日才接到地檢署的「不起訴書」，檢察官詳細調查病人范先生就醫經過略述如下：九十八年五月確診，同年七月至許醫師門診，。同年九月起迄十二月止，至林新醫院就診數十次。九十九年九月至同年十一月，至大里仁愛醫院就診數次，並住院接受手術。九十九年一月曾至臺中榮總初診並進行口服化療，同年十一月進行注射式化療，中間的治療幾無中斷，直至一〇一年十二月因故入院。一〇二年一月病逝。

請問吳元宏醫師，身為國家級醫師，手中有病人詳細就醫資料，有詳細了解范先生的就醫經過嗎？有查詢過他的健保就醫紀錄嗎？他是經過這麼多正統西醫的治療，有越來越好嗎？最後是死在你的台北榮總，是什麼原因呢？而范太太在檢察官面前宣稱在本人診所看完診後，過了一年三個月始決定去台中榮總開刀，但這都與調查出來的證據不符，她知道作偽證是七年以下有期徒刑嗎？

檢察官查明范先生根本只在本人介紹之下購買一部電解水機及兩本書，總共不到五萬元，請問衛生局呂局長與吳元宏醫師，花掛號費、買書、買電解水機等，共花不到五萬元，這算是詐欺嗎？吳元宏醫師似乎曾宣稱略懂法律，那可以解釋一下我國刑法上的詐欺罪構成要件是什麼嗎？

吳元宏醫師又在他臉書計算出本人的總利潤有五十億云云，這金額的計算有無經過查證？還是只是無的放矢？如果只是空穴來風，本人對吳元宏醫師的行為深感痛心，畢竟一個受過高等教育的人，竟然視我國法律為無物，實屬不該。

最終，所謂的業務過失致死罪及詐欺罪，均經檢察官還我公道，予以不起訴處分，天理明見！正義終得伸張！

不卑不亢，理直氣壯

今天北上出席衛福部的醫懲會，主任委員賴其萬很溫和而有禮的對我說：「許醫師你有備而來，有意見請陳述……」面對委員我胸有成竹，不卑不亢，有話直說，長話短說：

我闡明這個判決依法無據又實在荒唐：

1所有行政命令必須依法而定，衛福部未依法而隨意下達行政命令，是無效的！

2所指代言：本人從未對任何廠商投資入股或簽代言合約，更從未在各種媒體、宣傳品公然支持某產品。本人自始至終潔身自愛，絕不出賣自己的形象，更與廠商保持距離。

3所介紹之電解水或天仙液，皆被認定是食品，無須科學實證，即使有此要求，本人也提供十幾篇國際論文，而且都是人體實驗的國際論文。（有委員質疑論文沒有人體實證）

4有委員質疑所提供的電解水論文不是使用本人的機種做研究的，不能採信云云……本人反問：最常用的止痛藥成分是acetaminophen（普拿疼、乙醯氨酚），有幾十家藥廠製作，如Paradol、scanol、tyrinol等等，同樣的成分不同藥廠製造，難道要每一家藥廠都需要做人體實驗才能領取藥證才能販賣嗎？

5該判決書又大篇幅提到國際認同的所謂「醫療倫理」四大原則：尊重自主、行善、不傷害、正義。似乎暗示我沒有遵行醫療倫理。

本人行醫超過四十五年，開腦超過一萬例，自己又罹患癌症，面對過生死，寫下遺囑，更輔導過兩萬例癌症病人，既是醫師又是癌症病人，有誰能比本人更體會病人的痛苦？有誰能比本人更體會「人溺己溺」的感觸？還需要來質疑本人不懂醫療倫理？

本人期待衛福部能因許達夫事件而仿效美國國家癌症中心（NCI）於一九八八成立另類

療法辦公室（OCCAM）專事另類療法的研究、規劃、輔導，來代替打壓、排斥甚至嚴處。

各位委員都是社會賢達人士，有頭有眼，本人期待委員能秉承良心，拿出肩膀，依證據作出判決，能撤案還本人清白。

若不幸仍維持原判決，為維護本人之名譽及公平正義，本人將向行政法院提起訴訟，甚至最後走到監察院。

父親許強醫師當年（一九五〇年）被誤判為匪諜勇敢赴刑場慷慨就義，本人身上流著許強的血液，個性是黑白分明、得理不饒人，常批判正統西醫可能因此得罪醫界，所以本人第一時間就在醫師公會寫下給全國醫界的道歉函，是為本人言語過分犀利道歉，不是承認本人醫療行為有任何過錯。

人在做天在看，大家都在寫歷史。感謝委員們給本人充分的陳述。

說完，賴主委詢問各委員有無意見？沒有。

我即離席，等待判決。

半年後接受判決書：我的上訴被駁回，這些所謂醫界大老根本沒有肩膀，不僅官官相護竟然又違法添加一條新的判決：原來第二次醫懲會判決是根據本人違法醫療法第二十五條第五款：執行業務不正當行為，衛福部竟然再加上一條第四款：違反醫療倫理！

據律師所言：上訴法院只能就原屬法院提交之判決內容作出判決，如有新事證需添加法條判決，也必須重回原審法院重新調查。

申訴管道既已走完，我只好走上行政法院繼續為捍衛本人名聲及公平正義而努力。為我辯護的陳律師是雖然年輕但是能力十足，更重要是為人正直公正。他告訴我：行政法院是人民告政府，判決勝訴機會只有五％不到，因為官官相護。

沒錯，在高等行政法庭裡真是體會到「民不與官鬥」，儘管律師的申辯書寫得義正詞嚴、頭頭是道，但是法官是自由心證，被駁回是在意料之中。原本想放棄，因為五年來屢屢上法院，每次都在精神高壓下失眠，真的很累了想放棄。但是陳律師說沒關係，上訴到最高法院就會不一樣，律師說：他在實習時曾在最高法院當過助理，了解最高法院法官多是德高望眾的飽學之士，非常重視程序正義。

經律師鼓勵我再度提起勇氣，上訴到最高行政法庭！

二〇二一年七月二十三日——一個重要的時刻

接到最高行政法院的判決書：原判決廢棄，發回台中高等行政法院！

接到這個勝訴理應高興來個慶祝，但是我卻心情平靜，因為已經時隔四年，即使當時的被汙衊、被打壓、被侮辱，心中充滿著不滿、不平、氣憤，但都已事過境遷，心早已淡忘，早已放下，早已心如止水！

公道自在人心，小人得勢只是一時，總有一天真相會大白！今天果真是老天不負有心人。

從二〇一七年五月二十二日至今天走了四年零二個月，總共一千五百二十天，從台中第一次醫懲會、第二次醫懲會、台中地檢署、衛福部醫懲會、高等行政法院到最高行政法院，還有刑事庭、民事庭、最高民事法院，一路走路，情緒起伏不定，從氣憤不滿到垂頭喪氣，到看到官官相護、看破世態炎涼，到心如止水。

除行政法院外，為捍衛我的權益與名聲，我還提起「刑事自訴」，可惜已過六個月告訴期，無法成案。另外「民事訴訟」也走到最高法院依然不意外被駁回。

四年來有多少次失眠到天亮，每次開庭我都親自出席，多少次當庭發言到慷慨激昂，據理力爭，我深信法院會給我公平審理及合理的判決。但是四年來一再敗訴，讓我信心全無，我告訴律師說：「算了，已盡力了。我要放棄。」我的委任陳律師年輕有幹勁，認為地方法院及高等法院法官素質並不必然符合我的期待，但最高法院的法官非常重視程序正義，他覺得已走到最後一哩路，放棄可惜。他免費為我走完全程，即使全敗訴，他還要為我到監察院提訴願，到大法官提釋憲。

今天最高法院判決勝訴，退回高等行政法院重審，對我非常有利，我決定在陳律師的支持下走完這最後一哩路！陳律師說也許可以創下一個判例：

1衛福部必須廢棄九十三年當年衛生署所定的不合理且互相矛盾的行政命令：

「醫事人員為產品代言，其產品內容如未經科學研究實證或假藉未曾發表的研究報告而為產品代言、背書或影射其具醫療、健康之療效或功效，誤導消費者購買之虞者，應依執行業務不正當行為論處」。

2醫懲會單行法規：不准當事人請律師、閱卷、申辯、調查，即使當事人不出席也可以逕行判決。而有利害關係的委員不迴避，開會不錄音、沒有開會紀錄，到法院也主張開會是秘密會議。一連串的不公不義的違反「程序正義」及黑箱作業，必須變更！

最高法院駁回市政府醫懲會的判決，發回高等行政法院重審

這次高院審判長真是明察秋毫：一開始就抓到重點：

醫師法第二十五條第四款：違反醫學倫理（尊重、善意、不傷害、告知、選擇）。第五

款（除四款外之業務不正當行為）。

第一次醫懲會，以本人在臉書、書本著作所言皆是言論自由，不予懲處。

在沒有新事證及同樣委員，竟受衛福部「行政指導」下召開第二次醫懲會，這次依「衛生署」九十三年一則行政命令：「醫師人員代言未經科學實證的食品，依業務不正當」懲處。

審判長問：

1食品（天仙液、電解水）非藥物，為什麼要求要有科學實證？

市府回答：因為許醫師提到療效，審判長認為那應該用「食品安全法」處罰，不應該用醫師法。

2醫懲會會議紀錄是第五款，為什麼判決書加上第四款？

市府竟應然回答是：是筆誤！依行政法規定「有誤寫或誤算是可以更正，那是指明確的內容（如基本資料姓名、國字後阿拉伯數字）等。

法條竟然可以筆誤，如果是無期徒刑誤植為死刑，把人槍斃了，怎麼辦？又如醫師誤診把左腎腫瘤開刀切除右腎，可以說是誤植嗎？市府的誤植真是荒腔走板，天下之大忌！

何況，這不是誤植而是違法添加法條，因為市府上訴狀中竟然抄錄課本有關醫學倫理的文章高達七十二頁。

在我上訴到衛福部時，衛福部應該僅就第五款來審理，竟然又自動添加第四款，這是違法行為，上訴法庭只能就原本法條審理，如另有發現須加告法條也應該送回市府重新開會決議。何況市府採用第四款「違法醫學倫理」，竟然毫無提出任何證據（證人證物）證明我不尊重、誤導、沒有善意、傷害病人……等。

整個過程可說是「欲加之罪，何患無辭」！

而我是……虎落平陽被犬欺！

市府不服又上訴，理由是：

1許醫師具有「販賣食品業者」及「醫師」、「代言」，可以一罪兩罰？醫師可以開公司、販賣產品，是否延誤病人？也沒有提出證據。

2天仙液、蜂膠、電解水，沒有「抗癌」效果，許醫師的著作都在講治癌，是把「馮京」當「馮涼」！第一次醫懲會已經把我的著作認定為「言論自由」，且地檢署也詳細調查過，許醫師沒有任何傷害或詐欺病人，早做不起訴處分！

3又提到第四款是誤植是屬於「誤寫」可以更改！把「違法添加」視為「誤寫」，是明知故犯還是瞎掰。

4對市府醫懲會嚴重程序不正義，隻字不提。

這種荒腔走板的行徑，出自市府公務員，既顯其無知又無能外，誤植法條更是令人啼笑皆非。

荒腔走板走一回！

二〇二四年二月八日龍年小年夜，正當大家都在忙著過年，我接到了一份最有價值的紅包——最高行政法院的第二次的判決書：駁回台中市政府的上訴，整個案子就此完全定讞！

事實上一星期前突然接到醫師公會總幹事來電，告訴我法院的勝訴，市政府衛生局已經廢棄當年對我的懲處：停業兩個月及上課二十小時再教育，總幹事特別語重心長地低聲告訴我：市政府衛生局希望我低調接受。

大街霸凌小巷和解？

從二〇一七年五月二十三日風暴開始至今，歷經六年八個月兩千四百天，從地檢署、刑事庭、民事庭到行政庭，從地方法院、高等法院到最高法院，經歷一連串的敗訴曾幾度想放棄，但是個性耿直、黑白分明的我，自信站在光明的一方，不信喚不回公平正義，在年輕有為的陳律師協助下，鍥而不捨不斷的上訴。儘管我的名譽嚴重受損已無法回復，但是看到台灣醫界的亂象，衛生局、醫懲會、市政府的一連串無厘頭的打壓霸凌，而多年來心境的起伏，從咬牙切齒持的憤怒到心如止水，我是就此打住低調接受，還是反攻號角已響。

這幾天過年假期，一個人坐在空蕩蕩的診間思索再思索，想起這六年來的轉變：這個風暴讓我從自信滿滿的資深老醫師變成過街老鼠人人喊打，當然業績是一落千丈，診所經常門可羅雀，員工走光光，幾度想關門退休算了；但是抬頭一看那兩萬本病歷，細細回想這二十二年來診治過的癌症病人，已有五千人死亡，但也有五千人活過十年，到底我是走對還是走錯呢？是真如那些體制內的年輕醫師所指責的：我誤導病人偏離正統醫療，害死很多病人嗎？

突然，腦筋清楚起來，這個風暴是給我人生陷入危機，但是卻也騰出很多時間來，讓我開始另一項大工程：一方面廣讀國際論文及癌症相關資料，一方面請教統計學教授好友把這麼豐富而寶貴的資料加以統計整理，我要釐清我所提倡的「雞尾酒整合療法」到底是正確還是錯誤？

塞翁失馬焉知非福，上帝說：這門關了另一山門開了，在熟讀幾百篇國際論文及統計數據中，一再再證實：我走對路了。於是開始收集我的病例及文章，匯集起來完成我這第六本癌症專書：《癌症的關鍵報告》。

到此，我熱血沸騰，勇氣再現。
感謝老天，我得了癌症，讓我重生！
感謝老天，讓我活下來，發大願終身為癌症病人服務！
感謝老天，讓我能深度檢討走對路！
感謝老天，讓我完成第六本癌症專書！

附錄

許世雨教授罹癌記

一、罹病與治療過程

罹癌後，反省自己為何會罹癌的原因如下：

(一)個性較悶且容易緊張；胃腸不太好從小就經常拉肚子。

(二)工作上感到壓力，教學的壓力，升等的壓力等等。

(三)二〇〇六年由於工作壓力，加上免疫力變差，得到帶狀泡疹。

(四)二〇〇七年健檢，請醫師做肛門觸診檢查，醫師認為我可能攝護腺肥大，建議做進一步檢查。

儘管我有以上情況，但感覺自己的體力並沒有受到什麼影響，就沒有太在意。

(五)二〇〇八年約十月由於自己血便已半年多，以為只是單純的痔瘡，也沒很在意，但為了更瞭解自己身體狀況，便到離住家不遠的新店慈濟醫院看大腸直腸科，看診醫師做肛門觸診檢查，醫師覺得是腫瘤的機會很高，建議做電腦斷層檢查。

(六)二〇〇八年十一月經台北榮民總醫院診斷為直腸癌第三期，直腸腫瘤可能七公分大。要接受門診放療二十二次，門診口服化療二十二天（這部分是因為腫瘤科醫師說：我在做放療的同時，服口服化療，能夠加速腫瘤的縮小，以利後續的開刀）。

（七）二〇〇九年一月十九日完成接受門診放療二十二次，門診口服化療二十二天。放療做到十幾次以後，肛門漸漸有疼痛如刀割的感受，而且疼痛燒灼程度愈來愈加劇，這應該也是我罹癌以來最痛苦的部分。

只是，我很慶幸在治療期間，能夠向學校（文化大學）請兩個月的假（再來學校就放寒假了），也感謝幾位好友願意幫我代課，使得我能心無旁騖地接受治療，並且在早上做完放療後，就可以回家好好睡一覺。我覺得這樣對於我的復原與免疫力的提升，有很大的效果。

另外，每週要到台北榮總做五次放療，由於台北榮總的病人做化療與放療都在地下樓，每次我去做放療時，都會看到許多病人正在做化療，或等待做放療，感覺癌症病人們可能因為身體不舒服，加上治療過程的不適，更不舒服，特別是在較冷清的地下樓，給人一種沒有生氣又苦悶的感覺。

（八）我在台北榮總治療期間，由於我的直腸腫瘤蠻接近肛門，因此開刀後必須做人工肛門（腸造口），護理師乃叫我看腸造口的衛教影片，看完後，感到做人工肛門真是不方便，對於我是一個非常喜歡運動的人，更是無法接受。於是我問護理師：我可以不要做人工肛門嗎？護理師堅定的口吻回答：不可能。這個回答對於喜愛運動的我來說，覺得比知道自己得到癌症還難以接受。

（九）在台北榮總治療期間，有一次逛到榮總的書局，偶然看到書架上有一本書：《感謝老天，我得了癌症！》，心想：好奇怪的書名！一般得到癌症的人不是常怨天尤人，為什麼會感謝老天呢？看書的封面，是一位罹癌醫師寫的書，巧的是，跟我一樣是直腸癌第三期，而且也跟我一樣姓許，於是便買一本回家仔細閱讀。

（十）許達夫醫師在他的書中提到：心念轉變（第四十頁、二〇三頁）、癌症雞尾酒自然療法（第一一二～二二八）等……我覺得很有道理。

後來我又積極陸續看了幾本有關癌症復原的書，也分享給大家，特別是：

李豐醫師著《我賺了三十年》、《善待細胞你可以活得更好》

道證法師講述《癌細胞變快樂佛細胞》

黃鼎殷醫師著《你的身體是全世界最好的醫院》

近藤誠著《癌症別急著開刀》

許添盛醫師著《絕處逢生》

許達夫醫師著《感謝老天，我活下來了！》

許達夫醫師著《感謝老天，我活過了十年！》讀了以上這些書，讓我覺得西醫治療癌症標準三步驟：放療、開刀、化療，並不是治療癌症的唯三步驟；而且不論是放療、開刀、化療，雖殺死自身體內的癌細胞，但也同時會傷到自己許多正常的好細胞，加上三個步驟任一個，都會帶來對於身體的副作用。因此我在做完二十二次放療後，台北榮總醫師本來叫我要趕快入院開刀，接著要進行全身化療。此時我覺得自己的腫瘤已經縮小（在此也要感謝台北榮總對我的治療），為什麼一定還要再開刀、化療？後來我去看了許達夫醫師的門診，許醫師本身的經驗，加上他有看過很多癌症病人的心得，更加深了自己不開刀的決定。此外內人也有一樣的看法與決定。於是自己在醫院的癌症治療便至此為止，之後就靠自己的努力、調理，這個決定蠻冒險，但自己也覺得海闊天空、輕鬆自然。如今經過近十五年，見證當初這個決定是正確的。

二、復原過程

（一）開始改掉過去胡亂吃東西及晚睡的習慣，並儘量減輕壓力。

（二）加入主婦聯盟生活消費合作社擔任社員，購買主婦聯盟合作社較乾淨的食物。有時也會到里仁或棉花田有機店購買食物。

（三）喝許達夫醫師介紹的鹼性電解水，感覺還不錯。畢竟陽光、空氣、水，跟健康都有直接的關連。也吃了一次蜂膠。

（四）我罹癌後第三年覺得自己體力恢復不少，就與內人去登台灣最具代表性的玉山，並成功登頂（二〇一〇年六月二十五日）；之後，二〇一九年十月十三日自己又與群組山友第二次登頂玉山成功。

（五）主婦聯盟合作社對於癌症病人有購物打九折的優惠，我第二年就覺得自己已經不是癌症病人了，便毅然決然退掉這項優惠了，自己那時感覺蠻有成就感，同時也感到有些驕傲。更值得一提的是，也忘記自己是一個癌症病人。

（六）復原過程前幾年，我覺得太陽是最好的放療，建議早上七點左右，面對、背對太陽做氣功或平甩功等各十五分鐘，尤其要照到患部（頭臉可不用照到），同時也可用意念引導金黃色、火熱的陽光流過患部、全身，讓身體暖和也讓腫瘤縮小。另外，我以前也練過無極道功、太極拳、無極養生氣功，因此也常在早上起床後稍微練一下功法，之後再吃早餐。

（七）由於癌症病人經過治療後體力與精力皆不好，前幾年我還會特意到籃球場旁看年輕人打籃球，也同時存想自己會像年輕人一樣有體力、有活力。

（八）腸中好菌很重要，罹癌後我常吃蔬果、喝酵素（剛好朋友種植有機蔬果，喝他製作的鳳梨酵素、梅子酵素等）。

（九）晚上可靜坐，沉澱心靈。二〇一〇年六月我有機緣能夠參加台灣內觀中心開設的內觀禪修十日課程，感受到自己身心淨化不少，也培養、增進自己的平等心、慈悲心。後來又陸續參加四次課程，獲益良多。現在每天晚上睡前也會內觀禪坐一個小時。

（十）多到空氣好又好走的地方，如內洞、滿月圓、東眼山等森林遊樂區，因為我很喜歡走進森林，森林有三寶：芬多精、負離子（空氣維他命）及高氧對身體身心健康都有很大的幫助。也因為如此我在二〇一三年成為林務局新竹林管處的國家森林志工，除了讓自己走進森林，也做森林導覽解說，讓自己與別人更認識與喜歡大自然、生態、森林、動植物。

（十一）參加許達夫醫師的癌友會認識一些癌友。他們看到我復原很好，知道主要是因為我常爬山以及到森林裡面健行，於是我們成立一個「健康到陣行」群組。只是為什麼不用一般常用的「逗陣行」而是要用「到陣行」？就是我要強調參加者能夠「身到」、「心到」參加群組健行登山活動，並且能夠實際「做到」將健行登山變為自己的習慣，並是生活中的重點。「健康到陣行」群組到今年（二〇二三）已成立八年多並有一百四十八個成員，幾乎每週舉辦一次登山健行活動，群組相簿已經超過三百本。

三、感想與建議

回想起來，我現在復原良好、健康也不錯，有可能是我的直腸癌第三期，不知是否算是比較不嚴重的癌症？但更重要的是，可能我的身體、免疫力，沒有被開刀、化療破壞，雖然二十二次的放療也殺死了許多身體的細胞（不管正常細胞或癌細胞）。並且更重要的是，積極讓自己身、心更健康，做法包括：

1吃得更乾淨。

2睡得更充足。

3常常登山、健行，在森林中享受大自然、森林浴，吸收高氧、芬多精、負離子……。

4減少壓力。

5作息正常，最好晚上十一點前睡覺。

6修練養生功法，每晚靜坐、禪坐。

最後推薦我常去走的健行登山步道（最好是有山、有水、有森林、有能量，空氣景觀良好的步道或山林）：

第一、簡單入門級

二格山草湳登山口至山腰土地公廟步道，這段步道空氣景觀良好，尤其夏天行走特別清涼，緩坡，全程約五十分鐘。我罹病後迄今（二〇二三），走了將近一千次，我常跟朋友說：二格山是我的救命山。

其他有一些地方也很不錯，如：富陽自然生態公園、內洞森林遊樂區、滿月圓森林遊樂區、東眼山森林遊樂區、拉拉山森林遊樂區、虎山溪步道、豹山溪步道、仙跡岩步道、內湖圓覺寺步道、陽明山絹絲瀑布步道、二子坪步道、天母古道（中間平緩路段）、木柵銀河洞步道、深坑炮仔崙瀑布步道、新店和美山步道、烏來信賢步道、雲仙樂園、坪林魚蕨步道、南港公園、宜蘭五峰旗瀑布、林美步道、福山植物園、明池森林遊樂區、新竹水濂洞步道等等。

第二、有點難又不會太難級

二格山登頂，二格山從草湳登山口可以順時鐘，也可以逆時鐘繞一圈，連休息約需三～四小時，登頂二格山（海拔六七八公尺，小百岳第十七），視野遼闊、約三百度，往西可看到觀音山、大屯山、七星山、101……，往東則可看到雪山山脈、翡翠水庫……，令人心曠神怡，很有成就感，並忘記自己是一個病人。我登頂二格山次數約超過一百次。

其他還有七星山、石門青山瀑布步道、三貂嶺瀑布步道、烏來紅河谷步道、草嶺古道、桃源谷步道、汐止新山夢湖、土城天上山、三峽雲森瀑布步道、大溪白石山、龍潭石門山、新竹飛鳳山、五指山等等。

第三、挑戰級

玉山、雪山（自己想去尚未去）、筆架連峰、五寮尖、赫威神木群、北插天山、苗栗加里山……。

作者簡介

許世雨

今年六十歲，中國文化大學都市計畫與開發管理學系專任副教授（三年前自願提早退休），佛光大學公共事務學系兼任副教授。

我的罹癌心得——乳癌

陳江芙蓉

十一年前，忙碌了好一陣子之後的某一天，感覺到自己右側的乳房外側，有一大小似花生米粒的疼痛硬塊。

先後經過了中醫和西醫的診察，我被宣判：「乳癌」Stage 2b。

家人一致認同，既然是有病了，就乖乖地接受所謂正統的醫療程式。於是，接受病變切除手術、放療、化療（當然，化療的副作用：脫髮、口腔潰瘍、全身軟弱疲乏，也就接踵而來了）。

偶然的機會，朋友推薦了許醫師的書《感謝老天，我得了癌症！》激發我的省思：自己的健康，自己要負責；不能倚賴大夫，甚至過度治療。

許醫師多年的臨床經驗加上真誠的分享「雞尾酒療法」，的確，讓我受益匪淺。

那天，見到許醫師，他稍微問診加觀察，之後的第一句話：「立遺囑！」

是啊，對於有基督信仰的人而言，不就是再次把自己的生命、氣息，所有、所是，沒有疑慮地交託給祂嗎？無論是生是死，不叫我窩窩囊囊的，連自己看了也厭煩。

也因為許醫師和一些癌友們的提醒，我放棄了無謂的化療。

酷愛玩滑輪（Roller Skate）的大女兒更鼓勵向來害怕運動的我，不妨也玩玩。因為滑輪強調平衡，將來老的時候不致於太容易摔跤；即便摔了，也知道如何起身。

為了不給摯愛的家人添麻煩，我努力學習著（當然，對於不善運動的我，在過程中，摔得人仰馬翻或是狗吃屎是常態）為了避免意外造成嚴重傷害，我的時速絕不超過一五mile。我試著把對於摔跤的恐懼，化為對主名的呼求和對人的祝福。「主阿，我可沒有條件受傷，求你保守我，求你記念×××，求你祝福×××……」所以，每天的滑輪時間是我與我的主，還有我的心上人，最親近的時候。大約溜了三十分鐘之後，全身一定出汗，心情也就輕鬆了。養成習慣後，若是超過兩天沒溜的話，竟然會覺得全身不暢快。

也因為右腋淋巴結被摘除了二十顆，但凡右手用力、精細動作都會脹痛。所以，我開始學習用左手寫字，它讓我學習心思專注，不浮躁。

過沒多久，不甘心混吃、等死、爛活著，我參加了「生命關懷」的團隊志工；找到自己生命更深層次的意義。

在過程中，我學習放下執念，也劃清互動關係的情緒界限。

罹患癌後，反而是學習新事物的開始。一直到今天，我的人生觀、我的性格改善，變得更開朗、更積極，也更懂得體恤為難中人的心境。願人人心中有神，有平安！目中有人，尊重生命！

罹癌，不可怕，可怕的是放棄積極樂觀的心態。畢竟人生有太多要珍賞的人事物；也有太多事務，等待著我們學習。

感謝牧養我一生的主神！

感謝愛我、扶持我的親友們！

感謝許醫師和他所關照的病友群組！

病人家屬控訴

桑椹籽 隨筆

一〇六年十月，我的母親診斷出腫瘤，十一月時複檢確診為惡性腫瘤，膽管癌第三期，已擴散至附近淋巴與肝臟，屬神經內分泌癌。於同年十二月八日住進台北榮X醫院病房，由腫瘤科及放療科主治。於十二月十五日時身為兒子的我買保健食品給母親服用，希望可以降低化療的副作用，經過一連串的檢查終於在十二月二十日進行第一次的化療。一次療程為三天，於二十二日出院返家。爾後開始一連串的化療與放療，經過六次的化療療程後癌指數降到十幾。家母十分開心，治療期間也不斷努力吃東西補充體力，在小分子褐藻的服用之下，副作用緩和許多，全家為之開心不已。但是對於化療相當有戒心的我在第三次化療後，癌指數降至三十幾時，曾勸告我媽不要做太多次化療，要有與癌共存的概念，要保有該有的免疫力。但是看著癌指數節節下降，哪聽得進去我的建言，只覺得三生有幸選到了一位好醫生。

一〇七年五月十六日再度住院，十七日實施手術將膽囊切除，肝臟切除約一大半，醫生實施手術的理由是：把看得到病灶切除後，根據經驗可以活得更久，而且肝臟會再長出新的來。但我又再次持反對意見，我覺得化療後身體相當虛弱不應該立即動手術，然後癌細胞長的速度一定比正常細胞還要更快，割掉之後就不會再長嗎？癌細胞就不會長出新的來嗎？大刀手術之後身體虛弱，癌細胞更會趁勢作亂，所以我反對手術。一樣，我媽還是聽不進去。

從此之後我媽媽的身體健康就一去不回了。六十幾歲的人做完六次化療加上數十次放療，沒什麼休息就動了大刀，其實術後健康其實還算可以，但隨著時間反而健康狀況越差，腸胃始終不適。一開始認為是術後「正常現象」，要求多運動，反正就是打抗生素跟吃胃藥，簡直就是抗生素打到飽的心態。連續打了整整一個月，正常人感冒都說不要服用太多抗生素，一個身體虛弱的病人卻連續注射了那麼久的抗生素，當時的我還搞不清楚狀況，但直覺就是覺得怪怪的。出院後當晚就立即發燒，隔天早上又回去住院了，大約又住了半個月，一樣，吃胃腸藥，吃提升食慾的藥，繼續抗生素打到飽。

爾後再次出院，回家之後沒兩天，家母說背部脊椎很痛，以為是運動拉傷，後來又去榮×看骨科跟神經科，一樣，開藥，止痛藥、B12，很快的又過了一個月，腸胃仍然始終不適，腹瀉始終沒停過。在沒胃口的情況之下，一天比一天消瘦，醫生覺得應該不是術後併發症的問題，因為已經手術過後一陣子了。一日，因為身體過虛又住院了（已經不知道反覆住院幾次了），施打營養針、白蛋白，順便驗血，發現癌指數又飆升。此時才七月中旬，怪哉，不是五月才癌指數降到十幾嗎？不是壓制得很好？不是手術過後「通常可以活得更久」，不到兩個月就大復發，轉移至腦和骨頭（所以之前背痛就是因為癌細胞轉移導致的），讓我不禁懷疑化療難道是加速癌症生長與轉移的主因？因為不是說腫瘤生長通常要數年至數十年，怎麼感覺復發後生長速度跟遠端轉移速度根本數十倍以上。然後醫生束手無策，要求我爸媽花十三萬請美國的醫院做基因檢測，準備做標靶治療。

在等待報告出爐之前，醫生說：看著癌細胞一天天長大，報告也還沒出爐，不能坐以待斃，我們再來試試看之前的化療藥吧（癌症復發後用同樣的化療藥物通常無效，甚至會讓癌細胞長得更快，病患身體更差而已，難道這觀念醫生會沒有嗎？為什麼要拿別人家人的命來

「試試看」？），結果做了一次三天的療程之後，家母連走路都走不動了，連吃小分子褐藻也無法消掉那強烈的副作用，嘔吐、反胃、腹瀉、貧血、水腫、營養不良樣樣都來，走路都需要有人攙扶。加上之前腸胃不適，反覆跑廁所N次，早已把肛門擦屁股擦到嚴重發炎，痔瘡也因此復發，身體之虛弱啊！我爸問：醫生啊，怎麼這次化療藥副作用這麼強？醫生用什麼理由辯解我已經忘記了。

母親呀！兩個多月前的您可是還笑容滿面，還可以跟我們全家在餐桌一起吃飯，怎麼兩個多月後連走路都沒有力氣了。西醫的主流化放療加手術究竟是來醫治您還是來害您的，為了消除那些種種的副作用，於是就展開了吃不完的藥的西醫療程，胃藥、腸藥、止吐藥，施打利尿劑，施打抗生素，吃貝樂客肝炎藥，必要的話還會輸血。每天上大號超過十次，腸胃不適的問題醫生始終沒給個答案，最後才說可能是因為癌細胞影響腸胃的，只要能殺死癌細胞胃口自然就會好，可是你們已經沒有任何手段殺死癌細胞了呀，為何硬要做無謂的治療？

終於報告出來了，開始使用標靶藥，藥物名不詳，一天要吃六千元的標靶藥，我媽大約服用了一個多禮拜，服用期間竟然「沒事就昏睡」?!一個多禮拜之後，報告出爐，標靶藥完全無效，而且還肝指數下降，黃疸症狀明顯發生，全身皮膚泛黃，眼白部分也泛黃，下肢水腫的也更加嚴重了。醫生說：「你現在的狀況就是個惡體質（廢話，都一副快往生的臉了還用你說，根本在講幹話），因為我們檢查發現膽道並沒有阻塞，所以黃疸症狀應該是肝功能下降所造成的，要不然我幫你轉到榮總的中醫部，你去吃個中藥來顧肝。」

混蛋東西啊！任誰都看的出來這個狀況已經很末期了，主治醫師竟然這個時候還叫病患去看中醫？根本做秀給病人看的啊，就是束手無策啊，承認自己無能為力很困難嗎？大約五天後，醫生跑來跟我爸說，可以協助安排至安寧病房了。接著我就失去我最愛的媽媽了。唉！我媽媽於一〇七年九月十二日往生，算一算從打下化療藥的那一天開始算起，只活了八個月又二十二天而已。

我時常在想，如果完全沒有做任何治療，或是只吃中藥或保健食品會不會現在還活著呢？如果化療少做一些，也不要實施大刀手術，會不會現在還活著呢？是不是越治療越短命呢？因為怎麼看治療之前我媽的健康情況跟面相，絕對是可以活超過九個月的人啊，就算沒有活滿九個月，生活品質也絕對活的比化療後還要好啊！

但是打開網路新聞，幾乎每則新聞都在呼籲癌症病患不要相信偏方，要勇於接受完整的化放療才是唯一正解，接受正統化放療的人都活的比較久，這是真的嗎？

還是這是一個永遠不能承認錯誤不能公布真相的世界級騙局？

我媽媽就是一個醫生說什麼他就幾乎照做什麼的「模範病人」了，為何只活了八個多月，眾醫生們，可以給我個合理的交代嗎？我想應該是永遠等不到。

唉，好端端的一個人就這樣被治療折磨到死。現在，只能看著照片追憶了。

信耶穌必得永生——一位甲狀腺癌患者的感謝

謝淑芬

我在二〇二一年時，遭遇一些人生挑戰，造成我壓力太大不自知而罹患甲狀腺癌，以為得了癌症可能活不過幾年就要跟這個地球再見了。當初我並不怕死亡，只是內心難過兩個小孩還在就學，我捨不得我愛的家人。當天晚上睡前我做了一個禱告。

回想我在學生時代高一下的那年暑假，經歷了上帝行在我父親身上的奇蹟，他從半夜看到女阿飄要帶他走，到流淚相信主受洗後，白天看見耶穌天使來為他禱告，父親像睡著一樣被主接回天家。這當中發生不少神蹟奇事，包括蜷曲的手、褥瘡得醫治，我們兄姐妹也聽見已沒氣息，已被開死亡證明躺在我們旁邊的父親，他的聲音居然從燒金桶中傳出哭聲。

父親讓我們知道有愛我們每個人的上帝，天父讓我們瞭解靈魂是永恆的。

我想自然的好走就好，我禱告後隔天出去經過書局，忽然看見許達夫醫師的書，我買回來看，一打開欲罷不能看完整本書，我流下感動的眼淚。

感謝耶穌讓我找到我想找的醫生，當許醫師告訴我甲狀腺癌是惰性癌，還說如果這輩子每個人都要得一個癌症，一定要選甲狀腺癌，很多人到老走了，也不是因甲狀腺癌死掉，我聽了內心超感動！

一般醫院會因我右邊有甲狀腺癌，就把左邊好的一併割除，我實在非常感謝許醫師建議我拿不好的右邊，不需要拿沒癌的左邊，他叫我自己參考決定。我覺得只切一邊，未來是好是壞都沒有關係，因為是我自己決定的。這十幾年來我不用吃藥，甲狀腺很正常，我買鹼性電解水機的水喝，及喝天仙液喝了兩年多吧，有一天許醫師告訴我不用再買了，他說：甲狀腺癌死不了，我覺得許醫師人太好了吧！

一般有的真的要賺錢的醫生都會說，你趕快買！或說這個可能要喝一輩子喔！但許醫師居然叫我不要再買天仙液，我自己覺得想偶爾保養一下，所以我有喝到第三年，就沒有再買了。感謝上帝讓我找到許醫師，他真是我生命中的天使，再次感謝許醫師您，非常感謝！

那時到台中看診回來，睡前我跟父神禱告，非常感謝主！也非常感謝許醫師，我忍不住流下感動的眼淚。我可以在地球多待久一點，看我的兒女長大，我很願意傳講我親身經歷跟很多不可思議的見證，讓一些身心靈受創的人不再憤怒、抱怨、害怕，不再傷心，要相信宇宙中真的有一位很愛我們的天父。當真正的認識神，人生不管遇到什麼磨難、疾病，上帝會把我們從死蔭幽谷中，帶我們出黑暗入光明。禱告不是說要活一百二十歲就活到一百二十歲，要賺大錢就賺大錢，而是雖在患難中，我們心裡有平安及喜樂。聖經上記載：喜樂的心乃是良藥！

這一切榮耀歸給神！哈雷路亞！

再次感謝許醫師！有您真好！

這位醫師娘的現身說法

陳郁芬

許醫師好！

謝謝您擁有完整的西醫訓練，豐富的神外臨床經驗，學識淵博，卻常常言人所不敢言，給眾多海內外癌友高掛起一盞明燈，並追隨著您大膽假設，小心求證的抗癌腳步，罹癌後智勇雙全的從死神手中，奪回身心靈健康，與生命的主導權。

自己的生命，自己做主！在關鍵時刻，您帶領癌友，直面疾病，並勇於提出醫學專業的見解，教育確診罹癌後，一個個慌亂的癌友，不要太過順服的輕率開大刀，做一連串放、化療，弄得越治療、越虛弱，迴舟路已迷，一失足成千古恨，再回頭已百年身！

我自己一一〇年七月底，生平第一次踏進您的診間，在您仔細分析解說之下，得著您寶貴的建議。鐵口直斷我乳房約一．六公分左右的惡性腫瘤，應採傷害最小方式切除乾淨即可，反對在非多發性數顆腫瘤情況下，拿著大砲打小鳥，進行全乳切除。因此在回到高雄，與乳房外科的主治醫師交涉未果的情況下，無奈的踏上跨縣市奔波抗癌治療之路。

我必須說，您七月底的關鍵第二意見，在我後續治療過程中，猶如一盞高懸的明鏡，讓一個完全沒有醫學背景的我，得以幾經周折，峰迴路轉的為自己打開一條血路，於八月中旬爭取到以侵害最小的微創手術方式（健保給付），取出惡性的腫瘤病灶，術後身體快速復元。

然而手術雖然成功，在病理切片報告出來後，我仍然被告知，術後為了預防復發，必須服用抗荷爾蒙藥物十年，及密集做一個療程二十八天的放射線治療。為此我再一次帶著全部病歷資料，遠赴台中諮詢許醫師您的第二意見！然後再次舌戰主刀手術的乳房外科及放射治療科的醫師，我問：如果我腫瘤切除乾淨而且周邊也無發現癌細胞情況下，尤其術中切下的兩顆前哨淋巴，最後化驗也無癌細胞轉移，為什麼一定還要建議做前述的後續治療？

回答：因為恐怕會有一些，目前影像學還看不到的散兵癌細胞，造成癌症再度復發！我再問：如果我遵醫囑全套都做，是否就不會復發？再答：這個問題只有老天爺才知道，所以無法保證。

走到這一步，我天人交戰，因為我的醫師先生，這時強勢跳出來指責我，不應該不遵醫囑，不愛惜自己的生命。幾經思量，最後我告訴自己，我的生命我做主！我為了確診羅癌已經做足了功課，我已經用很積極正向的態度面對問題，六十七歲勇敢的上手術檯，將腫瘤病灶切除，我並不是鴕鳥心態，諱疾忌醫。

所以術後至今我沒有服用抗荷爾蒙藥物，也未做強烈被建議為期一個月的放療。隨著二年多的時光飛逝，我的身體健康狀況一直良好。

如今的我，努力效學許醫師您的抗癌建議，心態灑脫，發大願，生活作息正常，正向思考！餘生萬緣放下，大步向前。

十二萬分的感恩您近二十年來，不遺餘力，著書立說，開創群組，不時分享新知，領航鼓舞著癌友癌後新生的腳步，理性抗癌永不停歇！

衷心的改變——胸腺癌

徐乙暄

在二〇二三年四月份做完電腦斷層、切片，得知是胸線惡性腫瘤的時候，其實我只有一點點的震驚，還沒有意識到嚴重性，因為沒有症狀。胸腔外科的醫師是這麼說的：腫瘤大大小小分布在整個胸腔，有十多個，沒有辦法開刀，只能做放化療，放療一次只能先做一個地方，化療的話效果可能不佳，但還是可以試試看。如果有決定要做的話，就要轉到別科，我這邊的話，只能幫你安寧。（嗯，啊，安寧，我要死了嗎？好像才開始有一點點的緊張，）之後回家想一想，又覺得沒有症狀還是先不要管（它）好了，因為原本就有一些計畫想進行。

直到過了一個多月，某天晚上，不知道為什麼突然開始咳嗽起來，之後就每天開始沒完沒了，日夜不斷的咳嗽，嚴重到影響了我的生活，沒辦法工作，沒辦法上課，只好又回去找醫生。醫生說有一顆腫瘤壓迫到左肺導致一直咳嗽，而且咳的太久了，有輕微的肺積水，肺積水的部分可以先不處理，腫瘤的部分要處理，不然咳嗽的問題無法改善，就開始安排放化療（還沒意識到嚴重性）。剛開始放療其實沒什麼感覺，還在開心：還滿輕鬆的嘛！但是做到十幾次的時候（醫生安排做三十三次）就覺得怪怪的，也說不上哪裡怪，胃不舒服，容易食道逆流，接著安排化療，所以是放化療同時進行。

化療開始就是痛苦的開始了，全身性的不舒服，頭髮完全掉光（很衝擊），脹氣到肚子痛、便秘，接著食道接近胃部的地方（？）開始嚴重的痛，喝水會痛，吃東西會痛，只要有食物進去都會痛。二十四小時一直在痛，晚上沒辦法躺平，也沒辦法睡覺，因為一直在痛，有水有食物進去就會劇烈的痛一陣子，才有辦法休息。去看醫生也沒辦法，就是開藥給我吃，但是我沒辦法吃呀，止痛藥也沒辦法吃，吃進去更痛，就只好自己掛了腸胃科照胃鏡，想看看到底怎麼了（此時已經一個星期沒辦法吃東西了，覺得好餓，每天都好餓）。

報告出來是嚴重的食道潰瘍，但是我感覺痛的感覺好像不是潰瘍造成的，就是在左肋骨的下方不斷的疼痛，此時的我才開始思考，怎麼辦，化療要繼續嗎？我自己不敢做決定，但是我又不想化療了，但是不化療萬一又咳嗽，萬一又……真的好迷惘，再加上胸線腫瘤又沒有什麼可以參考的，所以那個時期每天就是只能半坐半躺在沙發上，反覆的想這些事（然後又餓得要死又痛）。

就在某一天我在滑臉書的時候，滑到許醫師的臉書專頁：「癌症之友」。咦？點進去看看好了，就馬上在臉書的 Messenger 訊息詢問（其實想看看是不是詐騙集團），結果許醫師的回覆很專業，那我就想，不是詐騙集團，喔！那可能很貴，先問問價錢好了，沒想到許醫師回覆的是：有經濟困難、低收入戶者免費，不滿意也可以退費。我就真的，真的知道這是上帝對我的帶領。我帶著很大的希望去找許醫師，而我也真的沒有失望。

許醫師看診要先填一些完整的資料，在填資料的時候，同時也是對自己過去人生、生活方式的一種檢視，你的生活作習、生活習慣、飲食。許醫師看了我帶去的資料，詳細的解說，其實我主要的重點是，我無法決定要不要化療，我也不敢決定，很迷茫的時候是會很害怕的。我怕做了把自己弄的要死不活的，然後沒效，又怕不做萬一之後又有什麼症狀要回去找原本的醫生，他會不會就很討厭我。但是當下許醫師非常明確的跟我說，化療對這個癌症沒效為什麼要做，而我也下了決定不要再做化療。

因為許醫師研究了超過二萬名以上的癌症病人，他的診間有一面牆都是放那些研究的資料，許醫師也對我這個比較罕見的癌症，馬上就可以說出來他研究專業的部分，所以我相信他；而這也是一種依靠的感覺，我當時真的需要有一個很專業的人，給我真實的確切的建議。我實在沒有人可以問，醫院的醫生沒辦法問，因為他一定希望我做治療，許醫師也向我們介紹了平甩功，但由於我是基督徒所以我會稱為平甩操，非常好入門，對於沒有運動習慣的人也可以輕易的上手。許醫師也建議可以用抗癌中藥（天仙液）來做調整，但是我就跟許醫師表明，我負擔不起中藥的費用，家裡是低收人戶，因為我當下的狀況真的滿糟的，已經一個多星期沒辦法吃東西了，許醫師就提供中藥給我吃。當下我是覺得，是真的嗎？為什麼一個陌生的醫生要對我好？

我從小是孤兒，沒有兄弟姐妹，以前的日子過的是，過一天算一天，死了也沒差，不珍惜生命。其實罹癌我沒有非常非常震驚，是因為我覺得快快死了也沒關係，殊不知症狀如此難受，化療如此痛苦，現在有一個陌生的醫師竟比我自己還珍惜我的生命，我相信是上帝透過許醫師來讓我感受到祂的愛。當天我真的帶了天仙液回家，回家的路上我感到豁然開朗，心情是喜樂的，我們剛離開診所沒多久，許醫師竟打給我（許醫師會加每個病患的LINE），我為什麼說「竟」，許醫師建議我放療也先暫停，讓身體休息恢復，沒有人敢說這樣的話；而且，在我離開診所後，他還在研究我的病情。

生病這回事，別人給的都是建議，決定權在自己，只有自己能為自己的身體負責。我之後買許醫師的書《癌症的整合療法》，專心的，每天力行，改善飲食、運動，從那之後我每天服用天仙液，沒有再做治療，只有追蹤，每天好好吃（改善飲食），好好喝（喝好水戒掉飲料），好好睡（做甩手操），所有症狀都消失了，感覺愈來愈健康。確定自己要走的路之後，就好好的執行，就如同聖經教導我的：忘記背後，努力面前的，向著標竿直跑。（腓立比書3：13～14）

癌，再現曙光的愉悅

李淑姝

十七年前還醉心於職場打拚，一點也不想做退休規劃的我，在一場開車自撞的車禍中住院。醫生診斷只是小傷，但擔心我有地中海貧血等症狀，建議去做健康檢查。

檢查報告出來後，子宮有數粒肌瘤但無礙，乳房則必須進一步確認，於是經過醫生安排，進行了一連串折騰身心的檢查。

忐忑中等來了檢查結果，醫生判斷有兩種癌症現象，一個是腫瘤、一個是鈣化病變，必須立即開刀。手術有三種選擇：局部切除、全切、全切後整形，醫生要我立即做決定。一向健康，從未住院、手術的我傻了眼，冀望醫生能夠站在專業的角度建議我如何選擇。而醫生僅回覆三種都可以，身體是妳的，妳必須自行決定。這讓已經六神無主的我更是倉皇失措，不知道正確的方向在哪裡。

噩耗讓我生活變了調，整日心神不寧。再度就診時，我選擇了傷害最少的局部手術，但主治醫師、乳房整形外科醫師、甚至出動了科主任，再再示意全切及重建的普遍性與適切性，然而一群慈祥耐心的醫生，也不能說服我的恐懼。

清晨第一刀，下午手術順利完成。病房中三妹告知，手術歷程主治醫師出來詢問家屬，是否要切除重建。當時正好兒女們去上洗手間，在場的老父老母及三妹一時無從作主，希望醫生等我兒女回來再做決定。隔一會醫生再次開門詢問家屬，催促家屬快點做決定，因為一群醫生在等著。感謝三妹，果斷地告知我簽署的方式若可行，就依我本人簽署的方式進行。天呀，三妹，妳是我的貴人！

在病房內，正安心於術後術前的乳房並無差別，醫生卻說：妳別高興太早，沒用引流管的手術，過幾天血水吸收後，手術地方就會變形，而且接著要做化療。

當我拒絕化療時，醫生立即要我做放療。我來到放療室，看到一群癌友頭上包著布巾、臉上是一股絕望，家屬也是面無表情、無奈疲憊，一室景象猶如人間煉獄。我不想做放化療，如果未來的生命是如此的灰頭土臉，那麼我寧可結束此生，重新再來。

當時的我，生命猶如在大海中漂流，搆不著浮木。暴瘦十二公斤，親友的擔憂在空中飄蕩，尋不到任何支撐的力量。沒有人支持我不做放化療，此際的我猶如獨立崖邊，深感生命空茫。

而絕處逢生，只因遇到貴人。原本積極鼓勵我放化療的好同事，送來了一本許達夫醫師的著作《感謝老天，我得了癌症！》。當晚閱畢，隔天清晨聯絡上許醫師，諮詢了兩個半鐘頭，「可以和癌症共處，尋得一條清新、符合自己理念的療癒之路。」許醫師的話語，讓數月愁眉不展的我終見曙光。隔週又欣逢來自英國專研癌症與飲食的 Eric 博士，有幸與之諮商三小時，結論和許醫生雷同，感謝關閉的門又開啟了一扇窗。

當天返家，第一件事就是洗掉胸前為放療而畫的定位線，就此依著許達夫醫師的雞尾酒療法，一步一步放鬆心境，讓身體修復療癒。許醫師是我生命的一線曙光，曾經徬徨無措的抗癌歷程有專業的良醫陪伴與真誠指引，現已不再孤單、不再恐懼。

罹癌後，我告別真心喜愛，卻得付出過多心力的職場，遠離壓力源；聽從許醫師的名言，做個快樂的傻瓜，沒再做無謂的健康檢查與為了領取保險金的回診。十七年來，每天吃清淨的食物，做喜愛的運動，與人為善，信奉正法。健康問題有許醫師殷殷引導，心中常懷感恩。隨興讓日子過得清涼愉悅，遺書已立，何須再牽掛。

今日欣聞許醫師出版新著，興奮感恩之餘，願共襄盛舉，祈能與癌友共享許醫師恩澤，再度擁抱健康喜悅的新生命。

後記：當時照顧我的三妹，在我罹癌後不久，另一個乳房又長了一個腫瘤。她選擇正統西醫放化療，經過六年艱難而痛苦的奮戰後，醫生宣布放棄對她的治療，已於數年前告別她摯愛的人間，離我們而去。

我覺得許醫師是一位勇敢的醫師

Gino Chen（病家）

因為許醫師曾經罹患過大腸癌，對癌症的醫療有獨到的心得，且對癌症處理的方法不同於正規醫療途徑，常常受到其他醫生的攻擊，我替許醫師感到委屈，也希望許醫師不要因為這些打擊而氣餒。

癌症是一種自身細胞的突變造成的，所以這種病用藥物治療、化療、放射線治療，其效果是相當有限的，甚至可說是沒有效的。這些方法也許可以暫時壓抑症狀讓腫瘤縮小，但是治療過後，腫瘤又開始成長且身體也因為這些治療造成極大的傷害。因此開刀、放療、化療等這些方法是沒有辦法完全根治癌症的。所以，想治癒癌症一定要改變生活習慣，回到生活的正軌，讓身體好好休息才有辦法完全恢復。

而許醫生提出的平甩功是正確的，是有科學根據的。因為當你規律的甩手的時候，可以自動調整呼吸，讓氧氣充分送達到身體的各器官，增加身體各部位的含氧率，促進細胞的良性分化。因為癌症的起因是因為細胞的分化不良，而缺氧就是造成細胞分化不良的原因之一。

另外，醫師所提到的自然療法也是對的，藉由飲食改變調整身體細胞的分裂，慢慢讓身體的細胞分裂恢復正常，這才是治療癌症的正確之道。

許醫生也講過：「我寧願在太陽下做平甩功，也不願意躺在醫院化療。」這句話讓我印象非常深刻，只有一位生過病的醫師才能真正體驗應該如何對待癌症。

這是一個悲傷又殘忍的故事

李耀彰（病家）

一直以為自己可以笑看生死，但自己面對時，卻身陷其中痛苦不堪。

徒弟是我親自貼身調教，苦心栽培十多年的商場高手，一般同業四～五十年的老前輩也非其對手。

從踏入台南國立醫院急診室到撒手人寰，不到兩週的時間。

化療之後隔天立即施打或服用實驗中未核准標靶藥物。之後不到一天即進入加護病房急救，再隔一天插管洗腎急救無效，在痛苦中離世。

化療當天我在場，她還是活蹦亂跳的。

當初因為口腔黏膜破損，兩週無法痊癒，並持續高燒退燒反覆循環，最高溫四十度。期間看過兩位口腔科醫生沒有好轉，所以進入該公立醫院急診室，值班醫生為血液科，告之病況嚴重，得的是白血病（俗稱血癌），必須立即住院立即化療不得延誤，否則有生命危險。

但拖到第十天才化療，完全不合常理、莫名其妙。十天中各項抽血檢驗報告都不達標，無法進行化療。

既然當初判定必須立刻住院並化療，為何十天後才化療？

為何要求立刻住院？

為何說當天就得化療？

有何特殊目的？

當白老鼠？只要數據不要人命？

為了多賺錢？

在病床旁目睹，該醫師將實驗中未核准標靶藥物使用同意書，以強迫威脅的方式要病患簽署。

我在旁表示強烈反對，千萬別簽字，此時醫生臉色垮下非常不悅，徒弟擔心害怕命懸人手，於是無奈表示：「師父，我們要相信專業」。

於是被迫簽下同意書。

白痴跟腦殘的人都知道：化療是一種化學毒物藥品，會造成身體免疫力急劇下降，要等身體免疫力恢復白血球正常，才能進行第二次化療。

更何況做完化療之後立刻投藥——實驗中未核准標靶藥物。

根本就是不管病人的身體狀況，立刻進行第二次化療，完全沒有急迫性，完全沒有專業性。

根本就是把人當成白老鼠，就只要取得醫學上的生命數據——生命力流逝當中的各項數據。

這是四年前的事情，我花兩年時間只走出些許的哀傷和痛苦。

但願各位讀者能明白何謂仁心仁醫，能防範於未然，但願別再有這樣的事發生，不要再有任何人痛苦。

不論活著的人和去世的人！

對於生命與時間

謝瓊玉

我有超強危機意識，早年跟毓老讀經，老師七十幾時，已經告訴我們他在「讀秒」了，對於當時二十幾歲的我來說實在有點難以想像。不過對於人生、對於時間的飛逝，我一直保有一種清醒意識，無論多忙、多累我都很努力過活，也不願意浪費時間。

在孩子小時候（沒錢買車）出門常坐計程車，除了安全顧慮之外，我不肯浪費寶貴的時間等公車，因為我的「時間」是無價的啊，我對於「時間」的重視勝過「金錢」。從二十幾歲開始對於生命的急促感、時間的有效性我早早就有體會。

早年實在太窮了，老師們不得已兼家教，有一年主任好意幫我排了三年級要讓我補習，我大哭了，我告訴主任我是沒法補習的，我只能教低年級（從頭好好做）。我不是不愛錢，而是沒辦法做。調到台北市後學校有個陋習，低年級老師下午兼課輔鐘點費還不低，我隔壁大姐老師就是因為她在原先學校兼課輔幾十年。她每天回家累癱天天外食，她說她家老二腎臟出了問題，所以才調校。

有一次學校找不到課輔老師。校長希望我們兼任，我算一算一班課輔多一萬五千元，十年多一百五十萬，可是我的身體可能垮掉，回家也沒心力照顧孩子，更別說準備隔天的上課教材和幫跟不上的孩子個別指導了。所以我堅決不接課輔，後來學校只好外聘老師了。

我很重視健康，可惜我內心不夠強大，也許委屈「吃」得太多，終究還是罹癌了……

不過還算幸運，我這輩子耗盡心力去工作也努力照顧家人，我認為我是值得的。我超越了一般平庸的父母與同事的高度，我的工作與生活態度帶給我非常棒的磁場判斷力，所以當我罹癌時，我在和信醫院時我直覺知道我的主刀醫師是個二流腳色，我遲遲不肯開刀。

後來，我去台中找到許達夫醫師時，我豁然了。

許醫師當時推薦的主治吳聰明醫師毫無名氣，但是一看到吳醫師，我立馬確認他是最好的外科醫師，我馬上辦住院開刀。吳醫師只幫我切開液下約五公分橫線傷口，拿出兩個淋巴與腫瘤。身體外觀幾乎看不出改變，第三天我就下床趴趴走，沒有引流管，更沒有大鋸齒狀胸部全切的恐怖傷口！這對我心情恢復實在太有幫助了。

活在這世上，我，無權無勢，從沒發過大財……但是，因為我曾經很認真的看待我的生命與時間，我有很強的判斷力，我知道誰是真正「好」的，誰是真正「值得」信任的！

這種直覺我應該說是——老天給我最大的回饋囉！

身體文化182

癌症關鍵報告：許達夫醫師 20000 例癌症臨床診治的健康知識

作　者—許達夫
圖表提供—許達夫
主　編—謝翠鈺
企　劃—鄭家謙
封面設計—陳文德
美術編輯—趙小芳

董事長—趙政岷
出版者—時報文化出版企業股份有限公司
108019 台北市和平西路三段二四〇號七樓
發行專線—（〇二）二三〇六六八四二
讀者服務專線—〇八〇〇二三一七〇五
（〇二）二三〇四七一〇三
讀者服務傳真—（〇二）二三〇四六八五八
郵撥—一九三四四七二四時報文化出版公司
信箱—一〇八九九　台北華江橋郵局第九九信箱
時報悅讀網—http://www.readingtimes.com.tw
法律顧問—理律法律事務所　陳長文律師、李念祖律師
印　刷—勁達印刷有限公司
初版一刷—二〇二四年十一月二十二日
定　價—新台幣五八〇元
（缺頁或破損的書，請寄回更換）

時報文化出版公司成立於一九七五年，
並於一九九九年股票上櫃公開發行，於二〇〇八年脫離中時集團非屬旺中，
以「尊重智慧與創意的文化事業」為信念。

癌症關鍵報告 : 許達夫醫師 20000 例癌症臨床診治的健康知識 / 許達夫作 . -- 一版 . -- 臺北市 : 時報文化出版企業股份有限公司 , 2024.11

面 ;　公分 . -- (身體文化 ; 182)

ISBN 978-626-396-025-1（平裝）

1.CST: 癌症 2.CST: 健康照護 3.CST: 保健常識

417.8　　113002546

ISBN 978-626-396-025-1
Printed in Taiwan